Anvertraut und ausgeliefert

Manfred Kappeler

Anvertraut und ausgeliefert

Sexuelle Gewalt in pädagogischen Einrichtungen

nicolai

Lektorat: Diethelm Kaiser, Berlin
Umschlaggestaltung: Marta Cyrocki, Berlin
Layout: Andrea Lutz, Berlin
Satz: typegerecht berlin
Druck und Bindung: GGP Media GmbH, Pößneck

ISBN 978-3-89479-626-6

Inhalt

Worte müssen gewogen werden: Warum der Begriff »sexueller Missbrauch« nicht im Titel dieses Buches erscheint

Wer »Missbrauch« sagt, setzt »Gebrauch« sprachlogisch voraus, auch wenn er im Moment des Sprechaktes nicht daran denkt. Darauf aufmerksam gemacht, wird er glaubwürdig versichern, dass es einen, wie auch immer gearteten, »sexuellen Gebrauch« von Kindern und Jugendlichen durch Erwachsene nicht geben darf – und er wird gleichwohl, das lehrt die Erfahrung der vergangenen Monate, im nächsten Gespräch die von Erwachsenen an Kindern verübte *sexuelle Gewalt* wieder als »sexuellen Missbrauch« oder einfach nur als »Missbrauch« bezeichnen. So sehr hat sich diese Sprachregelung in der Mediensprache und der von ihr stark beeinflussten Alltagssprache festgesetzt, dass sie sogar in der Fachsprache von PsychologInnen, PädagogInnen, SozialarbeiterInnen, TherapeutInnen und JuristInnen scheinbar wie selbstverständlich benutzt wird, obwohl die Angehörigen dieser Berufe es besser wissen müssten und könnten, denn ein reflexiver, kritischer und selbstkritischer Umgang mit dem gesprochenen und geschriebenen Wort gehört zu ihren professionellen Standards. Seit die Bundesregierung unter der Leitung der drei für die entsprechenden Politik- und Praxisfelder zuständigen Ministerinnen und die Vertreter von Parteien und gesellschaftlichen Einrichtungen den Terminus *sexueller Missbrauch* zu einem innenpolitischen Hauptbegriff gemacht haben, bleibt jeder sprachkritische Einwand erfolglos. Inzwischen gibt es auf allen Ebenen der Administration – Bund, Länder und Kommunen – sogenannte Missbrauchsbeauftragte, und auch die Katholische Bischofskonferenz, der Jesuitenorden, Gliederungen der evangelischen Kirche, Erziehungs- und Wohlfahrtsverbände haben ihre Missbrauchsbeauftragten. Sie wurden innerhalb weniger Monate institutionalisiert und den Sicherheits-, Präventions-, Bundeswehr-, Gleichstellungs- und Anti-Diskriminierungsbeauftragten an die Seite gestellt. Das zeigt, dass die Politik und die Institutionen das Problem erkannt haben und ihre gesellschaftliche Verantwortung gegenüber den heute erwachsenen Opfern sexueller Gewalt in der Kindheit und Jugend, die im Verwaltungsjargon als »Altfälle« bezeichnet werden, und gegenüber den jetzt heranwachsenden Kindern und Jugendlichen wahrnehmen wollen.

»Es ist doch einerlei, wie dieses schreckliche Handeln genannt wird – jeder weiß ja, was damit gemeint ist. Wichtig ist doch nur, dass jetzt überhaupt darüber öffentlich gesprochen wird; dass das Ausmaß des Geschehens erkannt worden ist und endlich die Opfer sprechen können und gehört werden und dass für Gegenwart und Zukunft über Abhilfe nachgedacht wird« – so oder ähnlich lauten die Standardantworten auf den sprachkritischen Einwand.

Wo also liegt das Problem? Zählt nicht zuletzt, was und wie etwas getan wird, und nicht die korrekte Wahl der Worte, mit denen ein Sachverhalt, mit dem man sich auseinandersetzen muss, bezeichnet wird?

In der Sprachphilosophie – die Sprachkritik ist ein Teil von ihr – und in der Psycholinguistik oder Sprachpsychologie gehen SprachforscherInnen davon aus, dass die Sprache mit der Sache, die beschrieben und benannt wird, etwas Wesentliches zu tun hat. Deshalb müssen sprachliche Äußerungen ernst genommen werden, besonders wenn es sich um gesellschaftliche Diskurse handelt, in denen die Erschütterungen über ein, wie es heißt, »unfassbares Geschehen« inmitten eines freiheitlichen und demokratischen Rechtsstaates zum Ausdruck kommen.

»Man tut immer etwas, wenn man etwas sagt«, so der angelsächsische Sprachforscher John L. Austin. Worte sind eben nicht, wie es im Sprichwort heißt, »Schall und Rauch«, sondern Taten. Wir handeln, wenn wir sprechen, und müssen für das von uns Gesprochene die Verantwortung übernehmen. Friedrich Schlegel sieht in der Sprache den äußerlich sichtbar werdenden Abdruck (den »treuen Spiegel«) des Bewusstseins. Zwischen Reden und Denken, der Sprache und dem Bewusstsein, besteht ein enger Zusammenhang.

»Wie konnte das geschehen?« ist vielleicht die häufigste Frage, die angesichts des Ausmaßes sexueller Gewalt in pädagogischen Einrichtungen und Settings seit dem Bericht über das Canisius-Kolleg der Jesuiten in Berlin im Januar 2010 gestellt worden ist. In dieser Frage drücken sich Fassungslosigkeit, Rat- und Hilflosigkeit aus. Die Sprache, in der dieses bedeutende Geschehen dargestellt, kommentiert und kommuniziert wird, ist nicht neutral oder beliebig. Sie hat ihre Funktionen und Wirkungen, und es gibt folglich auch »gute Gründe«, warum so und nicht anders berichtet und geredet wird.

Theodor W. Adorno ging davon aus, dass die Sprache das Medium ist, in dem jeglicher Gedanke sich verwirklicht. In der Aufeinanderfolge der Gedanken entstehen Denkprozesse, in deren Verlauf sich unser Denken bildet, verfestigt oder verändert. Die Resultate dieses Prozesses, die wir als Einsichten und Erkenntnisse werten, wirken sich auf unser Handeln aus. Sie werden Teil unserer privaten, beruflichen und politischen Alltagspraxis. Die Vermittlung des Denkens zum Handeln, ja schon seine Repräsentanz im Bewusstsein, erfolgt durch die Sprache und in der Sprache. Ohne Sprache könnten wir unsere Gedanken nicht formieren und formulieren. Wir könnten sie nicht – und das ist vielleicht die jedem bewusste wichtigste Funktion der Sprache – kommunizieren und auch nicht aufbewahren, weder im Gedächtnis noch in der Form der Schrift. Karl Marx geht in seinem Verständnis der Einheit von Denken und Sprechen noch weiter als Adorno. Er schreibt: »Die unmittelbare Wirklichkeit des Gedankens ist die Sprache« und deutet damit einen dialektischen Prozess von Denken und Sprechen an: Das Denken benötigt die Sprache, um im Inneren und nach außen wahrnehmbare Gestalt zu bekommen, und die entwickelte Sprache wirkt ihrerseits auf das Denken zurück, beeinflusst seine Inhalte und Richtungen, wird selbst wieder zu Denken und wieder zu Sprache und so weiter und so weiter. Wir sehen: Zwischen Sprache/Sprechen und Denken/Bewusstsein bestehen grundlegende bestimmende Beziehungen. Unser Denken materialisiert sich in unserer Sprache, in dem, was wir sprechen. Im Sprechen bringen wir unser Denken zum Ausdruck, was uns freilich in der Situation, in der wir jeweils reden oder schreiben, mehr oder weniger gut gelingt.

Neben der Sprache, die sich der Worte und Sätze als Ausdrucksmittel bedient, gibt es auch noch, oft diese begleitend, die Sprache der

Gebärden, die Körpersprache, zu der auch vegetative Reaktionen wie das Erröten, Erbleichen, der Angstschweiß und vieles mehr gehören. Auch die Sprache der Augen gibt es, in denen sich alle Gefühlsregungen zeigen können: Freude, Liebe, Trauer, Wut, Hass, Begehren, Abscheu, Verzweiflung. Und schließlich können sich unsere Gedanken auch ganz unmittelbar in Handlungen ausdrücken, nicht zuletzt in Kunstwerken wie Bildern, Musik, dem Tanz und anderen künstlerischen Hervorbringungen. Das Duo Denken und Sprechen muss, das zeigen gerade diese Ausdrucksformen, um das *Fühlen* erweitert werden. Denken, Fühlen und Sprechen bilden einen Zusammenhang, der in Wort und Schrift, also im Handeln, hörbar und sichtbar wird und weiteres Handeln beeinflusst. Auch nach dem Gesetz tragen wir für das von uns Gesprochene die Verantwortung. Die Verleumdung, die »üble Nachrede«, kann bestraft und untersagt werden. Wenn ich mich in den Medien falsch zitiert glaube, habe ich ein Recht auf eine Gegendarstellung. »Gib acht, was du sagst« – »Hüte deine Zunge« – »Er hat ein loses Maul« – »Reden ist Silber, Schweigen ist Gold«, das sind Sprichwörter, die uns zur sprachlichen Vorsicht anhalten, uns vor dem Schaden warnen, den das gesprochene Wort uns und anderen zufügen kann. Sie erinnern uns an die subjektive Verantwortung für das, was wir sagen.

Denken ist ein Operieren mit Begriffen, mit denen wir unsere Gedanken ordnen und mit denen wir Bedeutungen festlegen. Ein solcher Begriff ist auch der Terminus *sexueller Missbrauch*. Er ist ein Beispiel dafür, dass die Begriffe, die wir schaffen und verwenden, das durch sie bezeichnete Geschehen – statt es zu verdeutlichen – auch verdecken, verdrehen und sogar verfälschen können. Wie gesagt, unterstellt dieser Begriff die Möglichkeit des *Gebrauchs*.[1] Genau darauf berufen sich die Männer und Frauen, die in sexuellen Handlungen mit Kin-

1 Allerdings trifft diese Argumentation nur auf das asymmetrische Verhältnis »Erwachsener – Kind« zu. Denn im Verhältnis von Erwachsenen kann es den Gebrauch ja geben. Entsprechend ist hier auch der Missbrauch denkbar, wenn nämlich die sexuelle Selbstbestimmung von einem der Partner nicht gewährleistet ist! Der Begriff *sexueller Missbrauch* ist also nur dann grundsätzlich irreführend, wenn man an Kindern und Jugendlichen verübte sexuelle Gewalt meint.

dern Befriedigung suchen. Missbrauch beginne erst, so ihr Argument, wenn Kinder oder Jugendliche zu diesen Handlungen durch physische Gewaltanwendung gezwungen werden. Machen die Kinder »freiwillig« mit, empfinden sie Lust dabei, sei es kein Missbrauch, sondern Gebrauch. Das Wort *Gebrauch* verweist auf den Gebrauchswert eines Gegenstands, einer Sache, einer Dienstleistung für den Gebraucher, den Nutzer, die er sich, mit welchen Mitteln und auf welchen Wegen auch immer, erworben hat. Kinder und Jugendliche dürfen für die sexuellen Wünsche Erwachsener aber keinen Gebrauchswert haben; sie dürfen nicht benutzt werden. Es darf keinen Weg der Annäherung eines Erwachsenen an ein Kind oder einen Jugendlichen geben, der von sexueller Erregung bestimmt ist und sexuelle Befriedigung zum Ziel hat; auch nicht die Annäherung im Gewand von Zuneigung und Zärtlichkeit, die ohne direkte physische Gewalt die Verfügung über den Körper des Kindes oder Jugendlichen erreichen will. In den werbenden und verführenden Formen solcher Annäherungsversuche verbirgt sich ebenfalls sexuelle Gewalt, die viele Gestalten und Methoden haben kann. Immer handelt es sich um das Ausnutzen von Macht in einer asymmetrischen Beziehung, die »Gleichheit« und Gleichberechtigung strukturell ausschließt.

Die materielle und immaterielle Abhängigkeit des Kindes, die, stärker oder schwächer, bewusst oder unbewusst, in jeder pädagogischen Beziehung besteht, wird von den Tätern und Täterinnen mit einer solchen sexuellen Präferenz durchaus zielstrebig ausgenutzt. Sofern das Kind zu dem Erwachsenen Vertrauen gefasst hat, ist schon die sexualisierte Annäherung und nicht erst die vollzogene Handlung ein schwerwiegender Vertrauensbruch mit weitreichenden Folgen für das Kind, das auf diesem Weg von einem Anvertrauten zu einem Ausgelieferten gemacht wird. Der vom Erwachsenen begangene Bruch des Vertrauens kann zutreffend als *Missbrauch* bezeichnet werden, weil er ein Missbrauch des dem Erwachsenen vom Kind entgegengebrachten Vertrauens ist. In diesem Fall kann der *Gebrauch* mitgedacht werden, weil das ohne Manipulation und Zwang hergestellte Vertrauen eine unverzichtbare Grundlage für den pädagogischen Bezug zwischen Erziehenden und zu Erziehenden ist. Daran gilt es festzuhalten, auch wenn die Beziehungen in pädagogischen Settings zwischen Erwachsenen und Kindern beziehungsweise Jugendlichen grundsätzlich asymmetrisch sind, weil sie in den Entscheidungs- und Durchsetzungsmöglichkeiten strukturell und aufgrund der »Entwicklungstatsache« auch notwendigerweise ungleich sind. Es ist unabdingbar, diese ungleichen Machtverhältnisse in allen Erziehungssituationen zu erkennen und ideologiefrei anzuerkennen, damit den Gefahren, die in ihnen angelegt sind, begegnet werden kann.

Die Rede vom *sexuellen Missbrauch* verdeckt den Gewaltcharakter jeder Form sexueller Handlungen Erwachsener an Kindern und Jugendlichen. Sie verharmlost diese Handlungen, indem sie sie nicht als das benennt, was sie sind: die Anwendung von psychischer und physischer sexueller Gewalt eines Erwachsenen zur Befriedigung seines bestimmten sexuellen Begehrens gegen ein Kind, das sich ihm nicht entziehen kann. Der Begriff *sexueller Missbrauch* ist falsch, weil er den Sachverhalt, den er bezeichnen soll, nicht trifft, und er ist gefährlich, weil er ihn verdeckt, relativiert und damit tendenziell verharmlost.

Obwohl das leicht zu verstehen ist, erscheint es gegenwärtig schier aussichtslos, den fatalen Sprachgebrauch vom *sexuellen Missbrauch* aufzuheben und an seiner Stelle den Begriff der *sexuellen Gewalt* einzuführen. Wie kann man das erklären?

Immanuel Kant fordert, die Richtigkeit des sprachlichen Zeichengebrauchs durch »Vernunfteinsicht« zu lenken. Er war aber skeptisch, ob solche notwendigen Korrekturversuche an einem einmal dominant gewordenen Sprachgebrauch erfolgreich sein würden. Die Sprache sei eine Quelle von potenziellen Missverständnissen, die unter anderem den »Zufälligkeiten« des Entstehens von Sprachregelungen geschuldet seien und kaum zu ändernde »Unrichtigkeiten« hervorbringen können.

Es leuchtet ein, dass die »Unrichtigkeit« der Rede vom sexuellen Missbrauch durch einen laxen Umgang mit unserer Sprache und ihre schnelle Verbreitung durch die Medien zufällig entstanden sein kann. Aber warum wird sie trotz vielfach geäußerter Kritik beibehalten? Die einfachste Erklärung wäre, dass die Änderung, nachdem der Begriff zum sprachlichen Allgemeingut geworden ist, eine ungeheure und sehr unbequeme Anstrengung erfordern würde: zum Beispiel ständige Unterbrechungen des Redeflusses in öffentlichen Diskussionen, jede Menge LeserInnen-Briefe, Stellungnahmen zu amtlichen Titeln und Verlautbarungen und so weiter. Und wer wollte schon ständig mit dem erhobenen pädagogischen Zeigefinger herumlaufen beziehungsweise -sitzen oder, wie ich gerade, schreiben? In wenigen Monaten hat sich eine sprachliche »Macht der Gewohnheit« herausgebildet, die Sprachkritik buchstäblich ohnmächtig macht.

Regierungsoffiziell soll das als »sexueller Missbrauch« bezeichnete Geschehen in dem dafür extra geschaffenen Gremium (Runder Tisch »Sexueller Kindesmissbrauch«) »aufgearbeitet« werden. »Aufarbeitung« ist auch der Auftrag des Bundestages an den Runden Tisch »Heimerziehung in den 50er und 60er Jahren« (RTH), der seit Februar 2009 »Licht in dieses dunkle Kapitel der Deutschen Nachkriegsgeschichte« bringen soll (Bundestagspräsident Norbert Lammert). Nach massiver Kritik aus Fachkreisen hat der Runde Tisch seinen Arbeitsauftrag auf die Heimerziehung der 1940er- bis 1970er-Jahre erweitert. Leider wurde der vom Bundestag beschlossene Titel des Gremiums nicht mehr geändert.

»Was bedeutet Aufarbeitung der Vergangenheit?«, fragte Adorno 1959 in seinem berühmten Essay im Hessischen Rundfunk. Aufarbeitung, so befand er, sei, bezogen auf den Umgang mit der NS-Geschichte in der jungen Bundesrepublik, ein Ausdruck der »Schlussstrich-Mentalität« der großen Mehrheit der Deutschen, die ihre Geschichte, die nicht »aufzuarbeiten« und auch nicht »wiedergutzumachen« sei, im Arsenal der Geschichte verstauen möchten, um sich unbeschwert in der Gegenwart um die Zukunft kümmern zu können.

In diesem Text geht es um Aufklärung, nicht um Aufarbeitung. Das wichtigste Instrument für Analyse und Kritik der sexuellen Gewalt in pädagogischen Einrichtungen ist die sprachkritische Untersuchung von Gesprochenem und Geschriebenem in diesem Zusammenhang. Für einen Essay, der keine empirische Untersuchung mit quantitativen und qualitativen Methoden der Sozialforschung ist, erscheint mir der sprachkritische Zugang zur »Empirie der Sprache« angemessen. Der Hauptbegriff *sexueller Missbrauch*, mit dessen Dekonstruktion die Reflexion über sexuelle Gewalt begonnen wurde, ist eingebettet in ein ganzes System von Sprachregelungen, die in den folgenden Kapiteln, bezogen auf den jeweiligen Schwerpunkt, reflektiert werden.

Sexualität – sexuelle Gewalt – sexuelle Selbstbestimmung

Sexuelle Gewalt ist eine Erscheinungsform der Sexualität in Verbindung mit Macht. Um sie verstehen zu können, ist die Darstellung einiger grundlegender Ergebnisse und Auffassungen der modernen interdisziplinären Sexualwissenschaft unverzichtbar.

Schon in den Anfängen der Sexualwissenschaft um die Wende vom 19. zum 20. Jahrhundert hatte sich die Erkenntnis durchgesetzt, dass die Sexualität eine so zentrale Bedeutung in der Gesellschaft wie im Leben des Einzelnen hat, dass sie von Natur-, Geistes- und Gesellschaftswissenschaften arbeitsteilig und kooperativ erforscht und interpretiert werden sollte. Im Verlauf der Entwicklung der Sexualwissenschaft versuchten einzelne Disziplinen immer wieder, die Definitionsmacht zu erlangen: so die Psychiatrie, bezogen auf »normale« und »krankhafte« Sexualität; die Theologie, bezogen auf die ethisch-moralische Beurteilung der sexuellen Praktiken der Menschen; die Rassenhygiene und Erbgesundheitspflege, bezogen auf den »gesunden Volkskörper« und die »Reinheit der Rasse«; die Bevölkerungswissenschaft, bezogen auf die physische Reproduktion der Gesellschaft; die Soziologie, bezogen auf die gesellschaftlichen Bedingungen und Funktionen der Sexualität; und schließlich die Kulturanthropologie, bezogen auf die unterschiedlichen kulturspezifischen Ausdrucksformen der Sexualität. Dabei ging es nicht »nur« um die theoretische Deutungshoheit, sondern auch um die dominante Einflussnahme auf wichtige Praxisbereiche gesellschaftlicher Arbeit, auf Gesundheitswesen, Schulpädagogik, Sozialpädagogik, Soziale Arbeit, Justiz und Politik. Diese Konkurrenz der Disziplinen zeigt, dass sie mit dem Kampf um die Deutungshoheit der Phänomene, die wir im Begriff der Sexualität zusammenfassen, eine Schlüsselstellung in der Wissenschaft und der Gestaltung des gesellschaftlichen Lebens erreichen wollen.

Das eindeutig von konservativen Medizinern bestimmte, 1912 erschienene Standardwerk »Handbuch der Sexualwissenschaften« hat im Titel den Zusatz: »Mit besonderer Berücksichtigung der kulturgeschichtlichen Beziehungen«. Im Vorwort schreibt der Herausgeber, dass es ihm bei der Konzeption dieses umfangreichen Werkes (1029 eng beschriebene Seiten im Lexikonformat) darum ging, »den engen Zusammenhang zwischen dem Sexualleben und den Erscheinungen der menschlichen Kultur zu beleuchten«[1]. Die Titel der Beiträge zeigen den universalen Stellenwert, der schon vor einem Jahrhundert der Sexualität beigemessen wurde.

In einigen Beiträgen wird die Kritik der Frauenbewegung am Geschlechterverhältnis, die Kritik der Schulreformer an der »Pädagogik der Sexualität«, die Kritik der Arbeiterbewegung an der sexuellen Ausbeutung von Mädchen und Frauen aus dem Proletariat durch Männer aus der Bourgeoisie und dem Adel referiert und – durchgängig als Bedrohung der zentralen Werte der gesellschaftlichen Ordnung und damit dieser Ordnung selbst abgelehnt.

Von den offensichtlich protestantisch-preußischen Verfassern der Beiträge (ausschließlich Männern) wird an der Funktion und Stellung katholischer Priester und der Beichte in der sexuellen Erziehung von Kindern und Jugendlichen aber eine starke Kritik geübt. »Die Beichte der Katholischen Kirche ist als pädagogisches Mittel in dieser Frage ganz und gar zu verwerfen. Aus übereinstimmenden Zeugnissen von Ärzten und Geistlichen inner- und außerhalb der genannten Kirche geht hervor, dass die Beichte in diesem Punkte für die Jugend nur schädlich wirkt. Die intensive Selbstprüfung, die vorausgehen soll, die Verantwortlichkeit der Beichthandlung, die Konzentration der Reflexion auf eines der kompliziertesten Phänomene unseres Wesens sind geeignet, die Wohlfahrt der Jugend aufs Höchste zu gefährden. Auch unter der Voraussetzung, dass jeder katholische Konfessor ein ehrwürdiger und erfahrener Mann sei, ist es zumal für Mädchen und junge Frauen tief beklagenswert, dass sie ihre innerlichsten Gedanken und Gefühle mit

---

1 Handbuch der Sexualwissenschaften, S. III

einer Person des anderen Geschlechts abhandeln müssen, und das umso mehr, wenn man sich erinnert, dass die Vorschriften der Kirche den Konfessor zu eingehender Examination verpflichten.«[2] Obwohl dieser Kritiker ein Gegner der sexuellen Selbstbestimmung war, nicht nur von Kindern und Jugendlichen, sondern ganz generell, hat er die für Kinder und Jugendlichen beschämende und demütigende Beichtpraxis erkannt. Diese Praxis kommt auch in den Berichten ehemaliger Heimkinder im Zusammenhang mit sexueller Gewalt immer wieder vor.

Die *sexuelle Selbstbestimmung* ist heute ein Schlüsselbegriff der modernen Sexualwissenschaft und ihrer Anwendungsgebiete. Für die außerschulische Bildung, die Sozialpädagogik, ist sie zu einer nicht mehr zu hintergehenden Leitnorm geworden. Dabei geht es nicht, wie oft unterstellt wird, um eine Liberalisierung mit dem Ziel größerer Freizügigkeit, sondern um einen »Prozess der Befreiung zur Mündigkeit auch im Bereich der Sexualität auf dem Weg in eine geschlechterdemokratische Gesellschaft«, wie die Sexualpädagogin Martina Müller im »Handbuch Kinder- und Jugendhilfe«[3] schreibt. Sie fährt fort: »Angst, Schuldgefühle, Verklemmungen und Fremdbestimmung sollen zugunsten von Ich-Stärke, Autonomie und Selbstbestimmung abgebaut werden.«

Sexuelle Selbstbestimmung ist eingebettet in den großen Zusammenhang des menschlichen Geschlechtslebens mit all seinen biologischen, seelischen und gesellschaftlichen Aspekten. Sie wurde möglich durch eine jahrhundertelange Entwicklung, in der Sexualität als ein Fokus personaler Identität, als ein Ergebnis gesellschaftlicher Individualisierungsprozesse immer mehr in den Mittelpunkt rückte. Unser heutiges Verständnis von Sexualität ist also auch ein Ergebnis von geschichtlichen Prozessen. Besonders die sozialphilosophischen Analysen und Theorien von Michel Foucault haben im letzten Drittel des 20. Jahrhunderts auf die Historizität von Sexualität hingewiesen. Zur gleichen Zeit erweiterte der Ethno-Psychoanalytiker Fritz Morgen-

---

2 Handbuch der Sexualwissenschaften, S. 987

3 Müller, Martina 2002, S. 427ff.

thaler Sigmund Freuds psychoanalytisches Konzept der Sexualität, indem er zwischen »der Sexualität« und »dem Sexuellen« unterschied. Morgenthaler versteht das Sexuelle als ein starkes kreatives Element im Leben des Einzelnen und die Sexualität als die gesellschaftlich, im Prozess der Sozialisation hergestellte Formbestimmtheit des Sexuellen.

Freilich ist die Sozialisation im modernen soziologischen und erziehungswissenschaftlichen Verständnis nicht ein einseitiger Prozess der Anpassung der Individuen an die gesellschaftlichen Erwartungen, sondern wird vom Individuum aktiv mitgestaltet. Allerdings ist der Grad der Gestaltungsmöglichkeiten in starkem Maße abhängig von den Bedingungen, unter denen Kinder und Jugendliche heranwachsen. Aber nicht nur die soziokulturellen Bedingungen haben Einfluss auf die Entwicklung einer selbstbestimmten Sexualität, sondern auch die frühen Kindheitserfahrungen mit den ersten Bezugspersonen. Darauf hat Sigmund Freud bereits vor hundert Jahren mit aller Deutlichkeit hingewiesen.

Traumatisierungen durch die Erfahrung sexueller Gewalt in der Kindheit und in der Pubertät sind wahrscheinlich das schwerste Hindernis auf dem Weg zu einer selbstbestimmten Sexualität. Die Erfahrung, dem sexuellen Zugriff eines Erwachsenen ausgeliefert und unterworfen zu sein, markiert den extremen Gegenpol, der die Entwicklung einer sexuellen Identität im Sinne sexueller Selbstbestimmung ein Leben lang blockieren kann. Aus dieser Perspektive gesehen wird die Intensität und Massivität der physischen und psychischen Verletzung von Kindern und Jugendlichen durch sexuelle Gewalt auch für denjenigen, der solche Erfahrungen nicht machen musste, zumindest ansatzweise nachvollziehbar.

Individuelles Gewalthandeln, dem es gelingt, einen anderen Menschen zum Opfer zu machen, setzt eine, wie auch immer geartete, Macht des Täters oder der Täterin voraus. In keinem Gewaltverhältnis ist das so deutlich wie bei der sexuellen Gewalt Erwachsener gegen Kinder und Jugendliche.

Die von einzelnen Personen ausgeübte sexuelle Gewalt hat auch etwas zu tun mit der strukturellen Gewalt, die Teil jener Machtverhältnisse ist, in die Sexualität historisch und gesellschaftlich schon immer eingebunden war und ist. Sigmund Freud hat in seiner Schrift »Das Unbehagen in der Kultur« von 1930 darauf hingewiesen. Das Hauptthema dieser kulturkritischen Schrift ist der von Freud angenommene unversöhnliche Antagonismus zwischen den Triebforderungen und den von der Zivilisation auferlegten Einschränkungen. Er schreibt: »Wir wissen schon, dass die Kultur dabei dem Zwang der ökonomischen Notwendigkeit folgt, da sie der Sexualität einen großen Betrag der psychischen Energie entziehen muss, die sie selbst verbraucht. Dabei benimmt sich die Kultur gegen die Sexualität wie ein Volksstamm oder eine Schicht der Bevölkerung, die eine andere ihrer Ausbeutung unterworfen hat. Die Angst vor dem Aufstand der Unterdrückten treibt zu strengen Vorsichtmaßregeln. Einen Höhepunkt solcher Entwicklung zeigt unsere westeuropäische Kultur. Es ist psychologisch durchaus berechtigt, dass sie damit einsetzt, die Äußerungen des kindlichen Sexuallebens zu verpönen, denn die Eindämmung der sexuellen Gelüste der Erwachsenen hat keine Aussicht, wenn ihr nicht in der Kindheit vorgearbeitet wurde. Nur lässt es sich auf keine Art rechtfertigen, dass die Kulturgesellschaft so weit gegangen ist, diese leicht nachweisbaren, ja auffälligen Phänomene auch zu leugnen. Die Objektwahl des geschlechtsreifen Individuums wird auf das gegenteilige Geschlecht eingeengt, die meisten außergenitalen Befriedigungen als Perversionen untersagt. [...] Die heutige Kultur gibt deutlich zu erkennen, dass sie sexuelle Beziehungen nur aufgrund einer einmaligen unauflösbaren Bindung eines Mannes an ein Weib gestatten will, dass sie die Sexualität als selbstständige Lustquelle nicht mag und sie nur als bisher unersetzte Quelle für die Vermehrung der Menschen zu dulden gesinnt ist. [...] Das Sexualleben des Kulturmenschen ist doch schwer geschädigt, es macht mitunter den Eindruck einer in Rückbildung befindlichen Funktion [...]. Man hat wahrscheinlich ein Recht anzunehmen, dass seine Bedeutung als Quelle von Glücksempfindungen, also in der Erfüllung unseres Lebenszweckes, empfindlich nachgelassen hat.«[4]

---

4 Freud 1986, S. 191 f.

Freud hielt zwar ein bestimmtes Maß an sexueller Unterdrückung für die Reproduktion und Aufrechterhaltung von Kultur und Zivilisation für erforderlich, sah aber auch die Gefahren einer zu starken Unterdrückung der von ihm angenommenen Triebe des Menschen und erkannte, dass es sich für die meisten Menschen um einen ihnen durch Moral und Gesetz abgezwungenen Verzicht handelte, der permanent ein »Unbehagen« an den kulturellen Institutionen hervorruft.

Einen sehr wichtigen, aber auch immer sehr umstrittenen Beitrag zu einer gesellschaftskritischen Sexualwissenschaft hat in den 1920er- und 1930er-Jahren der marxistische Psychoanalytiker Wilhelm Reich, ein Schüler und Kritiker Freuds, geleistet. In deutlichem Gegensatz zu seinem Lehrer vertritt Reich die Auffassung, »dass die Sexualunterdrückung die massenpsychologische Grundlage einer bestimmten, nämlich der patriarchalischen Kultur in allen ihren Formen bildet, nicht aber die Grundlage der Kultur und ihrer Bildung überhaupt«. Die Befreiung der Sexualität sah Reich folgerichtig als eine Bedingung der Befreiung des Menschen durch die revolutionäre Umwälzung der gesellschaftlichen Strukturen, die zu ihrer Absicherung eine selbstbestimmte Sexualität verhindern beziehungsweise unterdrücken. Reich forderte eine psychisch unbelastete, »jedem Alter entsprechende sexuelle Befriedigung«, die er als eine wesentliche Voraussetzung für individuelle seelische und körperliche Gesundheit und für eine von Ausbeutung und Herrschaft freie menschliche Gesellschaft betrachtete.[5]

In der Studentenbewegung und in der Außerparlamentarischen Opposition (APO) der 1960er- und 1970er-Jahre wurden die Auffassungen Wilhelm Reichs, der 1933 vor den Nationalsozialisten aus Deutschland fliehen musste, wieder aufgenommen und aktualisiert. Der Sozialphilosoph Herbert Marcuse, Mitglied des 1933 geschlossenen Frankfurter Instituts für Sozialforschung, bezog die Ideen Freuds und Reichs auf das Leben in der »spätkapitalistischen« Konsumgesellschaft. Mit seinem Klassiker »Triebstruktur und Gesellschaft« hatte er großen Erfolg in der 68er-Bewegung, die sich in ihrer antiautori-

---

5 Vgl. Reich 1971, S. 157 ff.

tären Ausrichtung nicht zuletzt gegen die »repressive Sexualmoral« der bundesrepublikanischen Nachkriegsgesellschaft wandte, die vor allem durch den mächtigen gesellschaftspolitischen Einfluss der beiden großen christlichen Kirchen aufrechterhalten wurde. Marcuse kritisierte das unter anderem mit der Strategie sexueller Unterdrückung umfassend durchgesetzte »Leistungsprinzip«, mit dem eine moderne Form der Triebeinschränkung zur Absicherung der ökonomischen und politischen Herrschaftsverhältnisse praktiziert werde. Die weitgehende Funktionalisierung der Sexualität in der Leistungs- und Konsumgesellschaft führe zu einer »immer vollständigeren repressiven Organisation der Sexualität«. In der modernen kapitalistischen Konsumgesellschaft, so Marcuse, komme es zu einer Pseudo-Befreiung der Sexualität, indem sie zur Ware verdinglicht und für die Forderungen des kapitalistischen Marktes, nämlich Leistung und Konsum, in Dienst genommen werde. Eine selbstbestimmte Sexualität würde das Funktionieren des »Marktes«, auf dem alle menschlichen Bedürfnisse »reguliert« werden sollen, stören.[6] Marcuses Freund und Kritiker Adorno schrieb 1963: »Der an- und abgestellte, gesteuerte und in ungezählten Formen von der materiellen und kulturellen Industrie ausgebeutete Sexus wird, im Einklang mit seiner Manipulation, von der Gesellschaft geschluckt, institutionalisiert, verwaltet.«[7]

In der aktuellen Debatte um sexuelle Gewalt in pädagogischen Einrichtungen wird immer wieder versucht, die Studentenbewegung für dieses Gewalthandeln verantwortlich zu machen, weil sie in ihren Theorien und ihrer antiautoritären Praxis in Kommunen (Wohngemeinschaften), Kinder- und Schülerläden eine »ausschweifende« sexuelle Praxis propagiert und gelebt hätte. Im katholischen Spektrum hatte sich vor allem der inzwischen wegen der Anwendung von Prügelstrafen und der Veruntreuung von Geldern aus einer Waisenhausstiftung aus seinem Amt entlassene Augsburger Bischof Walter Mixa mit dieser Argumentation hervorgetan. Dass es sich dabei um den Versuch

---

6 Marcuse 1979, S. 19

7 Adorno 1963, S. 299 f.

handelt, von der Verantwortung der Kirche für die von »geweihten Personen« ausgeübte sexuelle Gewalt an Kindern und Jugendlichen in kirchlichen Einrichtungen abzulenken und damit gleichzeitig die katholische Sexualmoral und ihre Institutionen zu verteidigen, war allerdings leicht zu durchschauen. Unabhängig von solchen durchsichtigen Instrumentalisierungsversuchen ist es aber notwendig, sich auch im Hinblick auf Sexualität mit der antiautoritären Pädagogik der 68er-Bewegung, die nicht zuletzt eine pädagogische und sozialpädagogische war, kritisch und selbstkritisch – ich gehörte als junger Sozialpädagoge in den 1960er- und 1970er-Jahren dazu – auseinanderzusetzen.

Einen anderen Blick auf die Einbindung von Sexualität in gesellschaftliche Strukturen von Macht und Herrschaft hat die Frauenbewegung der 1970er- und 1980er-Jahre mit ihrer Kritik an der bürgerlich-kapitalistischen Gesellschaft als einer patriarchalen, das heißt männerdominierten Gesellschaft eröffnet. Die feministische Patriarchatskritik erweiterte nicht nur die marxistische Kapitalismuskritik, sondern schuf neue ideologie- und strukturkritische Zugänge für das Verstehen von Männergesellschaften, die auch sozialistische und vorindustrielle Gesellschaften einbezogen und eine andere Sicht auf die Geschichte, vor allem der bürgerlichen Gesellschaft seit der Aufklärung in Europa und Nordamerika ermöglichten. Die feministische sozialwissenschaftliche Forschung zeigte, dass die gesellschaftlich dominanten Formen der Sexualität ein tragender Pfeiler der patriarchalen Macht sind. Sie sind gekennzeichnet von Gewaltsamkeit und männlicher Dominanz, sie machen Frauen zu Objekten des männlichen Begehrens und verhindern, dass jene eine selbstbestimmte Sexualität entwickeln und leben können, mit anderen Worten: zu Subjekten ihres sexuellen Begehrens werden können. Die Tatsache, dass diese gesellschaftliche Formbestimmtheit der Sexualität von Einzelnen in der Praxis durchbrochen werden kann, spricht nicht gegen diese Analyse, sondern bestätigt sie eher.

Die patriarchale Gesellschaft beruht auf der »symbolischen Ordnung der Zweigeschlechtlichkeit«, mit der die männliche Verfügung über den weiblichen Körper, nicht zuletzt zur Aufrechterhaltung der Kontrolle über die physische Reproduktion der Gesellschaft (Fortpflanzung), die Diskriminierung aller nicht heterosexuellen Orientierungen und Lebensformen, besonders der schwulen und lesbischen, und die gesellschaftliche Arbeitsteilung zwischen Männern und Frauen abgesichert werden soll. Feministische Wissenschaftlerinnen analysierten die Funktion der Sexualität als Herrschaftsinstrument von Männern gegenüber Frauen. Die feministische Kritik machte deutlich, dass in unserer Gesellschaft sehr viele Mädchen und Frauen Opfer männlicher sexueller Gewalt werden. Die Sexualpädagogin Martina Müller schreibt: »Nahezu jedes Mädchen und jede Frau erlebt in ihrer Biografie sexuelle Gewalt in Form verbaler Anmache, sexistischen Sprüchen und/oder körperlichen Übergriffen.«[8] Immer noch seien hierarchische Geschlechterverhältnisse vorhanden, in denen Sexualität an männlichen Bedürfnissen orientiert sei und in männlichen Kategorien gedacht werde.

Die Frauenbewegung hat einen entscheidenden Beitrag zur Offenlegung und Analyse struktureller und personaler sexueller Gewalt und ihrer Bezüge geleistet und kämpft seit Jahrzehnten für die Abschaffung sexistischer Strukturen und Praktiken in der Gesellschaft. Unter patriarchatskritischen Gesichtspunkten gibt es zu denken, dass in der gegenwärtigen Debatte über sexuelle Gewalt vor allem von männlichen Opfern und Tätern die Rede ist, Mädchen als Opfer und Frauen als Täterinnen aber kaum vorkommen. Diese Fokussierung der Wahrnehmung von sexueller Gewalt ist wahrscheinlich eine Folge der »symbolischen Ordnung der Zweigeschlechtlichkeit«.

Es wird kein Zufall sein, dass die Erinnerung an die historischen Leistungen feministischer Wissenschaft und Praxis in Bezug auf die Aufklärung über sexuelle Gewalt im aktuellen Diskurs von Frauen angemahnt werden muss, die an dieser Aufklärung beteiligt waren und sind. In einem Interview mit dem Hessischen Rundfunk am 8.4.2010 antwortete die Leiterin der Beratungsstelle »Wildwasser Wiesbaden«,

---

8 Müller, Martina 2002, S. 434

Christine Raupp, auf die Frage, warum die sexuelle Gewalt gerade jetzt eine so große öffentliche Aufmerksamkeit hervorrufe: »Das Thema wurde in einem Moment öffentlich skandalisiert, als es um den Missbrauch von Jungen ging. [...] Und es ging um Betroffene aus einer Elite-Schule. Die Realität ist aber eine ganz andere: Es sind überwiegend Mädchen betroffen, aus allen gesellschaftlichen Schichten. [...] Das große Erstaunen ist ausgebrochen, dass gerade jetzt das Thema in den Medien Raum findet. In Fachkreisen ist seit Jahren bekannt, welches Ausmaß sexuelle Gewalt an Kindern hat, Studien zeigten, dass etwa jedes vierte Mädchen und jeder zehnte Junge in unserem Kulturkreis missbraucht werden, bis sie erwachsen sind.«

»Wildwasser«, ein bundesweites Netzwerk von Beratungsstellen für die Opfer sexueller Gewalt, ist eines der durch die Frauenbewegung initiierten und von feministischen Wissenschaftlerinnen begleiteten Projekte der Frauenbewegung. Die Beratungsstellen von »Wildwasser« und von »Zartbitter« (auch »Zartbitter« hat ihre Wurzeln in der Frauenbewegung) verfügen in Deutschland über das umfangreichste Wissen über sexuelle Gewalt und über die größte Praxiserfahrung der Hilfe und Unterstützung für die Opfer. Eine angemessene Repräsentanz dieser Expertinnen im öffentlichen Diskurs und in den politischen Gremien, die jetzt nach »Lösungen« suchen, gibt es aber nicht.

Der Befund der Sexualwissenschaften, dass Sexualität vom Einzelnen nicht »einfach« selbstbestimmt gelebt werden kann, sondern gesellschaftlichen Zwängen und Prägungen unterliegt, die der Aufrechterhaltung von Herrschaftsverhältnissen dienen, kann auch im Jahre 2010 kaum ernsthaft bestritten werden. Diese wichtige Erkenntnis soll und darf aber nicht dazu führen, die Individuen lediglich als umfassend fremdbestimmte Opfer »objektiver gesellschaftlicher Verhältnisse« zu begreifen. In einer solchen Sichtweise hätte die Vorstellung von einer mündigen, selbstbestimmten Sexualität keinen Platz und es würden ihr keine Chancen der Realisierung eingeräumt. Als im Jahre 2008, nach 60 Jahren, wieder neu nach den gesellschaftlichen Wirkungen der 68er-Bewegung gefragt wurde, waren sich die meisten, überwiegend jüngeren HistorikerInnen aus der nächsten Generation einig in dem Befund, dass diese Bewegung die gesellschaftlichen »Spiel«-Räume für individuell selbstbestimmte Lebensformen, auch bezogen auf die Möglichkeiten selbstbestimmter Sexualität, beträchtlich erweitert habe. Die gewachsenen Chancen für Menschen mit nicht heterosexueller Orientierung, angstfreier, offener, mit weniger Diskriminierung und Stigmatisierung leben zu können, die breite Etablierung nicht ehelicher Lebensgemeinschaften mit oder ohne Kinder, in jüngster Zeit die Thematisierung der Sexualität alter Menschen und der Sexualität von Menschen mit Behinderungen sind untrügliche Zeichen dieser Veränderungen.

An der Mauer des Dorotheenstädtischen Friedhofs in Berlin, auf dem viele bedeutende SchriftstellerInnen und WissenschaftlerInnen beerdigt sind und nun auch Fritz Teufel, wurde in den letzten Wochen ein Graffito angebracht: »Missbrauch hat Methode – Patriarchat abschaffen!« hat ein unbekannter Sprayer in einem kräftigen schwarzen Schriftzug, garniert mit einem schwarzen Stern und einer Anarchisten-Bombe (schwarze Kugel mit brennender Lunte), an die Mauer geschrieben. Das individuelle Gewalthandeln wird in diesem Satz deutlich mit der strukturellen Gewalt der patriarchalen Gesellschaft in Verbindung gebracht. Die brennende Lunte an der Bombe bedeutet, dass der Sprayer oder die Sprayerin die Hoffnung hat, dass mit der Beseitigung der strukturellen patriarchalen Gewalt auch die sexuellen Gewalttaten Einzelner aufhören würden. Das ist ein Irrtum. Die gesellschaftlichen Strukturen haben zweifellos einen erheblichen Einfluss auf das Fühlen, Denken und Handeln der Menschen, die in ihnen heranwachsen und leben. Die Individuen sind aber nicht einfach das »Ensemble der gesellschaftlichen Verhältnisse«, wie Karl Marx irrtümlich annahm. Einen unentrinnbaren Automatismus zwischen der ökonomischen und sozialkulturellen Makroebene einer Gesellschaft und dem Handeln Einzelner gibt es nicht, oder anders ausgedrückt: Der sogenannte subjektive Faktor, der lebendige Mensch, eignet sich diese »objektiven

Bedingungen« auf sehr persönliche und unterschiedliche Weise an und geht mit ihnen in seiner spezifischen Alltagspraxis mehr oder weniger selbstbestimmt um. Dass die Chancen für einen selbstbestimmten kritischen Umgang mit den »Verhältnissen« wiederum von der Bildung der Menschen abhängig sind, zeigen der seit Jahren anhaltende Diskurs über die große Bedeutung von Chancengleichheit in der Bildung und das in der UN-Kinderrechtskonvention festgeschriebene Recht auf Bildung eines jeden Kindes, unabhängig von seiner sozialen und weltanschaulich-religiösen Herkunft. Aber auch diese Abhängigkeit ist nicht allumfassend, sie ist im Lebenslauf Einzelner zudem nicht statisch und vor allem: Sie hebt nicht die Verantwortung des Einzelnen für sein Handeln gegenüber anderen Menschen und dem Gemeinwesen und in der weitesten Dimension gegenüber der Menschheit auf.

Für das sexuell motivierte Gewalthandeln an Kindern, Jugendlichen und Erwachsenen gibt es keine Rechtfertigung für den Täter oder die Täterin mit dem »Zeitgeist«, mit dem eigenen Heranwachsen in widrigen oder gar extrem schlimmen Familienverhältnissen oder gar mit einer am eigenen Leib erlebten sexuellen Gewalt.

Exkurs: Personelle und institutionelle Verantwortung

Solche Rechtfertigungsversuche können, auch wenn sie von den Organisationen und Institutionen vorgebracht werden, in denen die TäterInnen als PädagogInnen mit Kindern und Jugendlichen gearbeitet haben, nicht akzeptiert werden. Es gibt eine ganze Reihe solcher Äußerungen: Die Erziehungspraxis in Heimen, Internaten und Schulen sei »nun einmal dem pädagogischen Zeitgeist entsprechend autoritär gewesen«. »Der sensible aufmerksame Blick auf das Geschehen zwischen PädagogInnen und einzelnen Kindern ist bei den Leitungen nicht entwickelt gewesen.« »Das pädagogische Personal ist unzureichend qualifiziert oder gar, wie in den Heimen der Jugendfürsorge, oft gar nicht ausgebildet gewesen.« »Die schlechten Arbeitsbedingungen haben zu dauerhaftem Stress beim Personal geführt und zu Fehlhandlungen gegenüber den zur Erziehung und Bildung anvertrauten Kindern.« »Die staatlichen Aufsichtsbehörden haben dem traditionell guten Ruf kirchlicher Erziehungseinrichtungen vertraut.« »Die sexuelle Revolution der 68er hat das Verantwortungsbewusstsein von Priestern, Nonnen und anderen PädagogInnen untergraben.« Und sogar: »Die aus sittlich-moralisch tief stehenden Verhältnissen stammenden Kinder und Jugendlichen seien eine für PädagogInnen mit entsprechenden Neigungen nicht zu bestehende Herausforderung gewesen«, oder »Die von traditionellen Sexualtabus befreiten sexuell herausfordernden Jugendlichen aus dem liberalen Bildungsbürgertum der 1970er- und 1980er-Jahre hätten die PädagogInnen mit pädosexueller Präferenz verführt.« Die Argumente variieren etwas, je nachdem, ob es sich um kirchliche, reformpädagogische oder einfach nur »weltliche« Institutionen handelt. Viele dieser Aussagen sind bedenkenswert. Sie bieten wichtige Hinweise auf die institutionellen Aspekte sexueller Gewalt in pädagogischen Settings. Die Argumente werden falsch, wenn sie zur Abwälzung beziehungsweise Relativierung personeller und institutioneller Verantwortung benutzt werden. Das von sexueller Gewalt betroffene Kind ist immer dem Handeln eines ihm als Person gegenübertretenden Einzelnen ausgeliefert. Dessen Handeln wird von den Strukturen, in denen er handelt, zwar nicht unwesentlich begünstigt oder zumindest zugelassen, aber es bleibt sein von ihm zu verantwortendes Handeln. Diese Verantwortung ist nicht teilbar. Die Organisationen und Institutionen haben eine eigene, ebenfalls nicht teilbare Verantwortung für das Wohlergehen der ihnen Anvertrauten, für ihre psychische und physische Unverletztheit sowie für Arbeitsbedingungen, die den pädagogischen Zweck fördern. Schließlich haben sie auch die Fürsorgepflicht für ein sorgfältig ausgewähltes qualifiziertes Personal.

Der Versuch, sich mit dem Verweis auf die »pädophile Neigung oder Veranlagung« der Täter aus der Verantwortung gegenüber den Opfern zu ziehen, wirft ein bezeichnendes Licht auf den Grad der Ernsthaftigkeit, mit der, vor allem von der katholischen Kirche, die wortreich angekündigte und versprochene »Aufarbeitung« gegenwärtig betrieben wird. Eine Frau, die während ihrer ganzen Kindheit und Jugend in katholischen Kinder- und Erziehungsheimen leben musste und dort von Nonnen körperlich schwer »gezüchtigt« (was für ein Wort!) und durch sexuelle Gewalt für ihr Leben traumatisiert wurde, berichtete darüber in einer bundesweit ausgestrahlten Fernsehsendung, nach jahrelangen vergeblichen Versuchen, den Orden zu einer Anerkennung dieses Unrechts und seiner Folgen zu bewegen. Daraufhin wurde sie durch einen sogenannten »externen Ermittler«, einen Rechtsanwalt, aufgefordert, in einem Gespräch mit der Ordensleitung und deren Anwalt zu den von ihr erhobenen Vorwürfen Stellung zu nehmen, und zwar in den Diensträumen der Ordensoberin. Die Frau schlug ein Gespräch an einem neutralen Ort vor, ohne Rechtsanwälte und in Begleitung einer Freundin, ihres Mannes und eines therapeutisch qualifizierten Wissenschaftlers, der sie seit einiger Zeit begleitet und zu dem sie Vertrauen hat. Dieser Vorschlag wurde von einer detailliert begründeten Stellungnahme des sie behandelnden Psychotherapeuten unterstützt, in der auch auf die Gefahr einer starken posttraumatischen Reaktion hingewiesen wurde, die provoziert werden könnte durch eine verhörartige Gesprächssituation unter Bedingungen, die der für das Geschehen verantwortliche Orden diktiert. Der Vorschlag wurde von der Ordensleitung abgelehnt. Nachdem die Frau die vom Orden für ein Gespräch gestellten Bedingungen, die den Charakter einer Vorladung hatten, zurückgewiesen hatte, wurde gegen sie bei der Staatsanwaltschaft eine Strafanzeige wegen Verleumdung eingereicht. Nun ist die Frau mit einem Vordruck der Justizbehörde zur »Vernehmung« mit verbindlicher Terminsetzung »vorgeladen« worden.

Die Erzdiözese Köln versuchte die Auslieferung eines Buches, in dem ein Ehemaliger aus der Heimerziehung unter anderem über eine Vergewaltigung durch einen Priester in einem katholischen Kinderheim berichtet, durch eine einstweilige Verfügung zu verhindern. Das Gericht lehnte den Antrag ab. Das Buch wird jetzt veröffentlicht.[9]

---

9 Kruse 2010

Wenn es ernst wird, scheuen sich kirchliche Organisationen nicht, die Opfer der von ihnen zu verantwortenden Gewalttaten erneut zu viktimisieren und einzuschüchtern. Das von der Bischofskonferenz und ihrem Beauftragten für die Aufarbeitung sexuellen Missbrauchs in kirchlichen Einrichtungen, dem Trierer Bischof Ackermann, zugesagte vorbehaltlose, die Opfer achtende und ermutigende »Entgegenkommen« (ein Wort, das für die Opfer eine Zumutung enthält) erweist sich als eine politische Floskel mit dem Ziel der Schadensbegrenzung.

Die Unterscheidung und die Relation von personaler und institutioneller Verantwortung ist im Hinblick auf den Zusammenhang von individuellem Gewalthandeln an Kindern und Jugendlichen und struktureller Gewalt für die Analyse und das Verstehen sehr wichtig. Wir haben es hier mit der nicht gegeneinander zu verrechnenden Schuld und Verantwortung von Individuen für ihr Handeln und von Organisationen und Institutionen für die von ihnen hervorgebrachten Strukturen zu tun.

Ausgangspunkt für die Verantwortung von Individuen ist die fast immer offen bleibende Differenz zwischen Verhältnissen und Verhalten. Die schwindet nur in sehr seltenen Fällen, in denen ein Mensch unter unmittelbarer Androhung der eigenen physischen Vernichtung zu Gewalttaten gegen andere Menschen gezwungen wird. Selbst da besteht, wie Einzelne gezeigt haben, noch die Möglichkeit der Weigerung, die unter diesen Bedingungen aber von niemandem moralisch eingefordert werden kann. Bei sexuellen Gewalthandlungen besteht immer die Möglichkeit des potenziellen Täters, seinem »Drang« nicht zu folgen. Umgekehrt ist es aber auch so, dass selbst die weitestgehende Abschaffung der Strukturen, die individuelle sexuelle Gewalt begünstigen, nicht ausschließen wird, dass Frauen und Männer mit pädosexuellem Begehren oder aus anderen Motivationen versuchen werden, Kindern und Jugendlichen zur Befriedigung ihrer sexuellen Wünsche Gewalt anzutun. Es würde ihnen aber schwerer gemacht, und vielleicht, auch das ist eine berechtigte Hoffnung, könnte ihnen dann besser geholfen werden, ihr verhängnisvolles Begehren nicht verwirklichen zu müssen.

Die Hoffnung des Sprayers oder der Sprayerin, mit der gewaltsamen Abschaffung des Patriarchats die sexuelle Gewalt für immer mit zu beseitigen – eine Hoffnung, die vielleicht aus der Verzweiflung an der scheinbaren Aussichtslosigkeit tief greifender gesellschaftlicher Veränderungen resultiert – kann nicht in Erfüllung gehen. Und da Gewalt gebiert, wer Gewalt anwendet, muss der »lange Atem« zur allmählichen gewaltfreien Veränderung der Strukturen aufgebracht werden. Die Verzweiflung und wachsende Wut der heute erwachsenen Opfer von sexueller Gewalt, die sich in diesen Tagen unübersehbar artikuliert, auch mit ausgesprochenen Gewaltfantasien gegen TäterInnen und Institutionen, ist nachvollziehbar und sollte nicht mit moralischer Empörung von VertreterInnen der Institutionen, die von Opfern »Versöhnungsbereitschaft« einfordern, beantwortet werden. Der Verzicht auf die seelische Genugtuung und innere Befreiung verheißende rächende Gewalttat gegen einen Täter oder eine Täterin kann eine fast nicht aufzubringende Kraftanstrengung bedeuten in einer Situation, in der sich zu einer solchen Vergeltungstat eine reale Chance bietet. Der mit leiser Stimme vorgetragene Bericht eines Mannes auf einer Veranstaltung in dem Heim, in dem er als Kind von einem Diakon über lange Zeit vergewaltigt und durch andere Handlungen geradezu sexuell gefoltert wurde, hat mich erschüttert: Einige Jahre nach der Entlassung aus diesem Heim kam der junge Mann als Montagearbeiter bei einem Bauunternehmen in die Nähe des Heimes. Der Wunsch, den Täter zu töten, wurde so mächtig in ihm, dass er mit einer Mistgabel bewaffnet den Diakon in einem landwirtschaftlichen Gebäude des Heimes stellte. Als der in Todesangst, aller Gewalt und Macht beraubt, um sein Leben bettelte, warf der junge Mann die Waffe weg, drehte sich um und ging. Es war ein Verzicht, der ihn selbst fast vernichtet hätte. Befreit hatte ihn diese Überwindung des Vergeltungswunsches noch nicht. Erst dreißig Jahre nach diesem Ereignis, als er das Grab des vor einigen Jahren gestorbenen Täters ausfindig gemacht hatte und es aufsuchte, um sich zu überzeugen, dass der Täter wirklich nicht mehr lebte, konnte er sich von dem Schreckensbild seiner Albträume befreien.

Definitionsmerkmale

Was ist mit dem Begriff »sexuelle Gewalt an Kindern und Jugendlichen« genau gemeint? Gibt es eine Definition, die dieses Handeln angemessen beschreibt? Seit der Aufdeckung der Vorgänge am Canisius-Kolleg im Januar 2010 sind verschiedene Versuche publiziert worden, die alle die vielfältigen Formen sexueller Gewalt unter dem Titel »sexueller Missbrauch« zusammenfassen und verallgemeinerbare Kriterien vorschlagen. Die Rechtsanwältin Ursula Raue, die vom Orden der Jesuiten eingesetzte »Beauftragte für Fälle von sexuellem Kindesmissbrauch«, zitiert aus einem Text des Autors Wunibald Müller. Ihm zufolge könne von sexuellem Missbrauch gesprochen werden, »wenn die sexuelle Intimsphäre von einer Person nicht respektiert beziehungsweise überschritten wird und die Person, die die Grenzen überschreitet, emotional, körperlich und spirituell Einfluss und Macht auf diese Person ausübt«[10]. Raue übernimmt für ihre Untersuchung diese Definition, die durch ihre weite Fassung die viele TäterInnen entlastende Engführung auf Penetration und Vergewaltigung vermeidet. Allerdings beinhalten große Verallgemeinerungen immer die Gefahr, dass wichtige inhaltliche Bestimmungen dabei verwischt werden oder ganz verloren gehen. Müller spricht, bezogen auf die sexuelle Intimsphäre, von Grenzüberschreitungen, ohne diese Grenze zu bezeichnen, und von »Personen«, nicht von »Tätern«, die »Einfluss und Macht«, nicht »Gewalt«, auf die ebenfalls als »Personen« und nicht als »Opfer« beschriebenen Betroffenen ausüben. Wenn man das Adjektiv »sexuell« aus dieser Definition streicht, passt sie auf jede denkbare asymmetrische Beziehungskonstellation, besonders aber auf die Struktur pädagogischer Beziehungen in Schulen, Heimen und Internaten, die fast immer ein Machtgefälle von den Erziehenden zu den SchülerInnen bzw. den Heimkindern enthalten, sei es auch ideologisch so verdeckt und verbrämt wie in der Odenwaldschule, die ein ausgesprochen nicht autoritäres Selbstbild hatte, das sie mit Überzeugung nach außen hin vertrat.

10 Müller, Wunibald 2010, zitiert nach Raue 2010 o. S.

Sehr viel genauer definiert der Deutsche Caritasverband in seinen im April 2010 herausgegebenen »Empfehlungen zur Prävention von sexuellem Missbrauch sowie zum Verhalten bei Missbrauchsfällen in den Diensten und Einrichtungen der Caritas, insbesondere der Kinder-, Jugend- und Behindertenhilfe« die sexuelle Gewalt an Kindern und Jugendlichen, die allerdings im Titel so nicht genannt wird. »Der Terminus Sexueller Missbrauch werde«, heißt es in der Einführung, »im Sinne von sexuellen Handlungen unter Ausnutzung von bestehenden Abhängigkeitsstrukturen zwischen Fachkräften und Betreuten in Einrichtungen verwendet. Dabei werden sexuelle Handlungen erfasst, die mit vermeintlicher Einwilligung, ohne Einwilligung oder gegen den ausdrücklichen Willen der Betroffenen erfolgen. Als Sexueller Missbrauch werden alle sexuellen Handlungen gewertet, insbesondere das Anschauen von Sex-Videos mit Kindern, Jugendlichen und anderen Schutzbefohlenen, eindeutige Körperkontakte bis hin zur Vergewaltigung.«

Der Text zeigt deutlich, dass sich die AutorInnen auf die ganze Breite und Vielfalt konkreter sexueller Gewalthandlungen beziehen. Besonders wichtig ist aber die Bewertung von Handlungen Erwachsener als sexuelle Gewalt *unabhängig* von der Haltung und dem Bewusstsein der von diesen Handlungen betroffenen Kinder und Jugendlichen. Pädosexuelle und andere sexuelle Gewalttäter versuchen sich damit zu rechtfertigen, dass die von ihnen »geliebten« Kinder oder Jugendlichen im Rahmen einer »Liebesbeziehung« ihrem Handeln »freiwillig« zugestimmt hätten. Große Bestürzung hatte in pädagogischen beziehungsweise erziehungswissenschaftlichen Kreisen und darüber hinaus, zum Beispiel in der Leserschaft der »Zeit«, der Versuch des in Theorie und Praxis bedeutenden Pädagogen Hartmut von Hentig ausgelöst, seinen Lebensgefährten Gerold Becker, den ehemaligen langjährigen prominenten Leiter der Odenwaldschule, mit der Behauptung zu verteidigen, dass dieser nur mit Zustimmung seiner Schüler, also ohne Gewaltanwendung, gehandelt habe. Die Definition in den »Empfehlungen« des Caritasverbandes weist demgegenüber darauf hin, dass in pädagogischen, sozialpädagogischen und pflegerischen Settings immer ein strukturelles Machtgefälle vom Erziehenden und Betreuer zu den Kindern und Jugendlichen besteht und aus diesem Grund prinzipiell nicht von einer »Einwilligung«, das heißt aus freiem Willen hervorgegangenen Entschluss der von sexuellen Handlungen Erwachsener betroffenen Kinder und Jugendlichen ausgegangen werden kann. Das gilt natürlich auch für betreute Erwachsene in Einrichtungen für Menschen mit Behinderungen und für den großen Bereich der Pflege kranker und alter Menschen.

Damit ist auch auf die Problematik verwiesen, die im Begriff der sexuellen Selbstbestimmung liegt, wenn dabei ein entwickeltes Bewusstsein bei Kindern und Jugendlichen vorausgesetzt wird – ein Bewusstsein, das von ihnen verbal, durch Gestik und Mimik oder gar durch physische Gegenwehr gegenüber Erwachsenen zum Ausdruck gebracht werden könne. Das Recht auf sexuelle Selbstbestimmung ist Teil der Menschenwürde und der Menschenrechte eines jeden Kindes und Jugendlichen. Es hat einen vom subjektiven Bewusstsein und Willen der Heranwachsenden unabhängigen Status, der mit jeder sexuellen Handlung eines Erwachsenen an und mit einem Kind oder Jugendlichen in seinem Kern missachtet und verletzt wird. Alle Verstöße gegen die so verstandene sexuelle Selbstbestimmung seien als schwere Straftaten zu werten und müssen strafrechtlich verfolgt werden, heißt es in den Empfehlungen des Caritasverbandes.

Das Deutsche Strafrecht ist in dieser Hinsicht in den letzten beiden Jahrzehnten bedeutend verändert worden. Die diskriminierenden, die sexuelle Selbstbestimmung verbietenden und bestrafenden Paragrafen, die seit der Verabschiedung des Deutschen Strafgesetzbuches (StGB) im Jahre 1871 bis in die jüngere Vergangenheit galten und schreckliche Folgen für Hunderttausende homosexuelle Männer hatten, wurden erst Anfang der 1990er-Jahre ersatzlos gestrichen. Homosexuelle Handlungen waren im Deutschen Strafrecht bis in die Bundesrepublik hinein als kriminelle Handlungen definiert und wurden mit schweren Strafen geahndet, auch dann, wenn, wie es im oben zitierten »Handbuch der Sexualwissenschaften« von 1912 heißt, »keine Gewaltanwendung, kein Attentat auf eine zu junge Person und kein Vergehen gegen die öffentliche Sittlichkeit stattgefunden hat«[11]. Im Unterschied zu den meisten europäischen Staaten waren in Deutschland und Österreich »homosexuelle Handlungen, selbst wenn sie nicht die Päderastie erreichen, strafbar«. Erst die Bewegung der Schwulen und Lesben erkämpfte in den Jahrzehnten seit den 1960er-Jahren, zumindest in den westlichen Industriestaaten, die sich als freiheitlich demokratische Rechtsstaaten verstehen, die sexuelle Selbstbestimmung. Die rechtliche und soziale Gleichstellung von Minderheiten mit einer sexuellen Orientierung, die von der dominanten symbolischen Ordnung der Zweigeschlechtlichkeit »abweicht«, ist geradezu ein Prüfstein für den Grad der Realisierung der Leitnormen dieser Gesellschaften. Dass die soziale Diskriminierung homosexueller Männer in Deutschland nach dem Ende ihrer strafrechtlichen Sonderbehandlung in einem wirklich umfassenden und befriedigenden Sinne gegenwärtig schon überwunden sei, kann trotz aller erreichten Verbesserungen ihrer gesellschaftlichen Akzeptanz nicht ernsthaft behauptet werden.

Gerade im aktuellen Diskurs über sexuelle Gewalt an Kindern und Jugendlichen in pädagogischen Einrichtungen hat Kardinal Bertone, nach dem Papst der mächtigste Mann im Vatikan, die Homosexualität beziehungsweise die Homosexuellen für die sexuellen Gewalttaten an männlichen Kindern und Jugendlichen verantwortlich gemacht. Die Ehelosigkeit der Priester habe dagegen nichts damit zu tun. Zwischen Zölibat und Pädophilie gebe es keinen Zusammenhang. Die von Priestern an weiblichen Kindern und Jugendlichen verübte sexuelle Gewalt erwähnte dieser hohe »Würdenträger«, der wahrscheinlich für viele Menschen inner- und außerhalb der katholischen Kirche gesprochen hat, nicht. Auch dass die Weltgesundheitsorganisation (WHO) Homosexualität 1992 aus ihrem »Diagnoseschlüssel« gestrichen hat, interessiert den Kardinal Bertone und seine weltanschaulichen Freunde nicht. Der Journalist Martin Reichert wies anlässlich des International Day Against Homophobia in der »taz«[12] darauf hin, dass Homo-

11 Handbuch der Sexualwissenschaften 1912, S. 655 ff.

12 Sonntagsausgabe 15./16. Mai 2010

sexualität seitdem nicht mehr als Krankheit eingestuft werde. Dennoch müssten Homosexuelle weltweit um ihre gesellschaftliche Emanzipation kämpfen. In etwa 70 Ländern sei Homosexualität noch immer strafbar und in sieben Ländern sogar mit der Todesstrafe belegt. Die Homophobie sei aber »kein ausschließliches Problem in Ländern der Zweiten oder Dritten Welt und auch keines des Islam«. In Deutschland, so Reichert, feiere »das Stereotyp des kinderschändenden Homosexuellen ein Comeback«. Hintergrund seien die zahlreichen Fälle von sexueller Gewalt in kirchlichen und reformpädagogischen Internaten, die von Männern an Jungen verübt wurden. Reichert zitiert den Sexualwissenschaftler Martin Dannecker: »Was eigentlich längst getrennt war, Homosexualität und Pädophilie, kommt nun in der öffentlichen Debatte wieder zusammen. Man dachte, das sei längst klar. Aber Stereotype sind hartnäckig.«[13]

Die sexuelle Selbstbestimmung hat ihre Grenzen nicht in den angeblich ewigen und sakrosankten Werten religiöser Fundamentalisten, sondern einzig in der sexuellen Selbstbestimmung des anderen, die in Anwendung der im Grundgesetz verankerten Persönlichkeitsrechte genauer gefasst wird durch die Bestimmungen des 13. Abschnitts des StGB »Straftaten gegen die sexuelle Selbstbestimmung« in der aktuellsten Fassung, die in einem fast 40 Jahre währenden Prozess ständiger Veränderungen auf den heutigen ethisch-moralischen und wissenschaftlichen Stand gebracht wurde. In den 26 Paragrafen des Abschnitts werden fast alle Formen sexueller Gewalt inkriminiert, die sich als unmittelbares Handeln gegen die sexuelle Selbstbestimmung eines anderen richten oder mittelbar, zum Beispiel durch kinder- und jugendpornografische Medienprodukte, solche Wirkungen haben können. Als strafbare Handlung werden in § 184 StGB solche definiert, »die im Hinblick auf das jeweils geschützte Rechtsgut von einiger Erheblichkeit sind«. Die Leitnorm all dieser Bestimmungen ist die im Titel des 13. Abschnitts deutlich hervorgehobene sexuelle Selbstbestimmung. Wie wichtig dem Gesetzgeber dieses Rechtsgut ist, wird

---

13 Ebenda

symbolisch damit zum Ausdruck gebracht, dass es hinter § 175 heißt: »Weggefallen« und dass diese Stelle im Gesetzestext nicht mit einem anderen Paragrafen ausgefüllt wurde. Es folgt der § 176 »Sexueller Missbrauch von Kindern«, den ich hier stellvertretend für die Straftatbestimmungen und die Festsetzung des Strafrahmens in den anderen Paragrafen im Wortlaut zitiere:

»(1) Wer sexuelle Handlungen an einer Person unter vierzehn Jahren (Kind) vornimmt oder an sich von dem Kind vornehmen lässt, wird mit Freiheitsstrafe von sechs Monaten bis zu zehn Jahren bestraft.

(2) Ebenso wird bestraft, wer ein Kind dazu bestimmt, dass es sexuelle Handlungen an einem Dritten vornimmt oder von einem Dritten an sich vornehmen lässt.

(3) In besonders schweren Fällen ist auf Freiheitsstrafe nicht unter einem Jahr zu erkennen. [Mit der Erhöhung der Mindeststrafe wird gleichzeitig der Strafrahmen nach oben erweitert, d. h. die Höchststrafe wird heraufgesetzt, M.K.]

(4) Mit Freiheitsstrafe von drei Monaten bis zu fünf Jahren wird bestraft, wer

1. sexuelle Handlungen vor einem Kind vornimmt,

2. ein Kind dazu bestimmt, dass es sexuelle Handlungen vornimmt, soweit die Tat nicht nach Absatz 1 oder Absatz 2 mit Strafe bedroht ist,

3. auf ein Kind durch Schriften (§ 11 Abs. 3) einwirkt, um es zu sexuellen Handlungen zu bringen, die es an oder vor dem Täter oder einem Dritten vornehmen oder von dem Täter oder einem Dritten an sich vornehmen lassen soll, oder

4. auf ein Kind durch Vorzeigen pornografischer Abbildungen oder Darstellungen, durch Abspielen von Tonträgern pornografischen Inhalts oder durch entsprechende Reden einwirkt.

(5) Mit Freiheitsstrafe von drei Monaten bis zu fünf Jahren wird bestraft, wer ein Kind für eine Tat nach den Absätzen 1 bis 4 anbietet oder nachzuweisen verspricht oder wer sich mit einem anderen zu einer solchen Tat verabredet.

(6) Der Versuch ist strafbar; dies gilt nicht für Taten nach Absatz 4 Nr. 3 und 4 und Absatz 5.«

In § 176a »Schwerer sexueller Missbrauch von Kindern« werden Handlungen von Erwachsenen bestraft, »die mit einem Eindringen in den Körper verbunden sind«, Taten, die »von mehreren gemeinschaftlich begangen« werden und Taten, die das Kind »in die Gefahr einer schweren Gesundheitsschädigung oder einer erheblichen Schädigung der körperlichen und seelischen Entwicklung« bringen. In § 182 »Sexueller Missbrauch von Jugendlichen« werden Täter mit Freiheitsstrafe belegt, die »die fehlende Fähigkeit des Opfers zur sexuellen Selbstbestimmung ausnutzen«. Das bedeutet, dass bei sexueller Gewalt gegen Jugendliche, die als Straftaten definiert sind, grundsätzlich die Fähigkeit des Opfers zur sexuellen Selbstbestimmung unterstellt wird. Im Strafverfahren muss geprüft werden, ob dem Opfer diese Fähigkeit fehlte und der Täter das ausgenutzt hat. In Absatz 6 dieses Paragrafen heißt es, dass das Gericht von Strafe absehen kann, »wenn bei Berücksichtigung des Verhaltens der Person, gegen die sich die Tat richtet, das Unrecht der Tat gering ist«. Diese Bestimmungen des Strafgesetzbuches bleiben hinter der Definition des sexuellen Missbrauchs in den »Empfehlungen« des Caritasverbandes zurück, indem sie den jugendlichen Opfern eine Mitbeteiligung unterstellen. Damit wird den Tätern, die an Jugendlichen in pädagogischen Einrichtungen sexuelle Gewalt verüben, eine Rechtfertigungstür geöffnet, die sie regelmäßig nutzen mit Hinweisen auf Zustimmung der Opfer und Freiwilligkeit der Handlung oder gar mit der Behauptung, sie seien von den Opfern »verführt worden«. Als Ergebnis des aktuellen Diskurses und der Beratungen am Runden Tisch »Sexueller Kindesmissbrauch« sollten diese Einschränkungen der Verantwortlichkeit der Täter für ihr Handeln vom Gesetzgeber gestrichen werden.

Es ist aber richtig, den Grad der in der Regel an den tatsächlichen und möglichen Folgen der Straftat gemessenen Verletzungen des Opfers bei der Festsetzung des Strafrahmens zu berücksichtigen. Der Grundsatz der »Verhältnismäßigkeit« muss gleichermaßen im Sexualstrafrecht gelten und ist aus rechtsphilosophischen Gründen auch hier geboten.

Sexualisierte Gewalt

In dem Katalog von Straftaten im StGB sind alle diejenigen Handlungen gegen die sexuelle Selbstbestimmung *nicht* enthalten, die als solche nicht eindeutig erkannt und nachgewiesen werden können. Dazu gehören die Handlungen, die mit der Bezeichnung »sexualisierte Gewalt« beschrieben werden können. Viele dieser Praktiken wurden von der Kulturwissenschaftlerin Katharina Rutschky als »schwarze Pädagogik« bezeichnet. Das sind sogenannte Erziehungsmethoden, denen Kinder und Jugendliche in pädagogischen Einrichtungen, am stärksten wohl in Säuglings-, Kinder- und Jugendheimen der Erziehungsfürsorge, bis weit in unser Jahrhundert hinein ausgesetzt waren und es hier und da wahrscheinlich immer noch sind. Ehemalige Heimkinder haben in den letzten Jahren in autobiografischen Berichten vor dem Petitionsausschuss des Deutschen Bundestages und am Runden Tisch »Heimerziehung« von ritualisierten Schlägen auf den entblößten Hintern berichtet. Die erzieherische Aufsicht über die Hygiene wurde benutzt, um sich durch die Berührung von Penis, Hoden, Scheide und Anus sexuell zu erregen, am Anblick der nackten kindlichen und jugendlichen Körper zu »weiden«, wie es in poetisch-verschleiernder Sprache heißt.

Im Bericht von Ursula Raue über sexuelle Gewalt in Internatsschulen der Jesuiten finden sich viele Beispiele für sexualisierte Gewalt. Der Direktor des Aloisiuskollegs in Bonn, ein Mann von großem öffentlichem Ansehen, führte beim morgendlichen Sammelduschen, nur mit einem Bademantel bekleidet, die »Aufsicht«. Er zeigte den Jungen, wie sie ihre Vorhaut waschen sollen, seifte sie am ganzen Körper ein und spritzte sie mit kaltem Wasser ab. Ein Schüler berichtete, dass der Pater ihn, als er krank war, in der Badewanne gewaschen habe. Bei Verdacht auf Fieber habe er die Jungen zum Fiebermessen, bei dem er das Thermometer rektal einführte, auf sein Zimmer bestellt. Mit »besonderer Leidenschaft« habe er nackte oder nur leicht bekleidete Jungen fotografiert. »Viele der Jungen fanden das peinlich und unangenehm, wagten aber nicht, sich dagegen zu wehren«, heißt es in dem Bericht. Einen »Lieblingsschüler« habe der Pater mit »teuren Geschenken, Ferienaufenthalten und anderen Sonderbehandlungen« bedacht. Die Mutter dieses Jungen teilte mit, dass ihr Sohn »dann später unbedingt die Schule verlassen wollte«. Ob sie von den »Übergriffen« (eine oft für die Praktiken sexualisierter Gewalt gebrauchte verharmlosende Bezeichnung) wusste und dem Wunsch ihres Sohnes gefolgt ist, wird nicht berichtet. Die Sprache des Berichts lässt eher das Gegenteil vermuten.

Ein Schüler sei von dem Pater Schulleiter vor Mitschülern immer wieder bloßgestellt worden. Der Pater habe »die Mitschüler aufgefordert, an ihm zu riechen, weil er stinke«. Nach vielen Demütigungen habe der Schüler die Schule verlassen, aber auch danach sei er von seinem Peiniger noch verfolgt worden. Der »habe ihn dann sogar an seiner Lehrstelle aufgesucht, beleidigt und gedemütigt«. Wahrscheinlich hat sich dieser Schüler dem machtgestützten Zugriff des Schulleiters widersetzt und wurde dafür bestraft. Der Pater zeigte damit allen anderen Jungen, »was ihnen blüht« (wieder so eine verharmlosende Wendung für angedrohte Gewalt), wenn sie sich seinen sexuellen Wünschen widersetzen. Dass es sexuelle Wünsche waren, haben die Jungen deutlich gespürt. Der Bericht von Ursula Raue lässt daran keinen Zweifel. Die Berichterstatterin fragte einen Mitbruder und Freund des Schulleiters, der auch Lehrer am Aloisiuskolleg war und später selbst die Leitung der Schule übernahm, ob ihm die Praktiken seines Freundes bekannt gewesen seien. Die Antwort: »Aus heutiger Sichte hätte er das Verhalten von Pater G. kritischer hinterfragen und weniger Nachsicht mit seinen Schwächen, wie Ungeduld und autoritäres Verhalten, haben müssen [...]. Insgesamt könne er aus eigenem Wissen nicht bestätigen, dass Pater G. strafrechtlich relevante Handlungen begangen habe.« Das heißt, Unrecht ist eine Handlung erst dann, wenn sie als Straftat im Strafrecht definiert ist. Und im Umkehrschluss bedeutet es: Das Recht der Opfer, Bestrafung des Täters und Entschädigung zu verlangen, beginnt auch erst mit dieser Definition, sofern es in den in der Strafprozessordnung und im Zivilrecht festgesetzten Verjährungsfristen geltend gemacht wird. Um die Verlängerung dieser

Fristen wird gegenwärtig juristisch gestritten. Der Runde Tisch »Sexueller Kindesmissbrauch« soll dem Gesetzgeber dazu einen Vorschlag unterbreiten.

Viele ähnliche Beispiele von sexualisierter Gewalt in pädagogischen Einrichtungen des Ordens werden von Ursula Raue in ihrem Bericht dokumentiert. Sie zeigen das ganze Spektrum der unter dieser Bezeichnung zusammengefassten Praktiken, die im Strafgesetzbuch nicht als Handlungen gegen die sexuelle Selbstbestimmung aufgenommen worden sind. Wahrscheinlich ist das richtig, weil sie sich in dem sogenannten Graubereich zwischen Weiß und Schwarz bewegen – so eine oft benutzte Redewendung in diesem Zusammenhang. Für die juristische Wahrheitsfindung sind Handlungen ein Problem, »die so oder so interpretiert« werden können, wie wir es beim Freund und Mitbruder des Direktors des Aloisiuskollegs gerade gesehen haben. In sexualwissenschaftlichen, pädagogisch-erziehungswissenschaftlichen und psychotherapeutischen Sichtweisen, vor allem aber im Erleben der von sexueller Gewalt betroffenen Kinder und Jugendlichen selbst, jedenfalls derer, die über solche Erfahrungen jetzt reden, handelt es sich eindeutig um sexuelle Gewalt, die tiefe Spuren in ihrem Leben hinterlassen hat. Die Institution, gleich ob es sich um kirchliche oder weltliche Träger pädagogischer Einrichtungen handelt, und die Politik sollten das vorbehaltlos anerkennen und sich nicht auf die Straftatbestände des StGB als Ausschließungskriterium berufen.

Das Onanie-Verbot

Auf eine Motivation sexualisierter Gewalt, die kaum jemals erkannt und berichtet wird, muss hier noch eingegangen werden: das Onanie-Verbot. Die Selbstbefriedigung gehört heute weithin anerkannt zur sexuellen Selbstbestimmung, wie der ganze als Autoerotik bezeichnete Bereich sexuellen Erlebens und Handelns. Juristisch gesehen war die Onanie noch nie eine strafwürdige Handlung, für die Sexualmoral und die sich auf sie beziehende Pädagogik als »Selbstbefleckung« aber schon. Für die Medizin galt sie lange als Gefahr für die Gesundheit. Vor allem in Bezug auf die körperliche Entwicklung von Jugendlichen in der Pubertät wurde sie als »Selbstschwächung« verstanden. In der Psychologie und auch in der Tiefenpsychologie wurde die Selbstbefriedigung als eine Fixierung auf eine frühe Stufe im Prozess der sexuellen Reifung bewertet, die die Erreichung des Zieles dieses Prozesses, die »volle genitale partnerbezogene Sexualität« – und damit war lange nur die Heterosexualität gemeint –, infrage stellen könnte. Selbstbefriedigung galt noch in meiner Ausbildung als Kinder- und Jugendlichen-Psychotherapeut in den späten 1960er-Jahren als eine zu behandelnde psychische Störung. Der erste Jugendliche, der mir von seinen Eltern zur »Behandlung« gebracht wurde, sollte unter anderem von seinem Onanieren, das von ihnen als unerträgliche Provokation und als »Gefahr für die sittliche Entwicklung seiner jüngeren Geschwister« empfunden wurde, geheilt werden.

Als Jugendlicher gehörte ich zu einer christlichen Jugendgruppe (Christlicher Verein junger Männer – CVJM), in der wir Jungen im Alter von vierzehn bis achtzehn Jahren von den nur wenige Jahre älteren Gruppenleitern ständig zum Kampf gegen die Versuchung und Sünde der Selbstbefriedigung angehalten wurden. Dazu benutzten sie neben ausgewählten Bibelzitaten und Sprüchen bedeutender Kirchenmänner gegen die »Fleischeslust« diverse sogenannte Aufklärungsschriften. Ich war während dieser Zeit ein frommer evangelischer Christ. Sünde, Buße und Treue waren für mich keine leeren Worte, und für die sexualmoralische Indoktrination, die bei mir Schuld-Angst erzeugte, weil mein Kampf um »Reinheit« immer wieder in »Niederlagen« endete, war ich durchaus empfänglich. Papst Pius XII. schrieb 1952: »Im Bewusstsein des Rechtes und der Pflicht des Apostolischen Stuhls, wenn nötig mit Autorität in die sittlichen Fragen einzugreifen [...], erklären wir heute den Erziehern und der Jugend selbst: Das göttliche Gebot der Reinheit der Seele und des Leibes gilt ohne Abschwächung auch für die heutige Jugend. Auch sie hat die sittliche Pflicht und, mit Hilfe der Gnade, die Möglichkeit, sich rein zu erhalten [...]. Wir weisen also die Behauptung derer als irrig zurück, welche die Niederlagen in den Jahren der Pubertät für unvermeidbar halten, für Dinge, die es nicht verdienen, dass man von ihnen viel Aufhebens macht, als wären sie keine schwere Schuld, weil die Leidenschaft, wie jene hinzufügen, die Freiheit, die für sittliche Verantwortlichkeit einer Handlung notwendig ist, gewöhnlich aufhebe.«[14] Der katholische Theologe Pfürtner kommentiert dieses Schreiben des Papstes folgendermaßen: »Im Grunde besagte das entworfene Leitbild, der Jugendliche solle bis zur Eheschließung ein ungeschlechtliches Wesen sein und jeden sexuellen Impuls als Sünde fliehen, bekämpfen oder – wenn nicht unterdrückbar – ihn wenigstens mit festem Willen ablehnen.«[15]

»Rein bleiben und reif werden« – das war neben der Vaterlandsliebe, die viele Tausende junge Wandervögel dazu brachte, freiwillig in den Krieg zu gehen und »freudig den Opfertod für das heilige Vaterland zu sterben«, die zweite normative Leitlinie der bürgerlichen Jugendbewegung in der Zeit vor dem Ersten Weltkrieg, die über die Bündische Jugend der 1920er-Jahre und die Hitler-Jugend der 1930er- und 1940er-Jahre von den meisten Jugendverbänden nach 1945 bruchlos weitertradiert wurde. Selbstbefriedigung bedeutete Versagen, im »Kampf« zu unterliegen und war als »Laster« Ausdruck sittlich-moralischen Tiefstands. Selbstbeherrschung hingegen bedeutete »Sieg im Kampf« gegen »Verweichlichung« und »degenerierende sexuelle Ausschweifung«, brachte seelische und körperliche Stärke, den »aufrechten Gang« und den »klaren Blick«.

Noch mehrere Generationen von Pädagogen und Pädagoginnen verfolgten bis in die 1960er- und 1970er-Jahre die Experimente und Praktiken der Selbstbefriedigung von Kindern und Jugendlichen mit peinlicher Ausforschung, mit durch moralische Abwertung erzeugten Schuldgefühlen und, wenn ihnen die Kinder und Jugendlichen, wie in Internaten und Heimen, weitgehend schutzlos ausgeliefert waren, auch mit beschämenden Kontrollen, demütigenden Bloßstel-

---

14 Zitiert nach Pfürtner 1972, S. 36f.

15 Ebenda

lungen und Bestrafungen. Ursula Raue berichtet von einem für seine Jugendarbeit von der Schule, von Gemeindepfarrern und Eltern sehr geschätzten Lehrer, der die von ihm geschulten Jugendgruppen-Leiter Fragebögen beantworten ließ, in denen »sehr intime Fragen nach dem sexuellen Verhalten gestellt wurden. Dazu gab es Abbildungen von nackten Körpern, bei deren Betrachten die Schüler erklären sollten, welche Gefühle, insbesondere sexueller Art, diese Bilder bei ihnen hervorriefen«. Der Pater bestellte Jugendliche zu Einzelgesprächen über »Selbstbefriedigung und sexuelle Erfahrungen«. Zur »Kontrolle eventueller häuslicher Onaniepraktiken« verteilte er Kerzen, die brennen sollten, »so lange der Vorgang dauerte. Über den Rest der Kerze wurde dann ein weiteres Gespräch geführt«. Dieser Pater wurde schließlich vom Streiter gegen die Selbstbefriedigung seiner Schüler zum Täter im Sinne des Strafgesetzbuches. Schüler berichteten, »dass sie sich auf seinen Schoß setzen mussten«, dass »man ihn auch habe anfassen müssen«, dass »man vor ihm onanieren musste«, dass »Pater A. dabei auch selbst sexuell erregt gewesen sei«.

Dieser Täter erklärte der Beauftragten des Ordens in mehreren Gesprächen, »dass seine Jugendarbeit am Canisius-Kolleg in vielen Gruppen, mit zuletzt 360 jungen Leuten, sehr anerkannt und geschätzt wurde«.

Auf die dem Sexuellen inhärente Ambiguität von Abscheu und Verlangen, die eine »paradoxale Einheit« bilden, weist Thomas Ferdinand Krauß in Anlehnung an Georges Batailles philosophische Überlegungen zum »Heiligen Eros« in seinem provozierenden Buch »Liebe über alles – alles über Liebe« mit dem Untertitel »Ein aktueller Versuch über die Kunst des Liebens« (2009) hin. Diese Ambiguität kann durch Tabus bis zu einer »Einheit von Verbot und Übertretung« zugespitzt werden, »wobei die Übertretung keine Verneinung des Verbots bedeutet, sondern […] über es hinaus geht und es […] in seiner Gewalt bestätigt«[16]. Angewendet auf das Onanie-Verbot, zu dessen Einhaltung ErzieherInnen über lange Zeit mit brutaler Gewalt gegen

16 Krauß 2009, S. 243

Kinder und Jugendliche vorgingen, heißt das: Das eigene sexuelle Begehren wird zugleich mit den Mitteln der Erreichung sexueller Lust abgewehrt und auf die Kinder und Jugendlichen projiziert, an denen es mit moralischer Abwertung, praktischen Kontrollen und Verboten bekämpft wird. Zur Obsession geworden, überwältigt das Verbot den Verbietenden, und so wird er in »Abscheu und Verlangen« zu dem, was er zu bekämpfen glaubt. Aber nicht wie die sich, ohne einen anderen zu schädigen, selbstbefriedigenden Kinder und Jugendlichen, sondern als Täter, der mit sexueller Gewalt, die schon im Onanie-Verbot selbst steckt, die von ihm Abhängigen unter Schweigeverpflichtung in seine pervertierte Form von Masturbation zwingt.

Die HistorikerInnen Hans-Walter Schmuhl und Ulrike Winkler berichten in ihrem Buch »Gewalt in der Körperbehindertenhilfe« (2010) über die Überwachung des Onanie-Verbots in einem evangelischen, von Diakonissen geführten Heim für Kinder und Jugendliche mit körperlichen und/oder geistigen Behinderungen. Auf der Basis vieler Interviews mit ehemaligen BewohnerInnen und mit MitarbeiterInnen konnten sie die Praxis der alltäglichen Gewalt und die zu ihnen gehörenden Haltungen der Erziehenden rekonstruieren: »Ihre Sexualität konnten die Kinder und Jugendlichen im Johanna-Helenen-Heim, wenn überhaupt, nur verstohlen ausleben. Die pubertierenden Jungen masturbierten – eine kleine Flucht aus dem bedrückenden Heimalltag. Das Personal versuchte, Selbstbefriedigung nach Möglichkeit zu unterbinden. Helmut G. erzählt, dass die Schwestern unter die Bettdecken schauten, ›dass da nichts Unzüchtiges passierte‹. Klaus D. seien aus diesem Grund sogar nachts die Hände an das Bett gebunden worden. Helmut J. berichtet von einem Diakonen-Schüler, der einem Jungen immer sagte: ›Ich sehe in deinen Augen, ob du gewichst hast.‹ Der so angesprochene Knabe sei dann ›schreckensbleich zusammengefahren‹ und habe sofort zugegeben, masturbiert zu haben. Daraufhin habe der Diakonen-Schüler ›richtig draufgehauen‹. Volker D. erinnert sich, dass Schwester Jenny ihn gelegentlich am Mittagstisch, im Beisein aller anderen Jungen, vor den gesundheitlichen Gefahren des Onanierens gewarnt habe. Jochen T. schilderte in seinem Praktikumsbericht, wie Jürgen, das ›schwarze Schaf‹ der Station, ›bei einer entwicklungsbedingten Unsauberkeit ertappt‹ wurde. ›Die Bestrafung war furchtbar! Ich war auf dem Weg, den Jungen der züchtigenden Person zu entreißen, als das Klatschen und das Schreien des Kindes aufhörten, das ich trotz geschlossener Türen vier lärmerfüllte Zimmer weiter seit geraumer Zeit hörte. – Tatzeit 5.50 Uhr! – Rot am ganzen Körper, vor Schluchzen zitternd, durfte sich der Junge anziehen lassen.‹

Auf der ›Kleinkinderstation‹ (wo durchaus auch pubertierende Jugendliche untergebracht waren) wurden die Jungen beim kleinsten Anzeichen von Selbstbefriedigung von Schwester Anna und ihren Helferinnen ›fertiggemacht‹.«[17]

Auch die Diakonisse Schwester Jenny projiziert ihre Sexualangst, die geprägt ist von »Abscheu und Verlangen«, auf die ihr anvertrauten Kinder und Jugendlichen: Oft habe »Schwester Jenny alle, die in der Pubertät waren, [...] persönlich eingeseift und an den Geschlechtsorganen besonders lange und intensiv, und wenn der Arme dann eine Erektion hatte, gesagt: ›Du altes Schwein‹, und hat dann mit dem Handtuch draufgehauen, so lange, bis dann die Erektion wieder vorbei war‹.«

Im pädagogischen Verbot der Selbstbefriedigung von den durch den Zölibat zu einem keuschen Leben verpflichteten kirchlichen ErzieherInnen, die in ihrer eigenen Sozialisation, vor allem in ihrer Vorbereitung auf den kirchlichen Dienst in den ordenseigenen Konvikten, Brüder- und Mutterhäusern durch ihre christlichen LehrerInnen und ErzieherInnen sexuell unterdrückt wurden und sexualisierte Gewalt selbst erleiden mussten, spielt das eigene »Triebschicksal« (Sigmund Freud) eine große Rolle. Die Historikerin Ulrike Winkler untersuchte die Tätigkeit der Sarepta-Diakonissen aus Bethel in der Fürsorgeerziehung von Mädchen, die als »sexuell verwahrlost« galten. Deren »Frühreife« sei für die »sittenstrengen Diakonissen« eine schwere seelische Herausforderung gewesen: »Von ihren sexuellen Begegnungen berichteten die Mädchen freimütig, waren diese Schilderungen doch

17 Schmuhl/Winkler 2010, S. 146 f.

ein ausgesprochen wirksames Mittel, die vollkommen anders sozialisierten und enthaltsam lebenden Schwestern zu provozieren.« Die Mädchen hätten sich einen Spaß daraus gemacht, die Schwestern »aufzuklären«. Im Interview sagte eine Diakonisse: »[...] da bin ich von einem Schock in den nächsten bald gefallen.« In dieser Konfrontation fühlten sie sich von ihrem Mutterhaus im Stich gelassen: »Wir lebten zwar zölibatär, wurden aber in keinster Weise darauf vorbereitet in der Schwesternschaft. Auf so ein Leben.«[18] Diese von Sexualängsten gequälten frommen Jungfrauen, die in ihrer klösterlichen Sozialisation selbst unter einer ihre Sexualität unterdrückenden Erziehung durch ebenso sozialisierte Lehrerinnen gelitten hatten, reagierten auf ihre »sexuell verwahrlosten Zöglinge« mit strenger »Zucht« und harten Strafen, die die sexualfeindliche Variante sexualisierter Gewalt waren.

Freilich haben auch weltliche Erzieherinnen in ihrer Sozialisation sexuelle Unterdrückung und sexuelle Gewalt erfahren, die im 18. Jahrhundert, »dem Zeitalter der Aufklärung«, mit säkularisierten Argumentationen gerechtfertigt wurde. Dass diese aus Abspaltung und Verdrängung resultierende Dynamik den »heimlichen Lehrplan« der 200 Jahre von PädagogInnen durchgehaltenen sogenannten Onanie-Kampagne bildete, zeigen nicht nur die kaum zu überblickende Anzahl der von Theologen beider Kirchen verfassten und in großen Auflagen buchstäblich »unter das Volk« gebrachten Traktate mit Ratschlägen zur erzieherischen Verhinderung der Selbstbefriedigung von Kindern und Jugendlichen, sondern auch die umfangreiche Literatur der aus der Aufklärung kommenden, sich überwiegend antiklerikal verstehenden Philosophen, deren Theorie und Praxis in Deutschland den Anfang der Erziehungswissenschaft und der wissenschaftlich begründeten Pädagogik markieren. Für sie war die Selbstbefriedigung keine Sünde mehr, sondern die »Krankheit Onania«. Die von ihnen vorgeschlagenen drastischen Methoden der Bekämpfung verstanden sie nicht als Bestrafung, obwohl sie alle Merkmale einer solchen aufwiesen und von den Kindern und Jugendlichen auch so erlebt wurden, sondern als

---

18 Winkler 2009, S. 320f.

Prävention und Behandlung einer schweren Krankheit. Die wurde als »Selbstschwächung« und »Selbstvergeudung«, als eine Gefahr für die Heranbildung der »Zöglinge« zu »brauchbaren und nützlichen Mitgliedern der bürgerlichen Gesellschaft« verstanden. Die »Sorge um das Kind« war zuletzt die Sorge um die Erreichung dieses Erziehungsziels, dem sich die philanthropischen Pädagogen mit patriotischem Eifer verschrieben hatten. Sie beriefen sich dabei auf Schriften von Medizinern, die sich selbst als Aufklärer verstanden[19], wie ja die seither entwickelte Sexualerziehung sich ganz überwiegend als »Aufklärung« des Sexuellen versteht. Meines Wissens gibt es keinen Bereich, der so symbiotisch mit diesem Epochenbegriff verbunden ist wie »sexuelle Aufklärung«.

Die Pädagogen der Aufklärung waren stark von Immanuel Kant, dem »Vollender der Aufklärung«, inspiriert, der in seinen pädagogischen Vorlesungen an der Universität Königsberg gegen Ende des 18. Jahrhunderts die »Selbst-Schwächung« zu einer der Hauptgefahren in der Entwicklung des männlichen Kindes zum bürgerlichen Jüngling und Mann »erkannt« hatte. Der Mensch dürfe seine Neigungen nicht zu Leidenschaften werden lassen. Er müsse lernen, nach dem Grundsatz »erdulde und gewöhne dich zu ertragen!« zu leben. In der »Pflicht gegen sich selbst« müsse dieser Grundsatz verwirklicht werden. Die Pflicht verlange, dass man nicht versuche, seine »Begierden und Neigungen zu befriedigen«. Nur in Mäßigkeit und Enthaltsamkeit könne der Mensch seine Würde erlangen, »die ihn vor allen Geschöpfen adelt, und seine Pflicht ist es, diese Würde der Menschheit in seiner eigenen Person nicht zu verleugnen«. Die Menschenwürde aber verleugnen wir nach Kant, »wenn wir uns dem Trunke ergeben, unnatürliche Sünden begehen, alle Arten von Unmäßigkeit ausleben, welches alles den Menschen weit unter die Tiere erniedrigt«. Nirgends ist Kant so rigide wie in seinen Lehren zur geschlechtlichen Erziehung des Jünglings. In seinem Denken bricht der »erwachende« Geschlechtstrieb wie eine Naturkatastrophe in das Leben des Jünglings ein.

---

19 1712 erschien das Buch »Onania« des britischen Arztes John Marten und um 1750 das gleichnamige Buch des Frankoschweizers Tissot.

Der Erzieher brauche diesem »Einbruch der Natur«, der sein ganzes mühsames Erziehungswerk bedrohe, nicht hilflos gegenüberzustehen. Kant empfiehlt ihm die ganze Palette der die Sexualität von Kindern und Jugendlichen unterdrückenden Pädagogik, die nach ihm noch fast zwei ganze Jahrhunderte lang die »sexuelle Erziehung« weitgehend bestimmen sollte. Den »Anreizen« zur Onanie könne der Jüngling »durch anhaltende Beschäftigung« entgehen und »dadurch, dass man dem Bette und Schlafe nicht mehr Zeit widmet, als nötig ist. Die Gedanken daran muss man sich durch jene Beschäftigungen aus dem Sinn schlagen, denn wenn der Gegenstand auch bloß in der Imagination bleibt, so nagt er doch an der Lebenskraft. Richtet man seine Neigung auf das andere Geschlecht, so findet man immer noch einigen Widerstand, richtet man sie aber auf sich selbst, so kann man sie jederzeit befriedigen. Der physische Effekt ist überaus schädlich, aber die Folgen in Absicht der Moralität sind noch weit übler. Man überschreitet hier die Grenzen der Natur, und die Neigung wütet ohne Aufenthalt fort, weil keine wirkliche Befriedigung stattfindet.«[20]

Zur Funktionalität des Onanie-Verbots in der Frühzeit der bürgerlichen Gesellschaft schreibt Krauß, dass die Onanie »mit ihrer unkontrollierbaren Grenzenlosigkeit und ihrem Phantasmazentrismus eine Gefährdung des aufkommenden Bürgertums darstellt, das den Gütertausch und die Rationalität des Wirtschaftshandelns vorantreiben will und nicht die Selbstverzehrung, die sich gar nicht erst auf den Markt begeben muss. Der bürgerliche Triebverzicht fordert die Sublimationen der Energien, die auf Sofortlösung drängen, damit sie in die Aufbauleistungen für Ökonomie und Kultur fließen können. Deshalb wird die Verfallenheit an den Trieb verdammt. [...] Sparsamkeit, Re-Investition der Gewinne und die Versagung des unmittelbaren Genusses der Arbeitsfrüchte stehen auf der frühen bürgerlichen Tagesordnung.«[21] Folgt man Max Webers Funktionsanalyse der »innerweltlichen Askese« als Fokus der »protestantischen Ethik«, die zur

20 Alle Kant-Zitate in: Kant 1886, S. 458 ff.

21 Krauß 2009, S. 189

Herausbildung der für die bürgerlich-kapitalistische Wirtschaftsordnung notwendigen »Tugenden« die psychischen Dispositionen schuf, und der These von Marx, wonach die kulturellen Formen und Institutionen des gesellschaftlichen Überbaus auch dann noch lange halten und wirken, wenn sie ökonomisch keine Bedeutung mehr haben oder gar disfunktional geworden sind, gewinnt man einen Erklärungsansatz für die schier unglaubliche historische Zähigkeit der pädagogischen und theologischen Diskriminierung der Selbstbefriedigung. Dass die »Freigabe«, die Entstigmatisierung der Onanie in den 1960er- und 1970er- Jahren eine das individuelle sexuelle Leben psychisch entlastende und in diesem Sinne befreiende Wirkung hatte, vor allem für Kinder und Jugendliche auf dem Weg zu einer nicht mehr lustfeindlichen sexuellen Identität, ist unbestritten. Darauf, dass damit heute auch Gefahren der erneuten Normierung, Verdinglichung und Entfremdung der Sexualität durch ihre kommerzielle Funktionalisierung für die Profit- und Regelungsinteressen der marktgesteuerten Gesellschaft verbunden sein können, macht Krauß in seinem Buch aufmerksam. Er weist aber auch auf Anzeichen hin, die befürchten lassen, dass es im Kontext der von SexualwissenschaftlerInnen seit einigen Jahren beobachteten sexualmoralischen konservativen Wende erneut zu einer Diskriminierung der Selbstbefriedigung kommen kann, von der in erster Linie wieder die heranwachsenden Mädchen und Jungen betroffen wären.

Das Onanie-Verbot hatte gesellschaftliche Ursachen, wie überhaupt alle Formen sexueller Unterdrückung zu allen Zeiten und in allen Kulturen, in welchem religiösen, pädagogischen oder politischen Gewand auch immer sie in Erscheinung traten. Sie setzt sich aber nicht nur ideologisch »hinter dem Rücken« als »falsches Bewusstsein« (Karl Marx) der Gesellschaftsmitglieder durch. Sie braucht zu ihrer handfesten Verwirklichung Akteure, die ihr Geschäft aus Überzeugung und mit Engagement betreiben.

»Kinder der Sünde« in kirchlichen Heimen

Dieses Kapitel kann nicht abgeschlossen werden, ohne auf eine vor allem in kirchlichen Erziehungsheimen der Kinder- und Jugendfürsorge der 1940er- bis 1970er-Jahre verbreitete Praxis sexualisierter Gewalt hingewiesen zu haben: die Diskriminierung von »unehelich« geborenen Kindern als »sexuell Gefährdete«, weil ihre Mütter gesellschaftlich mit dem Vorurteil von »sexueller Unzuverlässigkeit« oder, härter noch, »sexueller Verwahrlosung« stigmatisiert wurden. Diese Kinder wurden als »Frucht der Sünde«, als »Hurenkinder« von »sittlich verkommenen Frauen« gedemütigt und verstört. Besonders Mädchen wurden mit solchen Verunglimpfungen von Mönchen, Diakonen, Nonnen und Diakonissen belegt. Als »Kinder aus der Gosse« galten sie als quasi erblich »sittlich gefährdet«. Nach einer 1960 veröffentlichten empirischen Untersuchung lebten zu diesem Zeitpunkt circa 600 000 unehelich geborene Kinder unter fünfzehn Jahren in der Bundesrepublik. Dementsprechend lag ihr Anteil in den Säuglings- und Kleinkinderheimen zwischen 70 und 80 Prozent. Im gesamten Bereich der Heimerziehung war ein Drittel der untergebrachten Kinder unehelich geboren. Eines dieser ehemaligen Heimkinder, das seit der Geburt in verschiedenen, von Diakonissen geleiteten evangelischen Kinderheimen aufwuchs, erinnert sich in einem Gesprächsprotokoll aus dem Jahre 2007 an die Diskriminierung: »Mit 13 Jahren kam ich aus der Schule. Ich wollte gerne Köchin werden. Da hat die Schwester [Diakonisse, M.K.] gesagt: ›Dich nimmt doch keiner, du bist ja Bettnässer.‹ Dann kam eine Bäuerin mit ihrer behinderten Tochter und gab sie im Heim ab und hat die Heimleiterin gefragt, ob sie jemanden hat, sie brauche eine Hilfe. Da hat die Schwester ›Ja‹ gesagt und mich mit der Bäuerin mitgehen lassen. Ich musste morgens um halb fünf aufstehen und nachts um elf bin ich ins Bett gefallen und habe viel geweint. Ich war gerade 14 Jahre alt. Für mich war das Gefühl schlimm, ein Tausch für den Bauernhof zu sein. Bevor ich auf den Bauernhof kam, hat die Schwester gesagt, ich wäre im Straßengraben geboren. Meine Mutter wisse nichts von meinem Vater und ich würde genauso werden. Dann bin ich mit 16 Jahren auf dem Nachhauseweg von zwei Männern überfallen und von beiden vergewaltigt worden. Da habe ich gedacht, jetzt bin ich wie meine Mutter und die Schwester hat recht. Dann habe ich mit 21 Jahren geheiratet. Ich habe einen Sohn und zwei Töchter bekommen. Ich hatte die Hölle. Nach 17 Jahren habe ich mich getrennt und dann bin ich geschieden worden. Der Vater hat beide Töchter sexuell missbraucht. Heute bin ich körperlich und seelisch ein Wrack.«

Viele ehemalige Heimkinder berichten, dass sich ihr Schicksal bei ihren Kindern und Kindeskindern in den Grundzügen wiederholt – eine Erfahrung, die durch wissenschaftliche Untersuchungen bestätigt worden ist. Sie zeigen, dass nicht verarbeitete Traumatisierungen der Eltern ihre Kinder und Enkelkinder psychisch sehr belasten können.

Die Diskriminierung von unehelich geborenen Mädchen in der Heimerziehung der 1940er- bis 1970er-Jahre ist, wie die Diskriminierung und Verfolgung sich selbst befriedigender Kinder und Jugendlicher, eine Form der sexualisierten Gewalt, die im aktuellen Diskurs nicht thematisiert wird. Das liegt meines Erachtens an der Fixierung der Aufmerksamkeit auf sexuelle Handlungen, mit denen sich TäterInnen an Kindern und Jugendlichen »vergreifen«, wie es in der Berichterstattung oft heißt. Diese Formulierung rückt die sexuelle Gewalt in die Nähe eines mehr oder weniger zufälligen Versehens, so, als ob die TäterInnen es eigentlich gar nicht auf ihre Opfer abgesehen hätten.

Auch die Diskriminierung von Mädchen in der Pubertät als »sexuell Verwahrloste« war, wie bereits erwähnt, eine verbreitete Form sexueller Gewalt gegen Jugendliche. Viele Mädchen, die in geschlossenen Fürsorgeerziehungsheimen oder in anderen Einrichtungen der Jugendfürsorge leben mussten, wurden mit dieser »Diagnose« dort eingewiesen. Dazu reichte es schon, wenn ein Mädchen mit ihrer Kleidung, Haartracht, Schminke und mit Kontakten zu männlichen Jugendlichen außerhalb pädagogisch nicht beaufsichtigter Räume und nach dem Dunkelwerden die spießigen Anstands- und Sittlichkeitsvorstellungen von Eltern, Nachbarn, LehrerInnen, FürsorgerInnen provozierte beziehungsweise ihnen nicht entsprach. Wenn ein Mädchen dann noch ein Kind einer alleinerziehenden oder gar unehelichen Mutter war, bedeutete die allgegenwärtige Redewendung: »Wenn du nicht spurst, kommst du ins Heim«, eine reale Drohung und Gefahr.

Im Heim wurden diese »verwahrlosten Umhertreiberinnen« entsprechend empfangen und behandelt. Vor dem Petitionsausschuss des Deutschen Bundestages berichtete in der Anhörung ehemaliger Heimkinder eine Frau, dass sie in ihrer Lehre als Floristin von ihrem Chef sexuell bedrängt wurde. Als er versuchte, sie zu vergewaltigen, floh sie zu ihrer Großmutter, der einzigen aus ihrer Familie, zu der sie in dieser Zeit einen guten Kontakt hatte. Die Großmutter riet ihr, sich um Hilfe an das Jugendamt zu wenden. Dort aber wurde sie als »sexuell verwahrlost« eingestuft und in ein geschlossenes Fürsorgeerziehungsheim eingewiesen. Um den zu erwartenden Widerstand des Mädchens gegen seine Zwangseinweisung in ein Erziehungsheim zu verhindern, wurde sie von der Mitarbeiterin des Jugendamts über die »Unterbringung« nicht informiert und bewusst getäuscht. Ich zitiere aus der Petitionsschrift: »Nach einer guten Dreiviertelstunde Autofahrt sah ich schon von Weitem riesige Mauern mit Stacheldraht bestückt, worauf wir jetzt zufuhren. Die Fenster des Gebäudes waren vergittert und ich fragte mich, was ich hier wohl soll??? Ich starrte die Frau vom Jugendamt an und fragte sie, warum ich in ein Gefängnis gebracht werde. Die junge Frau, vielleicht 25 Jahre, erklärte mir, dies sei ein Erziehungsheim für junge Mädchen und ich müsste nur einige Wochen hier bleiben, bis man einen geeigneten Arbeitsplatz für mich habe. Wir bogen in das große Tor ein und hinter mir schlossen sich die Pforten. […]

Die junge Frau vom Jugendamt hatte sich schnell verabschiedet, und ich wurde nun von einer Schwester namens Gertrud in Schwesternkleidung mit Häubchen abgeholt.

Sie ging mit mir über den Hof, in dem sie mir erklärte, ich würde jetzt untersucht. Im Untersuchungszimmer angekommen, musste ich mich völlig nackt ausziehen, meine eigene Kleidung wurde mir weggenommen und eine umfassende Körperinspektion wurde an mir vorgenommen. Dazu zählte die genaueste Überprüfung von Kopf-

und Filzläusen. Anschließend bekam ich ein Nachthemd aus grauem Sackleinen, eine Baumwollunterhose und einen Arbeitskittel, der als Morgenrock diente. Strümpfe gehörten nicht dazu, lediglich dünne Filzpantoffeln, zusätzlich Zahncreme und Bürste. Anschließend wurde ich in ein Zimmer geführt, rechts und links an der Wand jeweils ein Eisenbett mit dünner Decke, Kissen und grauen Bezügen. An den weiß getünchten Wänden ein oder zwei nichtssagende Bilder, Nachttische aus Holz, und die Schwester holte noch einen Nachttopf herbei. Dann wurde die Tür verschlossen. Ich war allein auf der Iso-Station, wie ich dann später erfuhr, für insgesamt zehn Tage. Außer Mahlzeiten, hin und wieder etwas Literatur und einer nochmaligen ärztlichen Untersuchung, hatte ich keinen Kontakt zur Außenwelt. Die Fenster waren vergittert. […] Ich habe in diesem Heim viele Mädchen kommen und gehen gesehen, die sich ständig selbst verletzten und immer wieder verzweifelt versuchten, auszubrechen. Zu diesen Mädchen gehörte auch ich. Hier lernte ich homosexuelle Beziehungen kennen, von verzweifelten Menschen, die nach Zuneigung und Anerkennung schrien. Hier lernte ich, dass es besser ist, sich selber Schmerz zuzufügen, damit du den Schmerz, der von außen kam, nicht mehr spüren musstest. Die Post wurde kontrolliert und gelesen, Besuch war nur auf Antrag alle acht Wochen (von dafür ausgewählten Personen) erlaubt. Meine Geschwister wussten nicht, wo ich war. Für jeden, sei es auch noch so geringen Verstoß gab es die Klabause (Iso-Haft). Ich habe Mädchen gesehen, die für ein Stück Leberwurstbrot sexuellen Wünschen nachgaben […]. Hinter wem sich in Breitenau die Pforten geschlossen hatten, der hatte keine Menschenrechte mehr, keine Selbstwürde, vor allem keinerlei Freiheit. […]

Dieses Heim war mit einer sehr hohen Mauer umgeben, darauf viele Glasscherben und Stacheldraht, trotzdem haben immer wieder Mädchen versucht, von dort zu fliehen, zogen sich dabei die schwersten Verletzungen zu, aber immer noch besser, als dort eingesperrt zu bleiben. Für einen Fluchtversuch gab es wie immer Besinnungsstube und drei Monate längeren Heimaufenthalt, für gelungene Flucht sechs Monate Verlängerung. […]

Zu anderen Heiminsassen durfte man keine Freundschaft aufbauen, sonst war man gleich lesbisch und wurde sofort in eine andere Gruppe verlegt [...].«

Dieses staatliche Fürsorgeerziehungsheim für »schwer erziehbare und verwahrloste Mädchen« war in den Gebäuden eines mittelalterlichen Klosters untergebracht, das den Nazis bis 1945 als Frauen-KZ diente. Das wurde nach dem Ende der NS-Herrschaft mit zum Teil demselben Personal in ein Fürsorgeerziehungsheim umgewandelt. Aus KZ-Aufseherinnen waren nun Erzieherinnen geworden. Die Verhältnisse in diesem Erziehungsheim wurden 1969 durch einen Bericht der Journalistin Ulrike Meinhof im Hessischen Rundfunk aufgedeckt. Das Heim wurde 1973 geschlossen.

Es war üblich, die von Männern an jugendlichen Mädchen aus »problematischen Familienverhältnissen« verübte sexuelle Gewalt den Opfern anzulasten. »Du bist selbst schuld daran« – diesen zynischen Spruch bekamen viele Mädchen und junge Frauen zu hören, die von Männern – oft von Lehrherren und älteren Arbeitskollegen – sexuell verfolgt wurden oder sich haben »verführen« lassen, wie ein anderer gängiger Vorwurf lautete. Statt Anteilnahme, Schutz und Hilfe erfuhren sie moralische Verurteilung und Bestrafung, während die Täter sich in Sicherheit fühlen konnten, weil sie wussten, dass Polizisten, Staatsanwälte und Richter ihnen, wenn es zu einer der seltenen Strafanzeigen kam, mehr glaubten als »diesen Mädchen« aus »asozialen Familien«. Dieser Umgang von Jugendämtern und Strafverfolgungsbehörden mit den jugendlichen Opfern männlicher sexueller Gewalt war die Fortsetzung dieser Gewalt, oft mit der Folge lebenslanger Traumatisierung.

Die Berichte ehemaliger Heimkinder zeigen, was sexualisierte Gewalt ist. Diese Kinder und Jugendlichen waren mit allen ihren Lebensäußerungen einem umfassenden, als »Erziehung« deklarierten Gewaltverhältnis unterworfen, in dem auch ihre sexuelle Integrität missachtet und verletzt wurde. Die gynäkologischen Untersuchungen, die alle Mädchen vor und nach der Heimeinweisung und nach jeder misslungenen Flucht über sich ergehen lassen mussten, hatten die Bedeutung sexueller Demütigung. Damit wurde ihnen gezeigt, was sie in den Augen der Jugendfürsorge waren: Huren und Flittchen oder – wie es im Amtsdeutsch hieß – »Personen mit häufig wechselndem Geschlechtsverkehr«, abgekürzt »HWG«.

Auch für die männlichen Jugendlichen waren »Leibesvisitation« und Untersuchung auf Geschlechtskrankheiten bei der Aufnahme in ein Fürsorgeerziehungsheim obligatorisch und demütigend. Bei den Mädchen war diese Verletzung der Schamgrenze »auf dem Stuhl« ein massiver Gewaltakt, der von ihnen nicht nur als sexualisierte Gewalt empfunden wurde, sondern es in der Haltung und den Methoden, mit denen die »Untersuchungen« durchgeführt wurden, tatsächlich auch war. Im Beisein einer Erzieherin, meistens waren es Diakonissen oder katholische Ordensschwestern, wurden die Mädchen von einem in der Regel gynäkologisch nicht qualifizierten billigen Honorararzt untersucht. Oft handelte es sich um einen nicht mehr praktizierenden älteren Arzt aus der Nachbarschaft des Heims.

Alles, was zum Intimbereich der Mädchen gehörte, konnte Anlass für diskriminierende sexualisierte Gewalt durch erziehende Erwachsene sein. Frauen, die als Jugendliche in Heimen leben mussten, erinnern sich an das beschämende Geschehen um die Menstruation. Was Schmuhl und Winkler über die Praxis im Vollmarsteiner Johanna-Helene-Heim berichten, ist exemplarisch für den Umgang mit weiblichen Jugendlichen in der Heimerziehung: »Setzte bei einem Mädchen die Regel ein, hieß es nur: ›Das kriegst du jetzt alle vier Wochen, damit musst du dich abfinden.‹ Bekam ein Mädchen seine Periode, musste es sich von den Schwestern Binden geben lassen (›War ja alles abgeschlossen.‹) – ›Und das war's.‹ Eine besonders entwürdigende Begebenheit schildert Marianne B.; als sie zur Zeit ihrer Regelblutung einmal aus dem Schulunterricht kam, merkte sie, dass der Zellstoff, den man ihr als Einlage gegeben hatte, durchlässig wurde. Ihre Bitte, in das Badezimmer in der oberen Etage gehen zu dürfen, um ihre Binde zu wechseln, wurde abgeschlagen, sie sollte erst essen. Allerdings durfte sie sich nicht setzen. Schwester Elise habe gesagt: ›Nein, so ein

Schwein wie du setzt sich nicht da hin, du musst stehen bleiben.‹ Die Schwester habe eine Lade aus dem Schrank gezogen und Marianne musste im Stehen essen. Hastig löffelte sie ihr Essen – Kartoffelsuppe – aus, um bloß wegzukommen. Ihre Pein erreichte den Höhepunkt, als eine andere Schwester die Spuren von Mariannes Regelblutung auf dem Boden entdeckte und ein Kind anwies, diese wegzuwischen. [...] Marianne hatte panische Angst, entdeckt zu werden, denn ›die Spur führte zu mir‹. In dieser Situation habe ihr Schwester Elise mit der Bemerkung ›Wenn du willst, kannst du ja essen‹, noch eine Kelle Kartoffelsuppe auf den Teller gefüllt. Dies, so Frau B., sei ›eine der schlimmsten Demütigungen überhaupt‹ gewesen.«

Schwangere Mädchen und uneheliche jugendliche Mütter (bis zu ihrem 21. Geburtstag konnten die jungen Frauen im Fürsorgeerziehungsheim festgehalten werden) hatten in den Heimen besonders unter sexualisierter Gewalt durch Erzieherinnen zu leiden. In der Anhörung ehemaliger Heimkinder durch den Petitionsausschuss des Deutschen Bundestages berichtete eine Frau über ihre Erfahrungen als Schwangere und junge Mutter in einem von Vinzentinerinnen (Barmherzige Schwestern vom Orden des Heiligen Vinzenz von Paul) geleiteten Erziehungsheim: »Kurz nach meinem sechzehnten Geburtstag verliebte ich mich in einen vierundzwanzigjährigen kanadischen Soldaten. Ich war sexuell unerfahren. Ende November 1959 bemerkte ich, dass ich schwanger war. Als mein Vater davon erfuhr, schlug er wie von Sinnen auf mich ein und benachrichtigte das Jugendamt. Noch am gleichen Tag wurde ich in ein Haus für obdachlose Frauen und Mädchen nach Iserlohn gebracht. Heiraten durfte ich nicht. Am 1. März 1960 wurde ich von einem Polizeibeamten und einer Fürsorgerin in ein evangelisches Entbindungsheim nach Soest gebracht. Von da aus dann Anfang April 1960 ins katholische Vinzenz-Heim in Dortmund. [...]

Alle paar Wochen kam ein alter Frauenarzt. Er untersuchte uns im Beisein der Schwester. Als ich im achten Monat war, wurde ich ins Krankenhaus zur Untersuchung gebracht. Es war eine Steißlage. Von da an drängte mich die Schwester immer mehr, zur Beichte zu gehen.

Ich hatte mich vorher schon geweigert. Deshalb kam ich für einen Tag in die Klabause. Es war eine kleine Zelle mit einer Holzpritsche. Für die Notdurft ein Blecheimer.

Eines Samstagmorgens bekam ich einen Zettel und Bleistift, und ich wurde im Schlafsaal eingesperrt. Dort sollte ich meine Sünden aufschreiben. Des Nachmittags dann in Reih und Glied in die Kapelle zum Beichten. Als ich an der Reihe war, kniete ich nieder und las vor: ›Ich habe Unschamhaftes getan.‹ Der Priester fragte, in welcher Stellung. Da ich nicht wusste, was das war, fragte ich: ›Was ist das?‹ Mit den schmutzigsten Ausdrücken erklärte er mir dann, was eine Stellung ist. [...] Als es mir zu viel wurde, lief ich weinend aus dem Beichtstuhl auf den Flur. Schwester Alexa kam hinter mir her. Sie legte den Arm um meine Schulter und sagte. ›Wenn dir bei der Geburt was passiert, kannst du ohne Sünden vor den Herrn treten.‹ Ich konnte ihr doch nicht sagen, was passiert ist, sie hätte mir doch nicht geglaubt. In einem Lied heißt es: ›Pater Fürbas kommt viermal im Jahr und ist dann für die Beichte da. Der Pfaffe ist ein geiler Bock und schaut den Mädchen untern Rock.‹

Am 2. August waren wir des Morgens in der Kapelle. Während der Wandlung war Knien Pflicht. Ich hatte plötzlich einen starken Schmerz im Unterleib und setzte mich hin. Sofort hatte ich Schwester Vincentines spitzen Finger im Rücken und sie sagte: ›Hinknien!‹ Etwa zehn Minuten später war der Schmerz wieder da. Ich stand auf und ging aus der Kapelle. Schwester Vincentine kam hinter mir her und beschimpfte mich. Sie sagte, ich solle auf dem Flur hin und her gehen und ging wieder. Nach einiger Zeit kam der Schmerz wieder. Mir lief Flüssigkeit die Beine runter, und der Fußboden war nass. Ich hielt vor Schmerzen meinen Bauch und suchte eine Toilette. Aber alle Türen waren verschlossen. Etwas später kamen alle aus der Kapelle raus. Ein Mädchen musste mir einen Eimer Wasser, Aufnehmer und Schrubber holen, und ich musste alles sauber machen. Etwa um 11 Uhr wurde ich ins Krankenhaus gebracht. Die letzten Minuten vor der Geburt war ich bewusstlos. Sie haben mir das Kind an den Beinen aus dem Körper gerissen. Um 13.05 Uhr wurde meine Tochter geboren.

Ich nannte sie M., nach meiner verstorbenen Mutter. Im Krankenhaus konnte ich stillen. Nach zehn Tagen wurde ich vom Heim wieder abgeholt. Noch am gleichen Tag wurden mir mit zusammengerollten Windeln die Brüste hochgebunden, und ich musste im Bügelsaal arbeiten. Des Sonntags durfte ich meine Tochter für eine Stunde sehen. In dem vorhin zitierten Text heißt es dazu: ›Und hat 'ne Frau ein Kind bekommen, dann wird es ihr gleich weggenommen, die Kinder werden isoliert, dreimal zum Wickeln vorgeführt.‹

Bald wurde ich in eine andere Gruppe verlegt. Ich war in sechs verschiedenen Gruppen. Meine Arbeitseinsätze waren im Bügelsaal, in der Nähstube, im Keller Kartoffeln schälen. Täglich der gleiche Trott. In Zweierreihen zur Kapelle, zur Arbeit, einmal wöchentlich Hofgang, wo uns hohe Mauern daran hindern sollten auszureißen.

Des Samstags Baden, zehn Minuten. Hygiene war Mangelware. Intimpflege war nicht möglich. Dementsprechend rochen wir auch. Wenn wir unsere Regel hatten, bekamen wir dreimal täglich gestrickte Baumwollbinden, wo noch Spuren von den Blutungen der Vorbenutzerin dran waren. Wenn ich meine Hände und Arme wegen ständigem Juckreiz blutig gekratzt hatte, bekam ich Teersalbe und in Streifen gerissene alte Bettlaken.

Wir mussten täglich bis zu zehn Stunden arbeiten. Samstags bis mittags. Es gab ein Notensystem. Arbeits-, Fleiß-, Höflichkeits- und Sauberkeitsnoten. Für jede Note fünf Pfennig pro Tag. Bei den geringsten Verfehlungen wurde das gestrichen. Jede Nonne hatte ständig ein Notizbuch bei sich. Da wurde jede Verfehlung notiert. Oft wurden mir die Besuche bei meiner Tochter gestrichen, weil ich Widerworte gegeben hatte oder das Rauchverbot missachtete. […]

Wahrscheinlich haben wir auch Medikamente bekommen. Wenn der Kaffee des Morgens komisch schmeckte und schaumig war, sagten wir: ›Jetzt haben wir wieder Hängolin bekommen‹ [damit ist ein das sexuelle Begehren dämpfendes Medikament gemeint, M.K.]. Nach einigen Monaten hatten viele Mädchen zehn bis zwanzig Kilogramm zugenommen. Zu Trinken gab es nur zu den Mahlzeiten. Auch im Sommer bei der Hitze im Bügelsaal. […]

Wenn ich meine Tochter besuchte, stand sie und auch die anderen Kinder schaukelnd und mit dem Kopf wackelnd im Bett. Sie waren mit Windeln an den Gitterbetten angebunden. Spielsachen waren kaum vorhanden.«

In den Berichten ehemaliger Heimkinder finden sich immer wieder Hinweise, dass Mädchen aus Verzweiflung über die ihnen in den Heimen zugefügte Gewalt versuchten, sich zu töten: »Mehrmals haben Mädchen versucht, sich das Leben zu nehmen oder versucht auszureißen. Danach haben wir sie nicht wiedergesehen.« Der Stellvertretende Leiter des Referats Heimerziehung im Berliner Jugendamt, dem die Heimaufsicht oblag, berichtet in seinen Erinnerungen: »Ein furchtbares Kapitel waren die zwangsweisen Untersuchungen der entwichenen Mädchen auf Geschlechtskrankheiten; im Hauptpflegeheim stürzten sich verzweifelte Mädchen aus dem Fenster.«[22]

Auch Jungen wurden in Heimen der Jugendfürsorge durch sexualisierte Gewalt gedemütigt. Ein Ehemaliger berichtet über seine Erfahrungen in einem evangelischen Erziehungsheim: »Jede Woche rief er [ein Diakon als Erzieher, M.K.] uns zum ›Griechisch-Römischen-Ringen‹, immer gegen 19 Uhr, nachdem im Fernsehen das ›Intermezzo‹ gelaufen war. Dabei mussten wir uns, nur mit der Unterhose bekleidet, in die Schuhputzkammer stellen. Das war ein kleiner Raum, an dessen Wänden sich Regale mit Schuhen befanden. Alle 30 Jungen mussten sich an den Wänden aufstellen, und dann mussten zwei von uns vollkommen nackt in die Mitte treten und miteinander ringen. Der Erzieher stand wie ein General in der Tür und hetzte uns wie Kampfhunde aufeinander. Es war perfide und pervers: Wir wussten überhaupt nicht, warum wir ausgesucht wurden. Angeblich war es, weil die beiden ausgewählten Jungen sich zuvor gestritten hatten, und auf diese Weise sollte der Streit dann beigelegt werden. In Wirklichkeit folgte die Auswahl jedoch keinem System. Es konnte jeden erwischen. Die ganze Woche über saß uns die Angst im Nacken, wen würde es das nächste Mal treffen? [...]

---

22 Widemann, Peter, zitiert nach Kappeler 2008/6, S. 373

Auch beim Duschen belästigte er uns. Er gab vor, sich Sorgen um unsere Hygiene zu machen, dabei interessierte er sich kein bisschen für unsere Ohren oder Fingernägel. Nur unseren Analbereich kontrollierte er akribisch, indem er mit dem Finger darüber strich. Und unsere Vorhäute zog er zurück – selbst bei Jungen, die eine Vorhautverengung hatten und dadurch starke Schmerzen litten. Er selbst war dabei bekleidet, er trug sein grau-weiß gestreiftes Sakko, das war seine Dienstkleidung und gleichzeitig ein Machtsymbol. Ich schämte mich fürchterlich, wenn ich an der Reihe war; es geschah ja vor den Augen aller. Aber niemand lachte. Wir hatten nichts zu lachen.«[23]

Heime für Kinder und Jugendliche mit Behinderungen

Kinder und Jugendliche mit körperlichen und/oder geistigen Behinderungen waren sexualisierter und sexueller Gewalt durch sie »betreuende« Erwachsene besonders schutzlos und darum auch in besonderem Maße ausgesetzt. Das ist seit vielen Jahren bekannt und belegt. Die Sexualität von behinderten Menschen wird in unserer Gesellschaft generell als ein großes Problem betrachtet und nicht als eine mögliche Quelle von Freude und Lust für Menschen, deren Chancen auf ein erfülltes Leben, weit über ihre realen körperlichen oder geistigen Beeinträchtigungen hinaus, sehr eingeschränkt sind. Kaum eine andere Gruppe wird in unserer Gesellschaft so sehr ausgegrenzt wie Menschen mit Behinderungen. Das hängt nicht nur mit den großen materiellen und immateriellen Integrationsleistungen zusammen, die auf allen gesellschaftlichen Ebenen erbracht werden müssten, um die Lebensbedingungen und Chancen von Menschen mit Behinderungen zu verbessern, sondern mit einer in der Politik eher verdeckten, im sogenannten Volksmund dagegen noch immer offen ausgesprochenen Klassifizierung der Existenz mit einer Behinderung als »minderwertiges Leben«. Diese abschätzige Beurteilung hat eine

23 Dieser Bericht wurde in faz.net vom 21.4.2010 veröffentlicht.

lange Geschichte, nicht nur in Deutschland, hier aber durch die sozialrassistische eugenische Praxis des nationalsozialistischen Staates bis hin zu den sogenannten Krankenmorden in besonderer Weise. Als die NS-Regierung nur wenige Monate nach ihrer Bestätigung durch die Reichstagswahlen, im Sommer 1933, das Gesetz »zur Verhütung erbkranken Nachwuchses« verabschiedete, gab es keinen Widerstand in der Bevölkerung, der zu diesem frühen Zeitpunkt nach übereinstimmender Auffassung von Historikern durchaus noch möglich war. Im Gegenteil: Von Wohlfahrtsverbänden, der Ärzteschaft, von zu diesem Zeitpunkt noch nicht verbotenen Parteien und Kirchen wurde dieses Gesetz begrüßt und seine konsequente Umsetzung gefordert. Hitler, der seine Erfolge nicht zuletzt mit seiner rassenhygienischen und erbbiologischen Propaganda erzielen konnte, hatte mit diesem Gesetz ganz bewusst am Anfang seiner Herrschaft einen Test auf ihre Akzeptanz durch die Mehrheit der Deutschen gewagt und ihn bestanden. Von da an gab es für seine rassistische und sozialrassistische Bevölkerungspolitik, die vom Gesundheitswesen, der sozialen Arbeit und dem Erziehungswesen weitestgehend loyal in die Praxis umgesetzt wurde, kein Halten mehr.

Die Auffassung, dass ein Leben mit körperlichen oder geistigen Behinderungen für den »Behinderten« selbst und die Gesellschaft ein »unwertes Leben« sei, war schon um die Jahrhundertwende dominant.[24] 1932 hatte der Reichsgesundheitsrat alle Vorbereitungen für eine eugenische Gesetzgebung getroffen, und im größten deutschen Bundesstaat Preußen lag ein fertiger Gesetzesentwurf in der Schublade, als die Nationalsozialisten an die Macht kamen. Sie brauchten, was vorbereitet war, nur zu bündeln und zu verschärfen – erfunden hatten sie weder die Rede vom »unwerten Leben« noch die von den »Ballastexistenzen«. Mit dem Argument, dass es sich bei diesem Gesetz nicht um ein spezifisch nationalsozialistisch begründetes gehandelt habe, wurde seine vorbehaltlose Aufhebung und damit die umfassende Rehabilitierung seiner Opfer (mindestens eine halbe Million

24 Vgl. Kappeler 2000

Menschen wurden zwangssterilisiert) durch den Deutschen Bundestag bis in die 1990er-Jahre verweigert.[25]

Das sogenannte Erbgesundheitsgesetz von 1933 hatte zum Ziel, vor allem durch die Zwangssterilisation zu verhindern, dass Menschen mit »erblichen Behinderungen« sich »fortpflanzen« konnten. Die Pädagogik übernahm in diesem »Kampf um die Rassereinheit und Erbgesundheit des Deutschen Volkes« die Aufgabe, das sexuelle Begehren von Kindern und Jugendlichen mit Behinderungen unter allen Umständen und in allen seinen möglichen Ausdrucksformen zu bekämpfen. Dazu gehörte im pädagogischen Alltag eine radikale Trennung der Geschlechter. Die war zwar in den allermeisten Erziehungseinrichtungen üblich, mit Ausnahme der reformpädagogisch orientierten, wurde aber nirgends so gewaltmäßig durchgesetzt wie in den sogenannten Behinderteneinrichtungen. Mit der Angst vor der »Fortpflanzung der Minderwertigen« wurde eine umfassende Diskriminierung, ja sogar Negierung (»Behinderte haben keine Sexualität«) der Kinder und Jugendlichen betrieben.

Diese Sichtweisen blieben in beiden deutschen Staaten nach dem Ende des NS-Regimes weitgehend ungebrochen wirksam. Das erklärt, warum Kinder und Jugendliche mit Behinderungen in Einrichtungen der Behindertenhilfe bis in die 1970er- und 1980er-Jahre und vereinzelt auch heute noch in besonderem Maße sexuell diskriminiert und Opfer sexueller Gewalt werden. Die Fallstudie von Hans-Walter Schmuhl und Ulrike Winkler ist dafür der jüngste Beleg. Dass die mit der Anwendung von psychischer und physischer Gewalt durchgesetzte Geschlechtertrennung in Behinderteneinrichtungen aus der Angst vor der »Fortpflanzung der Behinderten« resultiert, wird an ihrer Studie ganz deutlich. Die Trennung von Mädchen und Jungen in pädagogischen Einrichtungen war zwar schon immer ein Mittel einer negativ verstandenen Sexualpädagogik, in der »Betreuung« von Kindern und Jugendlichen mit Behinderungen wurde sie aber zur Basis für eine umfassende, durch das »Fortpflanzungsverbot« extrem zugespitzte Be-

---

25 Vgl. Kappler 2008/2, S. 109 ff.

kämpfung der Sexualität überhaupt. Schmuhl und Winkler berichten in ihrer Studie, dass in dem von ihnen untersuchten Heim »eine strenge Geschlechtertrennung« praktiziert wurde: »Die Schlafräume der Jungen und der Mädchen befanden sich auf verschiedenen Fluren. Jungen war es untersagt, die ›Mädchenstation‹, Mädchen die ›Jungenstation‹ zu betreten. Auch hatten Jungen und Mädchen getrennte Speisesäle. Zwar stand die Schiebetür zwischen den beiden Speisesälen zumeist offen, es war den Kindern jedoch streng verboten, diesen Durchgang zu benutzen: ›Wehe, wenn man in den Mädchen-Speisesaal ging oder umgekehrt!‹ [...] Klaus D. erzählt, dass er einmal in den Ferien zusammen mit einem Mädchen, das auch im Heim geblieben war, mit Puppen ›Vater-Mutter-Kind‹ gespielt habe – als Schwester Jenny dies bemerkte, habe sie die Kinder jedoch umgehend getrennt und ihnen den Umgang miteinander verboten. Auch auf dem Hof gab es getrennte Bereiche für Jungen und Mädchen. Laut Klaus D. hatten sich die Mädchen am Zaun zum Friedhof aufzuhalten, die Jungen auf der anderen Seite [...]. Die mit der Pubertät einhergehende Entdeckung des anderen Geschlechts unter den Bedingungen strikter Geschlechtertrennung führte dazu, dass selbst ein flüchtiger Kontakt zwischen einem Jungen und einem Mädchen einen Sturm der Emotionen hervorrufen konnte.«[26] Engere Beziehungen zwischen einzelnen Kindern, so die ForscherInnen, versuchten Diakonissen und LehrerInnen bewusst zu unterbinden, »um homosexuelle oder gar heterosexuelle Kontakte auszuschließen«.

Zweierlei Maß

Obwohl ehemalige Heimkinder schon in ihrer Petition auf sexualisierte und massive sexuelle Gewalt in Heimen der Jugendfürsorge hingewiesen hatten, hat der vom Parlament eingerichtete Runde Tisch »Heimerziehung« sich in seiner seit Februar 2009 laufenden Aufarbeitung nicht annähernd so gründlich damit befasst, wie es jetzt hin-

---

26 Schmuhl/Winkler 2010, S. 142 ff.

sichtlich der Internatsschulen in verschiedenen Gremien geschieht. Ein Drittel der circa fünfhundert Frauen und Männer, die sich bei der Anlaufstelle des Runden Tisches »Heimerziehung« gemeldet haben, berichtete über erlittene sexuelle Gewalt, die ihnen von Angehörigen des Heimpersonals, aber auch von anderen Jugendlichen im Heim angetan wurde. In keiner der Sitzungen des Gremiums und in keiner der von ihm an WissenschaftlerInnen in Auftrag gegebenen Expertisen wird auf sexuelle und sexualisierte Gewalt explizit eingegangen. In dem im Januar 2010, wenige Tage vor der Aufdeckung der sexuellen Gewalt im Berliner Canisius-Kolleg, veröffentlichten »Zwischenbericht« des Gremiums wird dieser Punkt des Leidens ehemaliger Heimkinder in zwei kurzen Passagen lediglich erwähnt. Das Geschehen wird nicht aufgeklärt, aber zumindest als zur Wirklichkeit der Heimerziehung gehörend anerkannt: »In den allermeisten Berichten wird von einer Atmosphäre geprägt von Angst und Demütigung gesprochen. Dabei drehen sich die Erlebnisse meistens um körperliche Misshandlungen (›Schläge gab's zu jeder Tages- und Nachtzeit‹), um Demütigungen und um sexuelle Gewalt.

Berichtet werden sexuelle Übergriffe und sexuelle Gewalt unterschiedlichster Formen und unterschiedlicher Dauer bis hin zu schwerer und sich jahrelang wiederholender Vergewaltigung. Als Täter (überwiegend Männer) werden vor allem Erzieher, Heimleiter und Geistliche, aber auch heimexterne Personen wie Ärzte, Landwirte oder Personen in Privat-Haushalten, an die die Jugendlichen als Arbeitskräfte ›ausgeliehen‹ wurden, genannt.

›Ich wurde vier Jahre lang von einem Pfarrer sexuell missbraucht und 1967 von einem falschen Arzt, den die Heimleitung nicht auf seine Echtheit hin prüfte, vergewaltigt. Mich hat man nie danach untersucht oder gar unterstützt.‹ […]

Neben körperlicher und teilweise sexueller Gewalt durch die Erzieherinnen und Erzieher gehörten in einigen Heimen Gewalt und sexuelle Übergriffe unter den ›Zöglingen‹ zur Alltagspraxis.«[27]

---

27 Runder Tisch Heimerziehung 2010, S. 12 und S. 20

In meiner Kritik an diesem Zwischenbericht habe ich auf die unterschiedlichen Reaktionen der Öffentlichkeit auf sexuelle Gewalt in den Internatsschulen und in Heimen der Jugendfürsorge hingewiesen: »Seit vielen Jahren berichten ehemalige Heimkinder von ihnen angetaner sexueller Gewalt durch Erzieher und Erzieherinnen, vor allem durch Ordensbrüder und Ordensschwestern in kirchlichen Einrichtungen. Bis heute haben diese Berichte von Menschen, die keine Lobby hatten, die nicht aus ›guten bürgerlichen Familien‹ kamen, sondern abgeschoben ›am Rande der Gesellschaft‹ in sie gettoisierenden Jugendhilfeeinrichtungen leben mussten, weder die Träger der Heime noch die Öffentlichkeit nachhaltig erschüttert. Den Aufschrei in der Republik gibt es erst jetzt, nachdem in den Medien geradezu fassungslos immer wieder die Frage gestellt wird: ›Wie konnte so etwas an einem Elite-Gymnasium geschehen?‹ Deutlich wird hier in der bundesrepublikanischen Öffentlichkeit mit zweierlei Maß gemessen.«[28]

Während die in Internatsschulen verübte sexuelle Gewalt die Bundesregierung umgehend veranlasste, öffentlich Stellung zu nehmen, und ein hochkarätig besetzter Runder Tisch eingerichtet wurde, an dem sofort über Entschädigungszahlungen an die Opfer und über eine Verlängerung der Verjährungsfristen diskutiert wurde, wurden die von ehemaligen Heimkindern schon seit Jahren erhobenen gleichlautenden Forderungen von Vertretern der Bundesregierung und der Länderregierungen in einer Pressekonferenz zum Zwischenbericht des Runden Tisches »Heimerziehung« am 20. Januar 2010 in Berlin als nicht realisierbar zurückgewiesen. Ganz anders fiel die Reaktion nach den ersten Enthüllungen in den Internatsschulen aus. »Angesichts der jetzt bekannt gewordenen schrecklichen Ereignisse müssen wir dringend handeln«, sagte die Bundesfamilienministerin Kristina Schröder laut einer ddp-Meldung am 8. März 2010. Es dauerte nur wenige Wochen, bis die Bundesregierung die ehemalige Jugend- und Familienministerin Christine Bergmann als »unabhängige Beauftragte der Bundesregierung zur Aufarbeitung von sexuellen Missbrauchs-

---

28 Vgl. Kappeler 2010, S. 203

fällen« einsetzte. In Briefen an die Bundesjustizministerin und die »Missbrauchsbeauftragte« kritisierten ehemalige Heimkinder diese ungleiche Behandlung. »Seit die Geschichte der Schüler aus den Elite-Schulen publik ist, kann ich mich nicht des Eindrucks erwehren, hier wird mit zweierlei Maß gemessen. Nach zwei Monaten seit der ›Entdeckung‹ in den Elite-Schulen wird schon von einem ›Runden Tisch‹ gesprochen, und Entschädigungen für diese Schüler werden lautstark in Erwägung gezogen. In den Medien wird darüber berichtet. Für uns ehemalige Heimkinder ist das ein ›Schlag ins Gesicht‹. Wir haben mit großer Anstrengung und ungeheurem Enthusiasmus eine Petition beim Deutschen Bundestag eingereicht. Zweieinhalb Jahre haben die Anhörungen gedauert, bis die Politiker einstimmig für eine Aufarbeitung der damaligen Erziehungsheime stimmten.

Die ehemaligen Heimkinder waren hinter dicken Mauern und vergitterten Fenstern von der Gesellschaft oft für Jahre getrennt. Hinter diesen Mauern konnte man mit den sogenannten ›Abtrünnigen‹ oder, wie wir Frauen auch genannt wurden, ›Ihr seid Sünderinnen und für die Gesellschaft nicht tragbar‹, verfahren, wie es den Erziehern oder Erzieherinnen (oft waren es Nonnen oder Diakone) nach Laune und der jeweiligen Stimmung gefiel.«[29]

»Es erfüllt uns mit Befremden und Erbitterung, wenn wir sehen, wie rasch die Bundesregierung für die ›Elite-Opfer‹ einen Runden Tisch einsetzt, wie hochkarätig und großzügig dieser Runde Tisch besetzt werden soll (allein drei Bundesministerinnen) und dass schon jetzt über eine Verlängerung von Verjährungsfristen und über Entschädigung gesprochen wird – Dinge, die für uns hoch in den Sternen stehen.«[30]

Die in Heimen der Jugendfürsorge und der Behindertenhilfe ausgeübte sexuelle beziehungsweise sexualisierte Gewalt war, wie gesagt,

29 Regina Eppert, ehemalige Vorsitzende des Vereins ehemaliger Heimkinder am 22.2.2010 in einem Brief an die Bundesjustizministerin

30 Dr. Hans-Siegfried Wiegand, ehemaliger Vorsitzender des Vereins ehemaliger Heimkinder, am 25.3.2010 in einem Brief an die »Missbrauchsbeauftragte« der Bundesregierung

Teil eines umfassenden Gewaltsystems einer Totalen Institution, in der Erziehung und Pflege durch und durch einen gewaltmäßigen Charakter hatten. Die Macht der Erwachsenen, diese autoritäre Binnenstruktur des Heimes, ihre Disziplin und Ordnung gegen die Kinder und Jugendlichen durchzusetzen, war praktisch unbegrenzt. In diesem System konnten sich kaum Beziehungen entwickeln, die auf wirklichem Vertrauen der Kinder beziehungsweise Jugendlichen zu den sie erziehenden Erwachsenen beruhen. Deren »sexuelle Annäherungen« an die ihnen Ausgelieferten benötigten die täuschende Vertrauensbeziehung für ihr Gewalthandeln nicht. Daher die erschreckende Direktheit und Brutalität, mit der die Täter und Täterinnen in diesen Heimen handeln – und handeln konnten. Kinder und Jugendliche in solchen »Einrichtungen« haben überhaupt keine Möglichkeit, sich Außenstehenden mitzuteilen. Schon gar nicht konnten sie sich bei einer Instanz oder Person, die ihnen »Glauben schenken« würde, beschweren. Diese Tatsache gestattete es den Tätern, auf taktische Zärtlichkeit und Pseudozustimmung beziehungsweise -einwilligung ihrer Opfer zu verzichten, sofern es sich um aktive und offene sexuelle Gewaltanwendung handelte.

Die allgegenwärtige sexualisierte Gewalt, von der nicht ausgesuchte einzelne Kinder beziehungsweise Jugendliche betroffen waren, sondern alle, steckte, wie wir an den zitierten Beispielen gesehen haben, in den als »Erziehung« legitimierten Methoden der Unterdrückung.

Ganz andere Bedingungen und Formen sexueller und sexualisierter Gewalt gegen Kinder und Jugendliche finden wir in Internatsschulen, besonders wenn sie, wie die Odenwaldschule, reformpädagogisch orientiert sind. In ihnen sind die Erziehenden gehalten, einen »pädagogischen Bezug« zwischen sich und den SchülerInnen herzustellen, der auf gegenseitigem Vertrauen beruhen soll. Die PädagogInnen sollen den Kindern und Jugendlichen mit Achtung und Anerkennung begegnen und ihr Selbstvertrauen in ihre Fähigkeiten fördern. Solches »Begegnen« ist nur in einer nicht autoritären, demokratischen Atmosphäre möglich. Gewaltmäßige Erziehungsmethoden vertragen sich mit einem solchen Selbstverständnis und Selbstbild nicht. Die Eltern oder andere Erziehungsberechtigte, die ihre Kinder einer solchen Internatsschule anvertrauen und dafür viel Geld bezahlen, und wahrscheinlich auch die meisten dort lebenden Kinder und Jugendlichen erwarten diesen Erziehungsstil und vertrauen dem von der Institution propagierten Selbstbild.

Sexualisierte Gewalt trägt in diesem System den Mantel der Wertschätzung, Freundschaft und Partnerschaftlichkeit. Sexuelle Bedürfnisse, Sexualität überhaupt, wurden scheinbar nicht diskriminiert, sondern anerkannt und positiv besetzt. Zum Beispiel in der Ästhetisierung des vorpubertären »makellosen ephebischen« androgynen Knaben- beziehungsweise Mädchenkörpers und in der offenen Bewunderung der ersten »sprossenden« oder »keimenden« Anzeichen der einsetzenden sexuellen Reifung. Durch diese »Spiegelungen« wurde der jugendliche Narzissmus, die Selbst-Verliebtheit, gezielt angestachelt. Das morgendliche »Gemeinschaftsduschen« Erwachsener mit Kindern und Jugendlichen wurde als kameradschaftliches Anti-Prüderie-Programm gerechtfertigt, wie überhaupt viele Formen sexualisierter Gewalt sich in Handlungen verbergen, mit denen die PädagogInnen den Kindern und Jugendlichen demonstrieren, dass sie keine »Spießer«, keine »Spießbürger« sind, wohl wissend, dass die Bezeichnung als »Spießer« eine der schlimmsten ausgrenzenden Abwertungen ist, die einem Jugendlichen von Jugendlichen angetan werden kann. Kein Mädchen, kein Junge will in der jugendkulturellen Szene, zu der sie oder er gehören möchte, als Spießer beziehungsweise Spießerin gelten, und keine Peergroup will so jemanden als Mitglied dulden. Wenn dieses Anti-Spießertum, auf entsprechenden entwicklungspsychologischen und -soziologischen Bereitschaften von älteren Kindern und Jugendlichen aufbauend, zum pädagogischen Programm einer Internatsschule wird, werden durch die Negierung des Generationenabstandes Grenzüberschreitungen möglich, die der sexualisierten Gewalt im Erziehungsalltag die Wege ebnen.

Ehemalige Schülerinnen und Schüler der Odenwaldschule berichten, dass eine solche Atmosphäre während ihrer Zeit in der Schule geherrscht habe. Das Anti-Prüderie-Programm wurde zum Erziehungsterror. Im Gewand von Fortschrittlichkeit, Offenheit und Anerkennung wurde eine ideologische Kritik der gesellschaftlich tradierten Sexualmoral und Sexualunterdrückung, die zur gleichen Zeit in kirchlichen Erziehungsheimen und in Einrichtungen für Kinder mit Behinderungen herrschte, zu einer anderen, sehr viel versteckteren und auch verführerischen Form der sexuellen Unterdrückung, die sich nicht weniger gegen die sexuelle Selbstbestimmung der Heranwachsenden richtete.

In der Odenwaldschule empfanden viele Jugendliche einen normativen Zwang zu »sexueller Offenheit und Bereitschaft«. Jugendliche, die diesen Erwartungen nicht folgen wollten oder konnten, entwickelten Schuld- und Insuffizienzgefühle. »Das erklärte Minimalziel war, bisexuell zu sein – wer das nicht schaffte, hatte versagt«, berichtet ein ehemaliger Schüler, und ein anderer spricht von einer »Anti-Spießer-Hysterie«, die die »sexuellen Übergriffe erst möglich gemacht« hätten. Über die sexuelle Gewalt in der Odenwaldschule sei nicht gesprochen worden, weil niemand »als Spießer geächtet« werden wollte. Die ehemalige Odenwaldschülerin und Journalistin Amelie Fried schrieb in einem Artikel für die »Frankfurter Allgemeine Zeitung« am 13. März 2010: »Für einen Sammelband, der anlässlich des hundertjährigen Bestehens der OSO [Abkürzung für die Odenwaldschule, M.K.] erscheint, sollte ich meine Erinnerungen aufschreiben. Schnell wurde mir klar, dass ich eigentlich zwei Texte schreiben müsste. Im ersten Text würde ich erzählen, wie leidenschaftlich gern ich auf der Odenwaldschule war. Wie sehr ich diese Schule mit ihrer lebendigen Mischung von Schüler- und Lehrerpersönlichkeiten, ihren Lern- und Freizeitangeboten und ihrer großen Freiheit geliebt habe. Ich war elf, als ich dorthin kam. [...] In diesem ersten Text würde ich beschreiben, wie stark ich noch jetzt – 35 Jahre nach meinem Abitur – mit meiner alten Schule verbunden bin. Erst als ich die OSO verlassen hatte, merkte ich, wie außergewöhnlich meine Zeit dort gewesen war und wie viel ich gelernt hatte: Konflikten nicht aus dem Weg zu gehen. Sich für andere einzusetzen. Mutig zu sein. Ich eckte oft an, weil ich dachte, dass alle so wären wie ich. Waren sie aber nicht. Und da begriff ich, dass die Tatsache, OSO-Schülerin gewesen zu sein, mich immer von anderen unterscheiden, mich mit allen OSO-Schülern aber für immer verbinden würde. [...] Im zweiten Text müsste ich mich daran erinnern, wie mein ›Familienvater‹ sich zu uns in den Mädchen-Duschraum gedrängt und uns zu Strip-Poker-Runden in seiner Wohnung genötigt hat. Wie er mich höhnisch als ›verklemmte schwäbische Spießerin‹ bezeichnete, als ich sagte, dazu hätte ich keine Lust. Wie ich mich diesem Druck schließlich beugte, mich furchtbar schämte und die Erinnerung daran für Jahrzehnte verdrängte.« Noch heute spüre sie die dabei empfundene Scham und das Gefühl, »in meiner persönlichen Würde verletzt worden zu sein«. Amelie Fried erinnert sich daran, dass die SchülerInnen von der »Vorliebe des Direktors Gerold Becker für kleine Jungs« wussten, und auch, dass der »Musiklehrer auf Knaben« stehe. Unter den Jugendlichen kursierten darüber Andeutungen und Witze. Amelie Fried hat sich gefragt, »warum all das nicht dazu geführt hat, dass einer von uns sich jemandem anvertraut hat«, und dafür einen »einfachen Grund« gefunden: »Als Kind oder sehr junger Jugendlicher will man nicht glauben, dass ein Lehrer, der ja ein Vorbild ist und ansonsten auch ein netter Kerl, etwas Unrechtes tut. Lieber gibt man sich selbst die Schuld. So kam auch ich bald zur Überzeugung, gemeinsames Duschen und Strip-Poker seien normal und gehörten eben dazu, und dass ich es unangenehm fand, sei eben mein Problem, das Problem einer verklemmten schwäbischen Spießerin. Nach allem, was ich inzwischen weiß, ging es den missbrauchten Schülern ähnlich: Ihnen wurde erfolgreich suggeriert, dass alles in Ordnung sei, dass der verehrte Direktor (oder Musiklehrer) jemand war, der sie ganz und gar verstand und besonders gern hatte, dass sie auf diese Auszeichnung stolz sein könnten, dass nichts Schlimmes daran war, sich die gegenseitige Zuneigung zu zeigen. Obendrein wurde gern das Ideal der griechischen Knabenliebe bemüht, womit dem kriminellen Treiben gewissermaßen die höheren Weihen verliehen wurden.« Amelie Fried spricht von einer »furchtbaren Ambivalenz«, von der das Erleben vieler SchülerInnen der Odenwaldschule gekennzeichnet sei. In ihren »zwei Texten«, mit denen sie zwei extrem unterschiedliche und miteinander unvereinbare Wirklichkeiten beschreibt, kommt diese innere Zerrissenheit deutlich zum Ausdruck. Aber nur scheinbar handelt es sich um zwei miteinander unvereinbare Welten in einer Institution. Tatsächlich hatten sie einen inneren Zusammenhang, einen Verstrickungszusammenhang, der, von den Tätern dominiert, alle Beteiligten, die Täter, die Opfer und die schweigenden MitwisserInnen und MitverdrängerInnen, die ganze Anstalt, zusammenhielt. Dass es keine Nichtbeteiligten gab, wird von Tag zu Tag deutlicher. Auch das Schweigen, das Verschweigen der Mitwissenden ist, aus welchen Gründen auch immer, schuldhaftes Handeln und moralisch-ethisches Versagen. Das gilt übrigens für alle Einrichtungen, in denen Kinder und Jugendliche von PädagogInnen sexualisierte und sexuelle Gewalt erdulden mussten.

Diese bittere Erkenntnis ist neben dem Entsetzen über das Gewalthandeln der pädagogischen TäterInnen vielleicht die stärkste Reaktion derer, die sich von diesem, wie es immer wieder heißt, »unfassbaren« Geschehen betreffen lassen. Die Ursachen dieses Schweigens müssen dringend aufgeklärt werden. Die Journalistin Katja Irle schrieb, dass sich ein großer »Teil der deutschen Erziehungswissenschaftler« in einer »Schockstarre« befinde, seit sie von den Vorwürfen »gegen frühere Lehrer der Odenwaldschule und anderer Einrichtungen« erfahren hätten. »Überall wurde geschwiegen, vertuscht, bagatellisiert«, schreibt sie. »Nicht nur mit den ungeheuerlichen Taten wurden die Körper und Seelen der betroffenen Kinder und Jugendlichen zerstört. Sie haben auch und vor allem am Schweigen der anderen ihr Leben lang zu tragen. Diese Mitwisserschaft hat ihnen die Luft zum Atmen genommen. Manche sind daran innerlich erstickt.«[31] Aber auch die Mitwissenden können daran ersticken, wenn sie ihr jahrelanges Schweigen nicht endlich brechen. Auf Veranstaltungen zur Hundertjahrfeier der Odenwaldschule wurde dieses Schweigen zu einem Hauptthema. In einem Bericht darüber heißt es: »Es sind viele Pädagogen da. Auch solche,

---

31 Irle 2010

die unter Gerold Becker bereits an der Schule waren. Allesamt beteuern sie, dass sie nicht bemerkt hätten, was geschah. Und weil niemand das glauben kann, werden die Fragen jetzt schärfer. Der Abend der Wahrheit verwandelt sich für Momente in ein Verhör [...]. Und einer der Betroffenen schreit so laut, dass es einen schaudert: ›Wie laut sollen wir denn noch brüllen, dass ihr uns zuhört!‹ Da sagt hinten einer der ehemaligen Lehrer, leise: ›Es tut mir leid, dass ich nichts gesehen habe. Bitte, entschuldige.‹«[32]

In den pädagogischen Einrichtungen und ihren Trägerorganisationen (Caritasverband, Diakonisches Werk, Ordensgemeinschaften, Kirchenzentralen, Verband der Landschulheime) wurde ohne Unterschied geschwiegen. Zum Schutz der Institution, zum Schutz der Täter – und zu Lasten der Opfer und auch der anderen Kinder und Jugendlichen, die wussten oder gar mit ansehen mussten, was diesen geschah. Auch die Motive des Schweigens ähneln einander.

Heimkinder – InternatsschülerInnen: Unterschiede und Gemeinsamkeiten

Ob es stimmt, dass es »für das Opfer keinen Unterschied« mache, »ob es von einem autoritären pädophilen Pater im Beichtstuhl missbraucht wird oder von einem weltlichen Internatsleiter, der vorgibt, sein Kumpel zu sein«, wie Katja Irle in ihrem FR-Artikel schrieb? Ich vermute, dass ein von Erwachsenen erschlichenes und missbrauchtes Vertrauen ein Kind anders schmerzt und in ihm andere Wunden hinterlässt als die ungeschminkte brutale Gewaltausübung auf der Basis von offen gezeigter autoritärer Macht. Die Opfer sexueller Gewalt in Internatsschulen berichten, dass sie die sie erziehenden Lehrer und Lehrerinnen geachtet, bewundert, sogar geliebt haben. Sie glaubten sich von ihnen angenommen und wertgeschätzt und stürzten in einen seelischen Abgrund, als sie von diesen für sie so wichtigen Menschen

32 Füller 2010

sexuell benutzt wurden. Die meisten ehemaligen Heimkinder liebten dagegen ihre PeinigerInnen nicht. Vom ersten Tag an erlebten sie die ErzieherInnen als die RepräsentantInnen von Ungerechtigkeit und Gewalt. Die an ihnen verübte sexuelle Gewalt war kein Bruch mit ihren Erfahrungen, sondern trieben diese auf die Spitze. Es handelte sich bei den TäterInnen nicht um von den Kindern und Jugendlichen idealisierte Vertrauenspersonen, sondern um ihnen Angst machende Menschen, die ihre Verachtung und, wenn die Kinder Glück hatten, ihre Gleichgültigkeit bei vielen Gelegenheiten im Heimalltag in Worten und Taten zeigten. Die Gewalt dieser ErzieherInnen war bestimmt vom Zynismus des Mächtigen gegenüber dem Ohnmächtigen. Sie wurde von der Spitze, der Leitung des Heimes, über alle Stufen der Hierarchie weitergegeben und folgte dem bekannten Muster »nach oben buckeln, nach unten treten«, dem Kennzeichen des autoritären Charakters. Auf der untersten Stufe entlud sie sich dann in Exzessen an den Kindern und Jugendlichen, die diese noch untereinander weitergaben an die Schwächsten unter ihnen, mit Wissen und Billigung der GruppenerzieherInnen, deren eigenes Handeln durch diesen »Mechanismus« zusätzlich legitimiert und abgesichert wurde.

Diese Gewalt bewirkt in der Regel keine Enttäuschung, weil sie nicht auf Täuschung beruht. Sie schlägt andere Wunden, die nicht weniger nachhaltig und zerstörerisch wirken. Sie bestätigt und befestigt die Grunderfahrung dieser Kinder, dass sie »der letzte Dreck sind«, dass sie »aus der Gosse kommen und in der Gosse landen werden«, dass sie der Gesellschaft »nichts wert sind« und sich mit ihrem Stigma »Heimkind« tunlichst in ihrem weiteren Leben unsichtbar machen müssen, um auf Ämtern, Behörden, von der Polizei und dem sozialen Nahraum bei allen möglichen Anlässen nicht weiter diskriminiert zu werden. Ihre Ohnmachtserfahrung ist umfassend und die erlittene sexuelle Gewalt der Gipfel ihres Unterworfen-Seins. Gegen diese Grunderfahrungen im späteren Leben ein positives Selbstbewusstsein oder zumindest Ansätze davon zu gewinnen, kostet eine fast übermenschliche Anstrengung und scheint nur möglich mit Unterstützung neuer, oft zufälliger sozialer Erfahrungen und/oder professioneller psychotherapeutischer Hilfe. Das auf diesem Weg erreichte »innere Gleichgewicht« ist prekär und bleibt immer bedroht. Sehr viele ehemalige Heimkinder, zu denen nach meiner Überzeugung auch die Kinder und Jugendlichen gehören, die in Heimen für behinderte Kinder und Jugendliche wie das Johanna-Helene-Heim in Volmarstein leben mussten, erreichen diesen Punkt in ihrem Leben nie.[33]

Die Lebensläufe von InternatsschülerInnen, die Opfer sexualisierter und sexueller Gewalt wurden, sind im Vergleich mit den allermeisten Biografien ehemaliger Heimkinder, gemessen an bürgerlichen Erfolgskriterien, durchaus positiv. So gesehen, haben die Institute ihr Versprechen, das sie den zahlenden Eltern gegeben haben, in der Regel erfüllt – sicher eine Bedingung für ihr Fortbestehen. Das war nur möglich, weil die Verletzungen dieser Kinder und Jugendlichen nicht die Folge einer das gesamte Leben im Internat umfassenden Ohnmachtserfahrung sind. Die Elite-Schulen boten viele Kompensationsmöglichkeiten. Und vor allem: Zwei Drittel der SchülerInnen an der Odenwaldschule hatten auch noch ein Leben außerhalb der »pädagogischen Provinz«. An den Wochenenden, an Feiertagen und in den viele Wochen währenden Schulferien konnten sie zu ihren Familien fahren, andere Erwachsene und andere Gleichaltrige treffen. Sie konnten sich in Bereiche zurückziehen, die ihnen psychische Teilentlastungen ermöglichten und in die ihre Bedrücker ihnen, zumindest leibhaftig, nicht folgen konnten.

Diese »Auswege« hatten die Kinder und Jugendlichen allerdings nicht, die über Jugendämter auf dem Wege der Jugendfürsorge in einer Internatsschule »untergebracht« wurden. Aber auch sie lebten im

33 Die VertreterInnen der Institutionen am Runden Tisch »Heimerziehung« haben in der ersten Sitzung dieses Gremiums beschlossen, dass die Schicksale dieser Kinder und Jugendlichen in die Aufklärungsarbeit nicht mit einbezogen werden, weil die Heime, in denen sie leben mussten, nicht zur Heimerziehung, sondern zum Gesundheitswesen gehörten. Diese Entscheidung wurde trotz starker Proteste der Betroffenen und ihrer Organisationen und der fachlichen Einwände von WissenschaftlerInnen und Fachleuten aus der Praxis bis heute nicht revidiert.

Vergleich mit den Heimkindern sehr privilegiert. In der Odenwaldschule war das ungefähr ein Drittel der SchülerInnen. Diese Praxis der Landerziehungsheime hat ihre Wurzeln in der sozialpädagogischen Bewegung der Jahrzehnte vor 1933. Dass die Täter ihre Opfer mit Bedacht aus dem Kreis dieser SchülerInnen wählten, zeigt, dass sie deren besondere emotionale Bedürftigkeit auszunutzen wussten, aber auch, dass diese Kinder und Jugendlichen nicht den Schutz einer angesehenen und vielleicht prominenten bürgerlichen oder zum Adel gehörenden Familie genossen, die den Tätern gefährlich werden konnte. Es wurden aber auch Kinder aus solchen Familien Opfer, zum Teil mit dem Wissen und der Duldung ihrer Eltern, und auch die Kinder aus sogenannten problematischen sozialen Verhältnissen identifizierten sich ein Leben lang mit »ihrer« Schule. Das wäre ohne positive Erfahrungen kaum möglich gewesen.

Von den ehemaligen Heimkindern, die jetzt über ihre Kindheitserfahrungen reden und schreiben, berichtet kaum eines über positive Identifikationen mit einem Heim und daraus resultierenden Ambivalenzen, wie Amelie Fried sie bei sich selbst und anderen ehemaligen SchülerInnen schildert. Ehemalige aus der Heimerziehung berichten von einzelnen seltenen ErzieherInnen, die sich dem institutionellen Zwang zur Gewaltausübung zu widersetzen versuchten. Meistens waren das PraktikantInnen und BerufsanfängerInnen, die nach kurzer Zeit aus dem Leben der Kinder und Jugendlichen wieder verschwanden, weil sie es in dem Heim nicht aushalten konnten oder von den »berufserfahrenen« KollegInnen weggemobbt wurden. Manchmal wurde auch eine Frau oder ein Mann des Wirtschaftspersonals zu einer Person des Vertrauens, die ihre Zuwendung allerdings im Verborgenen geben musste, weil ihr bei Entdeckung durch die Heimleitung Kritik und Bestrafung drohte. Eine Frau, die von Geburt an bis zu ihrem siebzehnten Lebensjahr in verschiedenen Heimen leben musste und der jeder Kontakt zu Kindern und Erwachsenen außerhalb des Heimes verwehrt wurde, erinnert sich an eine »Reinigungskraft, für mich ›Tante Merse‹, die mir heimlich, eigentlich unter Strafandrohung, im Keller Häkeln und Lesen beibrachte. Leider war es nur eine sehr kurze

Zeit, denn ›Tante Merse‹ wurde entlassen! Natürlich gehe ich davon aus, dass es mit mir beziehungsweise damit zu tun hat, dass sie sich zu sehr um mich kümmerte. Zum Beispiel hat mir die Heimleitung zugleich eine Puppe und zwei Kleider von ›Tante Merse‹ weggenommen, gehäkelte Kleider, ein rot-weißes und ein blau-weiß-gestreiftes. Warum nur? Jahre später versuchte ich, sie ausfindig zu machen, um mich für die Zeit und die Menschlichkeit, die ich so zuvor nie erlebt habe, zu bedanken. Es war nicht möglich, über unterschiedliche Ämter ihren Namen und ihre Adresse herauszufinden, was mich bis zum heutigen Tag stark belastet.« Der Bericht dieser Frau ist ein Beispiel für das Ausmaß der sozialen Isolation vieler Heimkinder und für das umfassende Gewaltverhältnis, dem sie im Heimalltag unterworfen waren: »Die Tage im Heim liefen immer gleich ab: Früh aufstehen, Tabletten einnehmen, für alle Frühstück machen, Schuhe putzen, Tisch decken, Kartoffeln schälen. […] Viele Nächte musste ich im Bad verbringen, mir wurde der Schlaf entzogen, oft saß ich im Isolierzimmer, ich hatte kein Spielzeug, keine Kinderfotos von mir, keine Identität, ich wurde nie mit meinem Namen angesprochen. Das erste Foto zeigt mich, als ich siebzehn war, mein Leben davor ist ausgelöscht. […]

Ich wurde von vornherein auf eine Sonderschule geschickt und auch dort ausgeschlossen. Ich kam oft zu spät, da ich im Heim erst den Abwasch machen musste, bevor ich in die Schule durfte. Mit der siebten Klasse musste ich die Schule verlassen, ich durfte nicht in die Kirche gehen, bin weder getauft noch konfirmiert. Mein Leben im Schloss Ruhwald [ein staatliches Berliner Kinderheim, M.K.] war von Anfang bis zum Ende von Angst geprägt, nur immer Angst, da ich immer für alles die Schuld bekam. Es waren vier Erzieher, die besonders schlimm zu mir waren, ich werde ihre Gesichter nie vergessen. […] Eine schulische oder berufliche Ausbildung wurde mir nicht ermöglicht.«

Die Berichte ehemaliger Heimkinder machen deutlich, dass eine Möglichkeit, sich gegen die systematischen Demütigungen und Verletzungen durch ErzieherInnen und anderes Heimpersonal zu schützen, in der Entwicklung einer sogenannten negativen Identität bestand, die ganz unterschiedliche Ausprägungen haben kann: »Wenn ihr meint, ich sei der ›letzte Dreck‹ – gut, dann werde ich mich verhalten wie der letzte Dreck, und ihr werdet sehen, was ihr davon habt.« Oder: »Der letzte Dreck seid ihr selbst, das werde ich euch bei jeder Gelegenheit zeigen. Die Schläge, das Einsperren und alle anderen Strafen, die ihr draufhabt, nehme ich dafür in Kauf.« Oder: »Mein Ehrgeiz war es, der ›Ausbrecher-König‹ zu sein. Jedes Mal, wenn sie mich nach einem Fluchtversuch wieder eingefangen hatten, überlegte ich sofort, wie ich wieder abhauen könnte. Meine Gedanken kreisten nur noch um diesen Punkt.« Oder: »Wenn ich schon für jede kleine Widersetzlichkeit in den Bunker muss, dann soll es sich auch wirklich lohnen. Ich zeige euch, dass ihr mich nicht kleinkriegt.« – Dieser Mann sagte mir, noch heute werde er von ehemaligen Leidensgenossen »Bunker-König« genannt und er sei stolz darauf, auch wenn die vielen Wochen, die er in der Isolationshaft verbringen musste, zu den schrecklichsten Erinnerungen seines Lebens zählen.

Martin Bonhoeffer, Heimreformer der 1960er- und 1970er-Jahre, von 1969 bis 1975 Leiter der Heimaufsicht des Berliner Senats[34], beschreibt den Prozess der Entstehung »negativer Identität« sehr genau. »Erzieherwechsel – Kameradenwechsel – Gruppenwechsel – Wechsel von Heim zu Heim – vom Heim zur Pflegestelle und wieder ins Heim [...]. Wer noch nicht schwierig *ist,* der *wird* es. Ja, wer gesund ist und sich einen Rest eigener Person bewahrt hat, muss böse werden. Dann kommt es zur sogenannten Verlegung. [...] Die Verlegungsangst ist das letzte und latent wirksame Disziplinierungsmittel eines jeden Heimes [...]. Abschieben, bestenfalls in ein Spezialheim, zuvor noch in ein Beobachtungsheim und schließlich in die Endstationen mit Gittern. [...] Heimerziehung organisiert umfassend das gesamte Lebens- und Lernfeld der Kinder und hat sich ihrer total bemächtigt.«[35]

---

34 In West-Berlin wurden im Unterschied zu den meisten anderen Bundesländern die Heime überwiegend in der Regie der bezirklichen Jugendämter und des Landesjugendamtes geführt.

35 Bonhoeffer 1973, zitiert nach Kappeler 2008/3, S. 70

Die Opfer sexueller und sexualisierter Gewalt in Internatsschulen wie der Odenwaldschule werden von dieser schrecklichen Erfahrung »bis ins Innerste« getroffen, gerade weil sie sich mit dem Ort des Geschehens, mit »ihrer« Schule, und den Tätern, die diesen positiv besetzten Ort repräsentieren, so stark identifiziert haben. Diese positive Identifikation macht sie in besonderem Maße schutzlos und verletzlich. Sie trägt dazu bei, die Verzweiflung und seelische Erschütterung vor allen Menschen zu verbergen und mit niemandem über das Entsetzliche zu sprechen. Das könnte ja den Verlust der Zugehörigkeit zur »Schulgemeinschaft«, den Verlust des geliebten Ortes bedeuten, der für viele durchaus eine wichtige Alternative zum Elternhaus war. Eine »rettende Hölle« sei die Odenwaldschule für manche Opfer sexueller Gewalt durch Pädagogen dieser Schule gewesen, schreibt Amelie Fried. »Zu Hause wäre es noch schlimmer gewesen«, hätten ihr ehemalige Mitschüler gesagt: »Diese furchtbare Ambivalenz ist bezeichnend für das, was viele auf der OSO erlebt haben. Manche kamen aus der Hölle – und gerieten in die nächste. Und manche glaubten, im Paradies gewesen zu sein, und müssen heute begreifen, dass sie sich getäuscht haben.«[36] Diese Internatsschule war beides zugleich: Hölle und Paradies – Paradies und Hölle. Gegenüber dieser Doppelwelt, die die in ihr lebenden Kinder und Jugendlichen in einen permanenten Double Bind versetzen kann, sich innerlich abzugrenzen und hart zu machen, ist kaum möglich. Je stärker die positive Identifikation, je größer das Vertrauen – desto stärker die Verletzungen und Enttäuschungen.

Dagegen gilt: Je mehr die sexuelle Gewalt Teil eines umfassenden Gewaltverhältnisses ist – desto stärker sind die Möglichkeiten der Abgrenzung von Personen und Orten durch eine negative Identifikation bei den Heimkindern. Allerdings hat dieser »Schutz« in der Regel eine schlimme Konsequenz: Auf diesem Weg verfestigt sich ein negatives Selbstbild, das im Laufe der Zeit reale Gewalt über den Erwachsenen gewinnt, der sich als Kind beziehungsweise Jugendlicher damit gegen gewalttätige ErzieherInnen und gewaltmäßige Lebensbedingungen zu

---

36 Fried 2010

schützen versuchte. Selbst mit psychotherapeutischer Hilfe ist ein so entstandenes Selbstbild nur sehr schwer zu öffnen oder gar aufzulösen, denn es verspricht auch eine gewisse negative Stärke. Und wenn die Macht dieses Selbstbildes gebrochen ist – was kommt danach? Wird es gelingen, andere, neue, ermutigende und wertschätzende soziale Erfahrungen zu machen?

Die Verzweiflung der mit den Tätern und mit dem Kontext, in dem diese handeln, positiv identifizierten InternatsschülerInnen, ihre Erschütterung kann, so scheint es, im weiteren Leben besser »untergebracht« werden. Sie erfasst und bestimmt nicht das ganze Fühlen, Denken und Handeln der Opfer. Sie lässt seelische Räume für andere, kompensierende, vielleicht sogar heilende Erfahrungen offen und für die Entwicklung eines positiv dominierten Selbst- und Weltbildes, wenn das auf diesem Erfahrungshintergrund auch immer prekär bleiben wird. Die Chancen für psychotherapeutische Unterstützung und Hilfe sind größer, weil die Ressourcen, an die sie anknüpfen können, in der Regel vielfältiger und umfangreicher sind. Auch der Zugang zu solchen Hilfen ist den ehemaligen InternatsschülerInnen, die überwiegend vergleichsweise privilegierte Lebensbedingungen haben, leichter und schneller möglich.

Einen »psychischen Mechanismus« der Abwehr und des Schutzes haben InternatsschülerInnen und Heimkinder allerdings gemeinsam: die schon von Sigmund und Anna Freud sehr genau beschriebene »Identifikation mit dem Angreifer«: Da ich am eigenen Leib erfahre, dass du mit deinen Taten und mit dem sie rechtfertigenden Fühlen und Denken Gewalt über andere Personen gewinnst und sie für deine Zwecke benutzen kannst – will ich werden wie du, der du stark bist. Wie du will ich mächtig werden, um nicht, so wie jetzt, ohnmächtig bleiben zu müssen.

Die psychische und physische Gewalt, auch die sexuelle Gewalt, die SchülerInnen und Heimkinder an schwächeren Kindern bzw. Jugendlichen verüben, haben in dieser psychischen Abwehrdynamik oft ihre Ursache. Erwachsene und die Öffentlichkeit im Allgemeinen reagieren auf solche Taten mit besonderem Abscheu und Entsetzen.

Über die sexuellen Misshandlungen unter Schülern der Odenwaldschule wurde in den Medien mit deutlich extremeren Headlines berichtet als über die den Kindern und Jugendlichen angetane sexuelle Gewalt durch Pädagogen in pädagogischen Einrichtungen. So ist es immer, wenn Kinder, die Opfer sind, zu Tätern werden.

Die »Identifikation mit dem Angreifer« schützt die Opfer in der Situation vor dem Absturz in eine bodenlose Verzweiflung, führt aber letztlich nicht zu einer Befreiung aus dem Opferstatus, sondern zur Verachtung anderer Menschen, denen das Unrecht zugefügt wird, unter dem man selbst gelitten hat. Daraus kann eine lebenslange Verstrickung in Gewalt und Schuld werden, die schließlich im Selbsthass enden kann. In den Lebensberichten von Ehemaligen aus Heimen und Internaten, die von sexueller Gewalt betroffen waren, wird dieser Teufelskreis immer wieder beschrieben.

Diese Überlegungen sollen nicht die Erfahrungen sexualisierter und sexueller Gewalt von Heimkindern und InternatsschülerInnen gegeneinander aufrechnen. Sie sollen vielmehr einen differenzierenden Blick auf die unterschiedlichen Bedingungen, Täter und Opfer dieser Gewalt ermöglichen, um die es in den folgenden Ausführungen verstärkt gehen wird. Dieser differenzierende Blick ist eine Voraussetzung für die Entwicklung einer dem Schutz von Kindern und Jugendlichen in pädagogischen Institutionen dienenden Haltung und Praxis von PädagogInnen und für die Schaffung von institutionellen Strukturen, die dieses zulassen und fördern.

Schweigen und Ver-Schweigen

»Warum wird erst jetzt, nachdem Jahrzehnte vergangen sind, darüber geredet?« Neben der Frage: »Wie konnte das geschehen?« ist das der sowohl in Einzelgesprächen in fachlichen und politischen Foren als auch von JournalistInnen in der öffentlichen Berichterstattung am häufigsten geäußerte Gedanke.

Antworten darauf werden sich nur finden lassen, wenn diese wichtige Frage differenziert wird: Wer stellt sie? In welcher Situation wird sie gestellt? Und an wen richtet sie sich? An die Opfer, die Täter und Täterinnen, an Mitwissende, an VertreterInnen von Institutionen, an WissenschaftlerInnen, an PraktikerInnen aus Beratungsstellen und pädagogischen Einrichtungen, an PolitikerInnen? Es handelt sich um Schlüsselfragen in dem Versuch, sexualisierte und sexuelle Gewalt an Kindern und Jugendlichen aufzuklären, die durch PädagogInnen in pädagogischen Settings verübt wurden. Ohne zutreffende Antworten wird weder das Geschehen einem Verstehen nähergebracht, noch können Vorkehrungen getroffen werden, die statt Schweigen und Verschweigen ein möglichst zeitgleiches Reden beziehungsweise Mitteilen derjenigen ermöglichen und unterstützen, die von sexueller Gewalt betroffen sind, und derjenigen, die das miterleben beziehungsweise davon erfahren. Das Nicht-darüber-reden-Können der Opfer verstehe ich als »Schweigen«, das Nicht-darüber-reden-Wollen der Täter und Täterinnen sowie der Verantwortlichen in den Institutionen verstehe ich als »Verschweigen«. Das Nicht-darüber-Reden der Mitwissenden ist eine Mischung von beidem. Und schließlich: Es macht einen Unterschied, ob gefragt wird, warum so lange geschwiegen wurde, oder warum »erst jetzt« beziehungsweise »gerade jetzt« von Ehemaligen aus Heimen und Internatsschulen geredet wird. Wer stellt diese Fragen in welcher Situation?

Das Schweigen der Opfer

Immer wieder stellen sich die Opfer von sexueller und anderer Gewalt, die ihnen von Erwachsenen in pädagogischen Einrichtungen angetan wurde, selbst die Frage nach den Gründen für ihr langes Schweigen. In ihrer Selbstbefragung geht es nicht primär um das Nicht-reden-Können *in der Situation* der Schändung, sondern um die vielen Jahre des Schweigens danach. Eines Schweigens, das wie ein Vergessen aussieht. »Wie konnte ich diese schreckliche Erfahrung so vollständig vergessen?«, fragen sich Frauen und Männer, die, wenn sie ehemalige Heimkinder sind, damit Zeiträume von 30 bis 60 Jahren meinen, denn sie sind heute 40 bis 70 Jahre alt. Die heute 40-Jährigen waren 1980 zehn Jahre alt, die heute 70-Jährigen waren 1950 zehn Jahre alt. Einige waren auch jünger und wenige älter. Am Runden Tisch »Heimerziehung« geht es um die Aufklärung der 1940er- bis 1970er-Jahre. Wenn wir die Jahre vor der Gründung der beiden deutschen Staaten weglassen, was bezogen auf einige ältere ehemalige Heimkinder aber eine willkürliche Entscheidung wäre, handelt es sich um volle 30 Jahre.

Die ehemaligen InternatsschülerInnen, die den aktuellen Diskurs mit ihren Berichten bewirkt haben und sich jetzt diese Frage nach der langen Zeit ihres Schweigens stellen, sind heute überwiegend 35 bis 50 Jahre alt. Sie lebten in den späten 1960er-, den 1970er- und 1980er-Jahren in Internatsschulen wie der Odenwaldschule. Ihre Erfahrungen mit sexueller beziehungsweise sexualisierter Gewalt, zu der, im Unterschied zur Heimerziehung mit ihrer Sexualfeindlichkeit, die pädagogisch ideologisierte sexuelle Anstachelung gehörte, liegen inzwischen 40 bis 20 Jahre zurück.

Die an sich selbst gestellte Frage nach dem »Warum« des langen Schweigens ist vielleicht die härteste, die sich Opfer in diesem Zusammenhang stellen können. Sie beinhaltet Selbstzweifel, Schuldgefühle, Unsicherheiten darüber, ob die jetzt mit Macht ins Bewusstsein drängenden Bilder, Erinnerungen und die zu ihnen gehörenden Gefühle authentisch sind, ob sie »stimmen«, ob sie in den Details zutreffen. Alle, mit denen ich sprechen konnte, haben sich lange und oft selbstquälerisch mit dieser Frage auseinandergesetzt. Viele haben in einer oder mehreren Therapien daran gearbeitet. Erst als sie die Gewissheit über das Vorgefallene hatten – eine schreckliche, bedrohliche, gleichzeitig aber auch befreiende Gewissheit –, konnten sie über ihre Erfahrungen auch in einem nicht geschützten Raum sprechen, zum Beispiel in Interviews mit JournalistInnen, auf öffentlichen Podien, auf Veranstaltungen zur »Aufarbeitung« in Heimen, Internatsschulen, in politischen Gremien und in Talkshows. Die Selbstbefragung beinhaltet den Selbstvorwurf: »Warum war ich zu schwach beziehungsweise nicht stark genug, mich zu wehren, die mir angetane oder die von mir miterlebte Gewalt herauszuschreien?« Sie enthält auch Schuldgefühle gegenüber sehr nahestehenden Menschen des späteren Lebens: LebenspartnerInnen, Kindern und Enkeln, den nächsten und wichtigsten Freundinnen und Freunden, die durch das Schweigen belastet wurden, oft mit gravierenden Folgen für das eigene Leben. »Wenn ich mich an meinen Vater erinnere, wie ich ihn, als ich Kind und Jugendliche war, erlebt habe, dann spüre ich, dass ein für mich unerklärlicher Schatten auf ihm lag, dass er in Situationen, in denen ich mich ihm sehr nahe fühlte, plötzlich innerlich wegging und ich wusste nicht, wohin. Er wollte es sich nicht anmerken lassen, aber ich wusste, irgendetwas Dunkles ist in ihm, das er nicht mitteilen kann oder will. Meiner Mutter ging es genauso«, berichtete die heute dreißigjährige Tochter in einer Gesprächsrunde in dem Heim, in dem ihr Vater als Kind über Jahre bis hin zur Vergewaltigung von einem Erzieher sexuell misshandelt worden ist. Der an diesem Gespräch beteiligte Vater sagte, dass die Nähe mit seinem Kind die abgespaltenen Erinnerungen an seine Kindheit im Heim in Bewegung zu bringen drohten. Auf diese Bedrohung habe er, das sei ihm in einer langen schmerzhaften Traumatherapie klar geworden, in bestimmten Situationen mit starker unbewusster Abwehr reagiert. Die Traumatherapie hat er im Alter von 45 Jahren, nach einer lebensbedrohenden posttraumatischen Reaktion infolge einer Operation unter Vollnarkose, beginnen müssen, und auch heute noch gibt es immer wieder Zeiten, in denen er therapeutische Unterstützung benötigt und auch erhält.

In kaum einem Bericht von Opfern sexueller Gewalt in pädagogischen Einrichtungen fehlt der Hinweis auf das Schweigen gegenüber den Nächsten. Besonders ehemalige Heimkinder haben den »Mantel des Schweigens« über die Jahre im Heim gelegt. Gesprächen über diese Zeit mit PartnerInnen, Kindern und FreundInnen gehen sie aus dem Wege. Manche füllen diese »Lücke« mit erfundenen, plausibel erscheinenden Erzählungen, die sich ihnen im Laufe der Zeit zu biografischer Wirklichkeit anverwandelten.

Ehemalige InternatsschülerInnen, für die die Jahre in der Eliteschule fester Bestandteil ihres Selbstbildes sind, stellen sich die Frage, warum sie mit Eltern, Geschwistern, Großeltern, Freunden und Freundinnen außerhalb der Schule nicht über die ihnen von Lehrern angetane Gewalt sprechen konnten. Im Unterschied zu den meisten Kindern und Jugendlichen, die in Heimen leben mussten, hatten sie ein noch bestehendes soziales Netz außerhalb der Internatsschule, und der Ort ihres Martyriums genoss hohes gesellschaftliches Ansehen. Dort gebildet worden zu sein, bedeutete nicht ein lebenslanges Stigma wie etwa die Fürsorgeerziehung eines Heimkindes, sondern im Gegenteil die soziale Anerkennung eines vergleichsweise privilegierten Lebens. Das Quälende in der Selbstbefragung der Opfer aus diesen pädagogischen Einrichtungen resultiert gerade aus ihren, verglichen mit den ehemaligen Heimkindern, positiven Lebensbedingungen. InternatsschülerInnen fragen sich, was das eigentlich für Eltern, Verwandte und Familien waren, die nicht gesehen haben, »was mit mir geschah, was mich bedrückte und mir die Lebenslust nahm«. Was waren das für Freundschaften, in denen das offene Gespräch unter Gleichaltrigen nicht möglich war? Und: Gerade weil es sich um eine angesehene Schule handelte, deren Besuch »für mich und meine Familie« gesellschaftliche Reputation garantierte und in den beträchtliche finanzielle Mittel investiert wurden, »konnte ich nicht darüber reden«, was im Inneren dieser Musterschule an Schrecklichem geschah. Hinzu kamen die von Amelie Fried und anderen beschriebenen starken Ambivalenzen, ausgelöst durch die Identifikation mit Tätern und der pädagogischen Institution.

Diese Gründe gelten auch für das Schweigen der MitschülerInnen, der Gleichaltrigen als Mitwissenden, das von manchen heute mit der aggressiv-abwehrenden Behauptung, jede und jeder habe die Möglichkeit gehabt, »nein« zu sagen, rückwirkend gerechtfertigt wird: »An mich hat sich schließlich keiner rangewagt. Die sind zu einem großen Teil selbst schuld an dem, was ihnen passiert ist.« Hinter dem Schweigen der mitwissenden SchülerInnen steckte auch die Angst, möglicherweise von der Schule genommen zu werden, wenn die eigenen Eltern von den »Vorkommnissen« etwas erfahren würden. Die Reaktion ehemaliger MitschülerInnen heute auf die Aufdeckung sexueller Gewalt an ihrer Schule durch die Opfer dieser Gewalt folgt zum Teil demselben Muster, indem die Opfer beschuldigt werden, den guten Ruf der Schule, der sie alle so viel Gutes in ihrem Leben zu verdanken hätten, zu beschädigen. In der Süddeutschen Zeitung vom 8. März 2010 wird über solche Reaktionen unter der Überschrift »Ettaler Bekenntnisse – Hunderte Ehemalige kommen, um für ihr Internat zu kämpfen – Den systematischen Missbrauch leugnen sie« berichtet: »Alt-Ettaler sind sogar aus dem Ausland angereist, aus Genf und aus der Türkei. Sie sehen fröhlich aus, für viele ist es das erste Wiedersehen nach Jahren. Sie rücken zusammen, alle finden sie Platz. Die ›familia ettaliensis‹, wie sie einige nennen, ist jetzt ganz eng beieinander.« Sie seien gekommen, »um für ihr Internat einzustehen, für seinen Ruf, für seine Führung«. Ein Pfarrer, der selbst als Jugendlicher in dieser Klosterschule lebte, spricht in seiner Predigt »von Dankbarkeit und Anerkennung für das, was er hier im Internat hat erleben dürfen […]. Beifall brandet durch die Kirche. Minutenlang. […] Vor allem für die Mönche, die vorne auf ihren Stühlen sitzen.« Sie seien es, sagt der Pfarrer, »die jetzt völlig zu Unrecht unter Generalverdacht stünden«. Die Ergebnisse der Untersuchung durch einen »Sonderermittler«, die systematische Misshandlungen von Schülern belegen, werden von den angereisten Ehemaligen als übertrieben zurückgewiesen. Es habe sich lediglich um Einzelfälle gehandelt. Einer will ein Buch schreiben mit dem Titel »Ettaler Bekenntnisse«, in dem »ein paar Watschen« vorkommen würden, vor allem aber »viele schöne Geschichten aus Ettal«.

Zu einer ähnlichen Solidarisierungsaktion mit von Opfern sexueller Gewalt beschuldigten Lehrern, zu denen, wie oben dargestellt, auch der Leiter der Internatsschule gehört, kam es auch im Aloisiuskolleg in Bonn. Fünfhundert ehemalige Schüler und ihre Eltern bekundeten in einem Brief an die Schulleitung, an das Kollegium und die Schüler der Jesuitenschule und an den Provinzial des Jesuitenordens ihre Dankbarkeit und Loyalität. In einer Stellungnahme zu diesem Brief schreibt ein Opfer sexueller Gewalt: »Die ›Anständigen‹ bestätigen den ›Anständigen‹, ›anständig‹ zu sein. [...] Dieser Brief ist ein offener Schlag ins Gesicht aller Opfer. Fünfhundert Menschen distanzieren sich von den Opfern, die teilweise schlimmstes Leid mit lebenslangen Folgen erfahren haben und solidarisieren sich mit denjenigen, in deren Umfeld die Taten offensichtlich geschehen konnten. Und noch schlimmer: Sie machen die Opfer zu ›Tätern‹, indem sie sie auf subtile, aber dennoch eindeutige Weise als ›Nestbeschmutzer‹ brandmarken. [...] Man blicke, so erfährt man von den Unterzeichnern, ›auf eine unbeschwerte, prägende und motivierende Schulzeit zurück, für die sie dem Aloisiuskolleg, dem Jesuitenorden und den dort tätigen Lehrern und Erziehern besonders dankbar sind‹.« Mit solchen »schönen Worten« werde eine »unsichtbare Grenze gezogen zu denjenigen, deren Schulzeit am Aloisiuskolleg weniger ›unbeschwert‹ war [...]. Es schließen sich die ›Dankbaren‹ zusammen und grenzen die ›Undankbaren‹ aus.« In dem Brief sei die Empörung darüber zu spüren, wie die Opfer es wagen könnten, »eine so tolle Schule mit ihren Anschuldigungen so in den Dreck zu ziehen«. Damit werde den Opfern signalisiert, »nicht wert zu sein, sich mit ihnen zu solidarisieren«. Scham- und Schuldgefühle, »die den Opfern schon so viele Jahre die Münder verschlossen haben«, sollen erneut geschürt werden, damit diese Münder auch weiterhin geschlossen bleiben. Mit der Behauptung, am Aloisiuskolleg habe »stets eine Atmosphäre der Offenheit« geherrscht, werde die Glaubwürdigkeit der Opfer infrage gestellt, denn wie könne sexuelle Gewalt an einer Schule unbemerkt bleiben, deren Erziehungsalltag von »Offenheit« und anderen »Werten« bestimmt sei. Nicht die Täter, die mit ihrem »schändlichen Verhalten die (scheinbare) Ordnung unterlaufen und diskreditiert haben«, würden »gebrandmarkt [...], sondern diejenigen, die diese Verletzungen der (scheinbaren) Ordnung öffentlich machen«. Am Aloisiuskolleg seien die Schüler zu »selbstverantwortlichem und verantwortungsbewusstem Handeln« angeleitet worden, heißt es in dem Solidaritätsschreiben. Damit werde unterstellt, so die Kritikerin, dass ein Schüler, der in »sexuelle Handlungen« verstrickt gewesen sei, »in irgendeiner Weise auch damit einverstanden war. Schließlich konnte er ja ›selbstverantwortlich‹ zustimmen oder ablehnen«. Am Ende dieses Briefes versichern die Unterzeichner, dass sie »während und nach ihrer Zeit als Schüler weder sexuelle Gewalt noch Missbrauch am Aloisiuskolleg erlebt haben«. Mit dieser, wie es heißt, »ausdrücklichen« Versicherung von fünfhundert Ehemaligen und ihren Eltern gegenüber zwei oder fünf oder zehn Opfern sexueller Gewalt an dieser Schule ist eine starke Distanzierung von den Opfern verbunden, und deren Diffamierung erscheint als unglaubwürdig. Das wird mit dem Satz bekräftigt: »Viele von den Unterzeichnern geben dem dadurch nachhaltig Ausdruck, dass sie ihre eigenen Kinder in die Obhut des Kollegs gegeben haben und geben.«[1]

Ähnliche Reaktionen, wenn auch nicht ganz so plakativ, werden aus der Odenwaldschule berichtet. Es gibt aber auch die anderen, die sich, wie das Beispiel Amelie Frieds zeigt, der Frage »warum sie geschwiegen haben«, selbstkritisch stellen und ihre MitschülerInnen, die Opfer sexualisierter Gewalt wurden, aufrichtig für dieses »Versagen« um Verzeihung bitten.

Die ehemaligen InternatsschülerInnen, die im Rahmen der Jugendfürsorge durch Jugendämter in Internatsschulen lebten, hatten für ihr Schweigen teilweise andere Gründe als die MitschülerInnen aus »gutbürgerlichen« und sozial anerkannten Familien. Auch wenn sie, wie man heute sagt, aus prekären Lebensumständen an die Schule kamen, werden sich diese Lebensumstände von denen der meisten Heimkinder immer noch positiv unterschieden haben und dem »unterbrin-

---

1 Die Stellungnahme mit dem Titel »Sexueller Missbrauch am Aloisiuskolleg«, verfasst am 8.3.2010, liegt dem Autor vor.

genden« Jugendamt Anlass gewesen sein, dieses Mädchen oder diesen Jungen nicht, wie andere Gleichaltrige, in ein Heim einzuweisen. Diese Kinder und Jugendlichen werden gewusst haben, dass sie verglichen mit anderen Gleichaltrigen, die in Heimen der Jugendfürsorge leben mussten, ein sehr privilegiertes Leben hatten, und vor allem dürfte ihnen klar gewesen sein, dass ihnen der Besuch dieser Schule positive Zukunftsperspektiven öffnen würde, die sie nicht aufs Spiel setzen wollten, indem sie dem Jugendamt oder einem eventuellen Vormund berichteten, was sie selbst an sexueller Gewalt erdulden mussten oder bei MitschülerInnen sahen. Freilich waren ihre Möglichkeiten der Aufdeckung auch sehr viel geringer als die ihrer MitschülerInnen aus angesehenen Familien. Ihre Kontakte zu MitarbeiterInnen des Jugendamtes werden sie kaum zu solchen Offenbarungen ermutigt haben.

Die Gründe für die Selbstbefragung der Opfer können also sehr verschieden sein, je nach dem Ort des Geschehens und der sozialen Herkunft und Zukunft der Opfer und Mitwissenden. In jedem Fall aber war und ist dieser Weg der Selbstbefragung der Opfer und sind die so gewonnenen Erkenntnisse nicht ungefährlich. Immer wieder berichten Frauen und Männer, die diesen Weg gehen, von schweren posttraumatischen Reaktionen und Ängsten vor dem möglichen Verlust sozialer Beziehungen und sozialen Ansehens. In einer von mir moderierten Gruppe ehemaliger Heimkinder, die auch die Funktion einer Selbsthilfegruppe hat, haben einige Mitglieder ihren LebenspartnerInnen aus Angst vor deren Reaktionen bisher nicht mitgeteilt, dass sie an dieser Gruppe teilnehmen.

Diese Angst verweist auf einen entscheidenden Grund für das lange Schweigen, den die meisten Opfer trotz aller aufgezeigten Unterschiede miteinander teilen: die lebenslangen Wirkungen der Traumatisierung durch sexuelle Gewalt. Von MitbürgerInnen, die nicht über eine fachliche pädagogische, psychologische oder psychotherapeutische Qualifikation und über Erfahrungen in diesen Berufen verfügen, können die Traumatisierungen der Opfer sexueller Gewalt und ihrer oft lebenslang anhaltenden Wirkungen kaum verstanden, geschweige denn nachvollzogen werden. Zweifel an der Authentizität der Erinnerungen der Opfer sind oft mit der Frage nach ihrer »Glaubhaftigkeit« und damit der »Glaubwürdigkeit« der Sich-Erinnernden selbst verbunden.

Die Erfahrung, dass ihnen die von Erwachsenen an ihnen verübte sexuelle Gewalt von Erwachsenen ihres sozialen Nahraums nicht geglaubt wird, nicht »abgenommen« wird, wie es in unserer Sprache treffend heißt, haben die Kinder und Jugendlichen, die versucht haben, darüber zu reden, fast alle gemacht. Nicht nur ehemaligen Heimkindern, die in der Regel sowieso als lügnerisch, aufschneiderisch, verleumderisch, notorisch unwahrhaftig und unzuverlässig galten – alles Charaktereigenschaften, die sogenannten erziehungsschwierigen, schwer erziehbaren, verwahrlosten, asozialen Kindern und Jugendlichen ganz selbstverständlich zugeschrieben wurden –, glaubte man nicht. Auch InternatsschülerInnen erging es so in ihren Familien, mit Vätern und Müttern, die sich, wie es scheint, von den schrecklichen Erfahrungen ihrer Kinder in ihrem öffentlichen Ansehen, ihrer sozialen Stellung bedroht fühlten. Der Journalist Johannes von Dohnanyi, selbst ein ehemaliger Schüler der Odenwaldschule, zitiert in einem Artikel mit der Überschrift »Die Kälte der Eltern«[2] aus dem Brief eines Mitschülers an seine hochbetagte Mutter aus dem März 2010: »Liebe Mutter, es ist an der Zeit, den Tatsachen ins Auge zu blicken: Was mir damals geschah – Du wolltest und willst bis heute nichts davon hören. Der ›gute‹ Name der Familie war Dir immer wichtiger als das Wohl Deiner Kinder. Damit muss ich leben. Aber dass Vater schon damals alles wusste und nichts dagegen unternahm – das kann ich ihm nicht verzeihen.« Erst seit die »die Täter schützende Mauer des Schweigens und Verdrängens eingerissen wird«, habe dieser Mann begonnen, mit anderen Opfern sexueller Gewalt an der Odenwaldschule und mit ehemaligen Schulfreunden über seine Erfahrungen zu sprechen. Dohnanyi spricht von einem »zweiten und letzten Damm«, der jetzt gebrochen sei: »Die Benennung der Täter«, habe ihm sein Mitschüler

---

2 In: Die Zeit vom 15.4.2010

geschrieben, »sei wichtig, aber nicht ausreichend: ›Ohne die Gefühlskälte und die Gleichgültigkeit unserer Eltern wäre all dies nicht möglich gewesen‹.« Dohnanyi zitiert einen anderen Mitschüler: »Seit ich denken kann, hatte mein Vater meinen Lebensweg vorbestimmt. Ich wurde darauf gedrillt, eines Tages den Betrieb zu übernehmen. Aber als ich in die Pubertät kam und gegen Eltern und Lehrer rebellierte, wurde ich ihm zu viel. Statt mit mir zu reden, meldete er mich auf der Odenwaldschule an.« Bei vielen ehemaligen Schülern und Schülerinnen der Odenwaldschule sei erst »in diesen März-Wochen des Jahres 2010« die bittere Erkenntnis gereift: »Ich habe meine Eltern bei der Verwirklichung ihres eigenen Lebensplans gestört. Ich wurde aus meiner eigentlichen Familie ausgemustert, und das reformpädagogische Konzept der Odenwaldschule war das Alibi, mit dem sie den Rest ihres eigenen schlechten Gewissens besänftigen konnten.« Ein anderer sagt: »An wen hätte ich mich mit meinen Nöten wenden können? An meine Eltern? Die waren doch nur froh, dass ich augenscheinlich so gut verräumt war.« In einem anderen Beitrag derselben Ausgabe der »Zeit« berichtet ein ehemaliger Schüler der Odenwaldschule, dass seine Eltern jedes Gespräch mit ihm verweigerten: »Ich habe meiner Mutter gegenüber immer wieder angedeutet, dass ich ein Geheimnis habe. Und ich habe mir sehr gewünscht, dass sie einmal nachfragt.« Die Scham habe ihn davon abgehalten, seiner Mutter einfach die schrecklichen Erfahrungen mit dem von ihr sehr geschätzten Lehrer der Odenwaldschule, der ihrem Sohn sexuelle Gewalt antat, zu erzählen. Die Mutter habe von dem Geheimnis, »von dem sie doch nur zu genau wusste«, nichts hören wollen. Noch heute reagierten viele Eltern »eiskalt«, schreibt Johannes von Dohnanyi: »Wer sich habe anfassen lassen, sei selbst schuld gewesen – so lautet eine typische Antwort.« Dass er selber nicht »missbraucht« worden sei, führt Dohnanyi auf die bedeutende gesellschaftliche Stellung seiner Familie und die große Prominenz seines Vaters zurück.

Die Erfahrung, dass ihnen von niemandem geglaubt wurde oder niemand ihnen überhaupt zuhören wollte, wenn sie ihre Not signalisierten oder versuchten, darüber zu sprechen, hat die mitten in einer großen Anzahl von Menschen, Gleichaltrigen und Erwachsenen, lebenden Heimkinder und InternatsschülerInnen, die Opfer sexueller Gewalt wurden, vereinsamen lassen. Ein Ehemaliger aus einem Heim benennt als Zeugen für die ihm vom Heimleiter zugefügte sexualisierte Gewalt den Stuhl, auf dem der Mann saß, wenn er das Kind misshandelte. »Ich, der Stuhl, sah und hörte einen kleinen Jungen weinen. Er war nackt, sein Po war blutig, noch heute höre ich seine Schreie. Viele Male hörte ich die Schreie. Viele Kinder habe ich weinen und schreien gehört und gesehen. Viele Jahre stehe ich in diesem Zimmer. Aber die Tränen und die Schreie höre ich noch immer. – 1/2/3, das ist bei mir Standard, sagte der Täter. Auf den nackten Po. Der Rohrstock ist dünn. Das ist gut. Ich finde die Schläge auf den Po von F. gut. Im Gefangenen-Lager war das Standard. Ich habe keine Gewissensbisse. Meine Gefühle sind in Russland geblieben.« Dieser Mann, der als Kind über Jahre schweren sexuellen Misshandlungen und anderen Formen körperlicher Gewalt durch Erzieher und durch Erzieherinnen ausgesetzt war, findet mit dem Hinweis auf dessen Vergangenheit einen Weg, zu verstehen, warum der Heimleiter so an ihm gehandelt hat. Bevor der Täter im Jahre 2007 starb, führte das Opfer seiner Gewalt ein Gespräch mit ihm, um zu erfahren, wie der alte Mann am Ende seines Lebens sein Gewalthandeln von »damals« beurteilte. Der bestritt alles, was er getan hatte, und rechtfertigte die »strenge Zucht« in dem von ihm geleiteten Heim mit der für die Aufrechterhaltung der Ordnung und für das künftige Leben der »Zöglinge« notwendigen Disziplin.

Ein Hauptgrund für das Schweigen der Frauen und Männer, die in ihrer Kindheit und/oder Jugend Opfer von sexueller Gewalt durch Erwachsene wurden, besteht darin, dass sie sich von der Beschmutzung und Beschämung und durch den an ihnen verübten Verrat so vernichtet fühlen, dass ihnen eine Distanzierung von diesem Opferstatus und damit eine wirkliche Befreiung kaum gelingen kann. Die würde ja nur auf dem Weg der Öffnung gegenüber anderen Menschen, durch das Kommunizieren der schrecklichen Erfahrungen zu erreichen sein. Für viele Opfer sind diese Erfahrungen aber gerade deswegen nicht kommunizierbar, weil damit die Angst verbunden ist, in diesem elenden Zustand eines beschmutzten, beschämten und gedemütigten Opfers für den anderen erkennbar zu werden. »Die Scham hat mir den Mund verschlossen« – diesen Satz kann man von den Frauen und Männern, die sich nach Jahrzehnten durchgerungen haben, das Schweigen zu brechen, immer wieder hören. Zu dieser Scham gehört auch das Gefühl des eigenen »Versagens«, das durch den tatsächlichen oder antizipierten Vorwurf: »Warum hast du dich nicht dagegen gewehrt?« hervorgerufen und aufrechterhalten wird, besonders wenn es sich um »Verführungen« ohne direkte Gewaltanwendung durch geachtete oder geliebte Menschen handelte. Die Verbindung von Scham- und Schuldgefühlen entfaltet eine psychische Dynamik, die einen Menschen buchstäblich »zum Verstummen« bringen kann. Wenn sie sich aus traumatisierenden Erfahrungen in Kindheit und Jugend herleiten, können aus ihnen lebenslange Beeinträchtigungen entstehen, die in besonderem Maße die Liebesbeziehungen und die Fähigkeit zu einem selbstbestimmten, die Integrität anderer Menschen achtenden, lustvollen Sexualleben betreffen. Eine Frau, die als achtjähriges Mädchen im Rahmen der Vorbereitung auf die Erstkommunion durch einen katholischen Pfarrer vergewaltigt wurde, schreibt: »Ich glaube nicht, dass die menschliche Empathie die Hölle auszuloten vermag, in die Kinder gestoßen werden, bei denen die seelischen und körperlichen Grenzen so niedergerissen werden. Ich habe 20 Jahre gebraucht, um zu begreifen, dass ich zu einem Mann Nein sagen darf!« Ein Mann, der als zwölfjähriger Junge in einem evangelischen Kinderheim von einem Erzieher sexuell misshandelt und vergewaltigt wurde, schreibt: »Ich habe über 40 Jahre geschwiegen. Alle meine Beziehungen gingen in die Brüche, geheiratet habe ich nie. Ich kann keine Beziehung führen, die Bilder von damals tauchen immer wieder vor mir auf.« Ein Mann, der als elfjähriger Junge von seinem Beichtvater in einem katholischen Internat über lange Zeit sexuelle Gewalt erdulden musste, schreibt: »Mit 18 wollte ich zum ersten Mal Selbstmord begehen. Mit 32 war ich wieder so weit. Lange waren meine Beziehungen zu Frauen bestimmt von Misstrauen und Angst. Auch an meinen beruflichen Erfolgen konnte ich mich nicht freuen. Immer begleitete mich die Gewissheit: Du bist nichts wert. Du bist nicht gut. Mit 50 habe ich mich das erste Mal frei gefühlt – frei von Schuld und Scham.« Ein Mann, der als Jugendlicher von einem Vikar, der eine kirchliche Jugendgruppe leitete, vergewaltigt wurde, schreibt: »Ich habe in den vergangenen Jahren immer wieder versucht, meinen Wunsch und mein Bedürfnis nach einer Beziehung zu verwirklichen. Alle Versuche scheiterten an meiner Unsicherheit, Vertrauen in Nähe zu entwickeln. Ich bin sicher, dass meine Unsicherheit und Unfähigkeit, mich in körperlicher und seelischer Nähe geborgen und sicher zu fühlen, eine maßgebliche Folge des Missbrauchs ist. Ich bin deswegen sehr einsam. Trotzdem hatte ich mich in meinem Leben eingerichtet, bis Anfang des Jahres die Berichterstattung über die Missbrauchsfälle an Jesuitenschulen wie ein Auslöser wirkten. Ich erlebte den überwunden geglaubten Missbrauch, als wäre er gerade geschehen. [...] Ich möchte, dass die Balken verschwinden – die Not und die Scham der Opfer sichtbar werden. Ich möchte dazu beitragen, dass sich Angst in Vertrauen und Furcht in Widerstand wandelt.« Eine Frau, die als Kind in einem von Nonnen betriebenen Mädchenheim leben musste, von diesen körperlich schwer misshandelt und von dem Beichtvater des Heims vergewaltigt wurde, schreibt: »Männer kann ich nur aus der Distanz ertragen, auch mit Freundlichkeit kann ich kaum umgehen. Ist jemand nett zu mir, bekomme ich fast Panik. Ich kenne mich nur mit Gewalt aus, nicht mit Liebe und Herzlichkeit.« Ein Mann, der als Jugendlicher vom Leiter des Konfirmandenunterrichts über längere Zeit sexuelle Gewalt erleiden musste, schreibt: »Es hat fast vierzig Jahre gedauert, bis ich einen Weg fand, dass mich der Missbrauch nicht mehr blockiert. Doch ich weiß, das Erlebte wird niemals ganz aus meinem Leben verschwinden [...] Die Missbrauchserlebnisse holten mich ein, als ich meine Frau kennenlernte. Die folgenden Jahre waren ein Drama. Ich konnte über das Erlebte nicht sprechen.« Ein Mann, der als Jugendlicher von einem Pater, den er sehr verehrte, sexuelle Gewalt erdulden musste, schreibt: »Danach war ich ein anderer Mensch. Ausgerechnet der Mann, der für mich fast wie ein Heiliger war, vergeht sich an mir. Nach diesem Missbrauch war meine Kindheit kaputt. Ich flog von der Schule, nahm Drogen [...]. Ich bekam Angstzustände. Seit dreißig Jahren leide ich unter einer Angstpsychose. Es gab Zeiten, da habe ich mich nicht mehr aus dem Haus getraut. Ich habe unzählige Therapiesitzungen, einen Selbstmordversuch und zwei gescheiterte Ehen hinter mir. Das Gefühl der totalen Ohnmacht, der Ausweglosigkeit, lässt mich bis heute nicht los.« Eine Frau, die als Kind in einem von Franziskanerinnen geführten Heim leben musste und dort von ihrem Beichtvater sexuell misshandelt und vergewaltigt wurde, schreibt: »Ich mag das Wort Opfer übrigens nicht. Ich nenne mich ›Überlebende‹. Eine Überlebende, die fürs Leben traumatisiert ist.«[3]

Das Recht auf körperliche und seelische Unverletztheit

Opfer sexueller Gewalt werden durch die TäterInnen in ihrer physischen und psychischen Integrität verletzt, die durch das Grundgesetz geschützt ist. »Jeder hat das Recht auf Leben und körperliche Unversehrtheit«, heißt es in Artikel 2, Absatz 2 des Grundgesetzes. Dieses Recht gehört zu den unveränderbaren Grundrechten. Auf seine große Bedeutung weist seine Stellung in der Verfassung hin. Der erste Abschnitt des Grundgesetzes formuliert die Grundrechte der BürgerInnen, die den wichtigsten Teil der Verfassung darstellen. Das Bundesverfassungsgericht bezeichnete den Grundrechtsteil als »unaufgebbares, zur Verfassungsstruktur des Grundgesetzes gehörendes Essential der geltenden Verfassung«. Diese Grundrechtsnormen sind diejenigen der Verfassung, die für die BürgerInnen in ihrem Alltag die größte Bedeutung haben. Der Verfassungsrechtler Ingo von Münch schreibt in seinem Grundgesetz-Kommentar: »Vor allem in den Grundrechten erlebt der Bürger das Grundgesetz. Wenn ein Sinnprin-

3 Alle Zitate aus: Lache/Stoessinger 2010

zip der Verfassung die *Integration* ist, das heißt der einigende Zusammenschluss als ›Prozess beständiger Erneuerung, dauernden Neuerlebtwerdens‹, so gilt dies im besonderen Maße für den Grundrechtsteil der Verfassung.«[4] Der Artikel 2 »Freie Entfaltung der Persönlichkeit, Recht auf Leben, körperliche Unversehrtheit, Freiheit der Person« ist die wichtigste Konkretisierung von Artikel 1 des Grundgesetzes: »Die Würde des Menschen ist unantastbar. Sie zu achten und zu schützen ist Verpflichtung aller staatlichen Gewalt.« In den Grundrechtsartikeln wird im Einzelnen definiert, was mit dem abstrakten Begriff »Würde des Menschen« gemeint ist. In Artikel 1, Absatz 2 werden die Grundrechte als unverletzliche und unveräußerliche Menschenrechte und »als Grundlage jeder menschlichen Gemeinschaft, des Friedens und der Gerechtigkeit in der Welt« bezeichnet. Mit dieser Formulierung hat der Gesetzgeber die Identität von Grundrechten und Menschenrechten deutlich gemacht. Dass die Achtung und der Schutz der Grundrechte nicht nur für den Staat verpflichtend sind, sondern auch für alle seine Bürger und Bürgerinnen, wird durch die Formulierung betont, dass das »Deutsche Volk« sich zu diesen Rechten bekennt.

Kinder und Jugendliche sind, ebenso wie nach dem Bürgerlichen Gesetzbuch, »mündige« erwachsene BürgerInnen, Träger von Grundrechten. Bezogen auf die unmittelbar die Menschenwürde schützenden Grundrechte, besitzen Kinder und Jugendliche eine »Grundrechtsmündigkeit«. Die Inanspruchnahme von Grundrechten, »die an die menschliche Existenz als solche anknüpfen«, könne, so von Münch[5], nicht vom Alter abhängig gemacht werden.

Das Recht auf körperliche Unversehrtheit gehört als ein unveräußerliches Menschenrecht, wie das im selben Artikel verankerte Recht auf Leben, zu den Rechten, deren Respektierung die Achtung der Menschenwürde überhaupt erst möglich macht. Auf solche Rechte kann ein Kind oder ein Jugendlicher auch nicht »freiwillig« bzw. durch eine wie auch immer zustande gekommene »Zustimmung« ver-

4 von Münch 1981, S. 19

5 Ebenda, S. 130ff.

zichten, wie von den VerharmloserInnen sexueller Gewalt, vor allem von den TäterInnen selbst, immer wieder behauptet wird. Sie wollen das Recht auf körperliche Unversehrtheit auf die Anwendung unmittelbaren physischen Zwangs begrenzen, der in einem Strafverfahren, falls es überhaupt dazu kommt, von den Opfern kaum zu beweisen ist.

In der Rechtsauffassung und in der Rechtsprechung ist es unbestritten, dass das Recht auf körperliche Unversehrtheit auch ein »Grundrecht auf Freiheit von Schmerzen« beinhaltet. Dieses Recht umfasst auch durch rechtswidrig zugefügte körperliche Schmerzen verursachte »nachhaltige Einwirkungen auf den psychischen Bereich, also zum Beispiel Angstzustände, hochgradige Nervosität und ähnliches«[6]. Diese, durch verschiedene Urteile des Bundesverfassungsgerichts verbindlich gemachte Auslegung des Rechts auf körperliche Unversehrtheit gilt auch für die §§ 223 (Körperverletzung) und 225 (Misshandlung von Schutzbefohlenen) des Strafgesetzbuches. Die Bestimmungen des § 225 treffen in vollem Umfang auf die sexuelle Gewalt zu, die Kindern und Jugendlichen in pädagogischen Einrichtungen durch dort arbeitende Erwachsene zugefügt wurde: »Wer eine Person unter achtzehn Jahren [...], die

1. seiner Fürsorge oder Obhut untersteht,
2. seinem Hausstand angehört,
3. von dem Fürsorgepflichtigen seiner Gewalt überlassen worden oder
4. ihm im Rahmen eines Dienst- oder Arbeitsverhältnisses untergeordnet ist,

quält oder roh misshandelt, oder wer durch böswillige Vernachlässigung seiner Pflicht, für sie zu sorgen, sie an der Gesundheit schädigt, wird mit Freiheitsstrafe von sechs Monaten bis zu zehn Jahren bestraft. [...]

Auf Freiheitsstrafe nicht unter einem Jahr ist zu erkennen, wenn der Täter die schutzbefohlene Person durch die Tat in die Gefahr

1. des Todes oder einer schweren Gesundheitsschädigung oder

---

6 Ebenda

2. einer erheblichen Schädigung der körperlichen oder seelischen Entwicklung bringt.«

Die Kindern und Jugendlichen angetane sexuelle Gewalt bedeutet immer zumindest eine, meist aber mehrere Verletzungen des Rechts auf körperliche Unversehrtheit, das ihre physische und psychische Integrität vor Verletzungen schützen soll. Auch wenn die Handlungen der TäterInnen »weder mit Schmerzzufügung noch mit Gesundheitsschädigung verbunden sind«, verletzen sie das Grundrecht des Opfers, weil sie eine »Beeinträchtigung der Körpersphäre durch eine unangemessene, üble Behandlung von nicht unbeträchtlichem Gewicht« darstellen, wie es in der Juristensprache von Richtern des Bundesverwaltungsgerichts heißt.[7]

Fast alle Opfer sexueller Gewalt fühlen sich durch den Täter oder die Täterin physisch und psychisch beschmutzt. Für Kinder und Jugendliche, denen diese Gewalt in pädagogischen Einrichtungen von Erwachsenen zugefügt wird, gilt das in besonderem Maße. PädagogInnen verletzen und missachten mit diesem Handeln fundamentale ethisch-moralische Grundsätze, die den Kern der Erziehung ausmachen, deren Respektierung sie im Alltag von den ihnen zur Erziehung Anvertrauten verlangen. Der Bruch dieser Normen durch diejenigen, die sie nicht nur theoretisch, sondern in ihrer eigenen Lebenspraxis repräsentieren sollen, wird von den Kindern und Jugendlichen als das erlebt, was er ist: Verrat, Beschmutzung und Beschämung – eine tiefe Verletzung und Demütigung. Diese Erfahrungen bewirken einen seelischen Schmerz, der durch sein Ausmaß und seine Heftigkeit die Möglichkeiten des Kindes oder des Jugendlichen, ihn auszuhalten oder gar zu »verarbeiten«, absolut übersteigt. Um weiterleben zu können, muss dieser Schmerz, dessen Kern die Traumatisierung ausmacht, psychisch abgespalten werden. Die Gefühle von Beschmutzung und Beschämung sind besonders heftig, wenn es sich um »geweihte Personen« handelt, um weibliche und männliche Geistliche beider Konfessionen.

---

7 Zitiert nach von Münch 1981, S. 134

Verstrickungen

Scham und Schuldgefühle eines Opfers sexueller Gewalt weisen darauf hin, dass es dem Täter oder der Täterin gelungen ist, das »Objekt« seiner sexuellen Begierde und seines Bedürfnisses, Macht über Schwächere auszuüben, in seine Schuld so zu verstricken, dass es glaubt, einen aktiven Anteil daran zu haben – mit anderen Worten: selbst Täter oder Täterin zu sein. Pädosexuelle TäterInnen versuchen, den von ihnen begehrten Kindern zu suggerieren, dass sie sich von ihnen haben verführen lassen, durch ihre »Reinheit« und »Unschuld«, ihre »Schönheit« und »Zärtlichkeit«, so, als hätte das Kind Macht über sie gewonnen und nicht umgekehrt. Täter versuchen, sich Kindern und Jugendlichen gegenüber als schwach, liebebedürftig und schutzbedürftig hinzustellen. »Du wirst *uns* doch nicht verraten und mir, der ich dir so zugetan bin, damit ein Leid antun« – so oder ähnlich lauten die Argumentationsmuster der Verstrickung. Ein Mann, der sich als Jugendlicher von seinen Eltern abgelehnt fühlte und unter den Gleichaltrigen im Landerziehungsheim als »Sonderling« galt, schreibt: »Es quält mich immer noch die Frage, warum ich nicht geflüchtet bin, dem alten Mann, der uns abends immer bei Musik und gedämpftem Licht Vorträge über die Knabenliebe hielt, nichts entgegengesetzt habe. Womöglich lag es daran, dass ich mich damals in einer ungeheuren Stresssituation befand. Ich kam aus einem spießigen Elternhaus, mit einem Vater, der mich ablehnte, der seelisch grausam war. An der Schule galt ich – geprägt durch dieses merkwürdige Elternhaus – als Sonderling. [...] Alle meine Anpassungsversuche brachten nichts. Ich wurde gemobbt von meinen Mitschülern.« Diese Situation nutzte der Lehrer aus: »Er hat sich alle meine Klagen angehört und mir wiederum geklagt, dass auch bei ihm nicht alles rund laufe an der Schule. Ich dachte, ich hätte einen Seelenverwandten, einen Verbündeten gefunden. Einen, der sich für mich einsetzt, der mir hilft. Ich dachte, ich müsste diesen Preis zahlen für seine Unterstützung.« Es dauerte ein halbes Jahr, bis dieser Junge entdecken musste: »Mit anderen macht er das auch« und erkannte, »dass ich nie bekommen würde, wofür ich hier bezahle«, und er begann, den, den er verehrt hatte, zu hassen. Mit seiner Enttäuschung, seinem Hass und seinem Schmerz blieb er allein: »Meinen Eltern habe ich nie von dem Missbrauch erzählt. Sie hatten mir schon das mit dem Mobbing nicht geglaubt.«[8]

Die gefühlte Verstrickung der Kinder und Jugendlichen in die Schuld der Täter bzw. Täterinnen wurde auch durch Geschenke, sogenannte Vergünstigungen, bis hin zu besseren Bewertungen von schulischen Leistungen und besseren Zeugnisnoten regelrecht erkauft, wie der oben zitierte Bericht über die Praktiken des Direktors des Aloisiuskollegs zeigt. Wenn das Kind bzw. der Jugendliche nicht mehr »mitmachen« wollte oder sich überhaupt weigerte, konnte der Täter oder die Täterin den »Spieß auch umdrehen«, das heißt seine Machtposition benutzen: mit »Entzug der Vergünstigungen«, mit öffentlicher Bloßstellung vor anderen Kindern bzw. Jugendlichen und sogar mit regelrechten Bestrafungen wie Sitzenbleiben und Verweisung von der Schule bei InternatsschülerInnen oder Verlegung in ein anderes, »schlimmeres« Heim bei Heimkindern. Aus der Bitte: »Verrate mich nicht« konnte schnell ein: »Wehe, wenn du mich verrätst!« werden. Wenn der Junge oder das Mädchen in solch einer Bedrohungssituation nicht auf den bedingungslosen Schutz anderer LehrerInnen, der Eltern oder des Vormundes vertrauen konnte, hatte er bzw. es kaum Chancen, sich dem Täter oder der Täterin zu entziehen. Eine Frau, die als Kind und Jugendliche von dem Beichtvater des Heimes, in dem sie »untergebracht« war, vergewaltigt wurde, berichtet: »Als der Pfarrer fertig war, zerrte mich eine Nonne an den Haaren, beschimpfte mich als ›Drecksau‹ und zwang mich, der Marien-Statue die Füße zu küssen und den Rosenkranz zu beten für meine Sünden.«[9]

Das Schweigen der Opfer ist auch eine Folge der furchtbaren Erfahrung, dass die für ihr Wohlergehen verantwortlichen Erwachsenen ihnen nicht glaubten, sich von ihrer Not nicht betreffen ließen, für sie buchstäblich nicht erreichbar waren. Diese Erfahrung des totalen Ver-

8 Lache/Stoessinger 2010

9 Ebenda

lassenseins und Ausgesetztseins in einer existenziellen Gefährdungssituation, die sich wie ein roter Faden durch fast alle Berichte zieht, ist geeignet, jegliches Vertrauen zu sich selbst und in »die Welt« zu zerstören und die Entstehung neuen Vertrauens zu anderen Menschen in anderen Situationen zu erschweren oder gar zu verhindern.

Kinder und Jugendliche, denen in Internatsschulen und Heimen der Jugendfürsorge sexuelle Gewalt angetan wurde, konnten sich ihren Peinigern kaum entziehen. Auch wenn es ihnen gelang, sich aus dem direkten Zugriff der TäterInnen zu lösen, mussten sie doch in der Einrichtung mit ihnen weiter zusammenleben und ihre Gegenwart ertragen. Für Heimkinder war diese Ausweglosigkeit noch stärker als für InternatsschülerInnen. Nur noch durch die Flucht glaubten sie, sich befreien zu können. Aber wohin fliehen? »Kein Ort nirgends« – dieser Titel eines Buches von Christa Wolf traf auf sie in seiner vollen Bedeutung zu. Ihre Fluchtversuche scheiterten regelmäßig. Von der Polizei und auch von ihren Eltern wurden sie zurückgebracht und im Heim für ihr »Abhauen« bestraft.

In den Berichten von InternatsschülerInnen kommen solche Versuche, dem Elend zu entkommen, nicht vor. Das kann an ihrer ambivalenten Bindung an den Ort ihres Leidens liegen, die sich bei Heimkindern in dem Maße kaum entwickeln konnte. Bei Jugendlichen, die schon eine sogenannte Heimkarriere hinter sich hatten oder erst als Jugendliche gegen ihren Willen ins Heim eingewiesen wurden, war die Ablehnung des Ortes und der Hass auf die Menschen, die ihn repräsentierten, meistens eindeutig und ist es noch immer in der Erinnerung der Erwachsenen, Jahrzehnte nach ihrer »Entlassung« aus der Heimerziehung. Freiheit bedeutete für sie, diesen Ort, diese Menschen um jeden Preis und auf welchem Weg auch immer, zu verlassen.

Die Ambivalenzen der InternatsschülerInnen resultieren dagegen aus einer kaum zu entwirrenden Verschlingung von demütigenden, unterdrückenden und anerkennenden bis hin zu liebevoller Zuwendung reichenden Erfahrungen in einem, und das am selben Ort und manchmal sogar verbunden mit ein und derselben Person. Die Dynamik dieser extrem widersprüchlichen Erfahrungen kann man auch an dem Bestreben Ehemaliger der Odenwaldschule sehen, die ihre radikale Kritik an der Vergangenheit »ihrer« Schule mit höchstem Lob verbinden und sich jetzt für ihr Bestehen und ihre Zukunft engagieren. Johannes von Dohnanyi, vielleicht der radikalste Kritiker der Verlogenheit, der doppelten Moral, des Mitläufertums und des Verschweigens der meisten LehrerInnen und Gremienmitglieder (überwiegend Eltern von SchülerInnen), engagiert sich heute in den neu gewählten Gremien der Schule.

Kein ehemaliges Heimkind hat sich für den Erhalt eines Fürsorgeerziehungsheims eingesetzt, als diese infolge der Kritik der Heimkampagne in der zweiten Hälfte der 1970er-Jahre eines nach dem anderen geschlossen werden mussten. Wenn sich Ehemalige aus der Heimerziehung heute an noch bestehende Orte ihres Leidens begeben – viele Kinderheime bestehen mit veränderten Konzepten weiter, und auf dem Gelände mancher Fürsorgeerziehungsanstalt sind neue sozialpädagogische Projekte entstanden –, erfolgt der »Besuch« in der Regel nach langem Zögern. Zuvor müssen starke innere Widerstände, gespeist von berechtigten Ängsten vor Flashbacks, überwunden werden, aber auch die Angst, gegenüber den heute arbeitenden Pädagogen »die Fassung zu verlieren«, ihnen Wut, Hass und Verzweiflung ins Gesicht zu schreien, heftige Gefühle, die, ausgelöst von scheinbar unbedeutenden »Aufhängern« für ihre Erinnerung, sie buchstäblich »umhauen« können. Dazu sagte der Traumatherapeut Martin Sack: »Unverarbeitete Erinnerungen fühlen sich anders an als verarbeitete, nämlich so, als hätte man das Schreckliche gerade erst erlebt. Die Erinnerungen der Traumapatienten sind deshalb erstaunlich lebendig. Körperliche Schmerzen werden manchmal heute sogar stärker empfunden als während des Missbrauchs selbst, weil in der Situation so viel auf einmal passiert ist, dass man nicht alles fühlen konnte.«[10]

Der Gang »zurück in die Hölle« ist für viele ein notwendiger Gang auf dem Weg in eine freiere Zukunft, aber ein gefährlicher, der nicht ohne Begleitung von Menschen des Vertrauens gewagt werden sollte.

---

10 Sack 2010

»Ich muss die heutige Leitung des Heimes, in dem ich vier Jahre lang durch verbale Demütigungen, Schläge, sexuelle Misshandlungen und Vergewaltigungen gequält wurde, und die heute Verantwortlichen des Heimträgers am Ort des Geschehens mit meinen Erfahrungen konfrontieren, sonst komme ich nicht weiter«, sagte ein Mann, der sich zu diesem schweren Gang entschlossen hatte und mich bat, ihn zu begleiten.

In einer Diskussion über in der Heimerziehung traumatisierte ehemalige Heimkinder und über Möglichkeiten traumatherapeutischer und anderer Hilfen betonten die geladenen ExpertInnen übereinstimmend die zentrale Bedeutung ernst zu nehmender Schuldanerkenntnisse der Institutionen und, falls sie noch leben und erreichbar sind, der Täter und Täterinnen. Oliver Schubbe, Institut für Traumatherapie Berlin, stellte fest: »Zentrale Grundlage für eine Aufarbeitung und Bewältigung ist die gesellschaftliche Anerkennung und Rehabilitierung der Betroffenen sowie das authentische Schuldanerkenntnis der ›Täter‹ beziehungsweise der ›Täterorganisationen‹ und ihrer Nachfolger.«

Silke Birgitta Gahleitner, Professorin an der Alice-Salomon-Hochschule Berlin, die für den Runden Tisch »Heimerziehung« die Expertise »Was hilft ehemaligen Heimkindern bei der Bewältigung ihrer komplexen Traumatisierungen?« geschrieben hat, betonte: »In jedem Fall ist für eine persönliche Aufarbeitung das Schuldbekenntnis der Verursacher beziehungsweise deren Nachfolger wesentlich [...].«

Und Siegrid Richter-Unger von der Beratungsstelle »Kind im Zentrum«, Berlin, unterstrich: »In der Therapie von Opfern sexueller Gewalt ergeben sich Besonderheiten: Meist geben sich die Opfer eine Mitschuld und eine Mitverantwortung für das Erlebte. Um dieses Schuldgefühl zu überwinden, ist das Bekenntnis der Schuld und die Verantwortungsübernahme durch den Täter wichtig und notwendig.«[11] Diese Forderung der TraumaexpertInnen wurde von ehemaligen Heimkindern schon im Petitionsausschuss des Deutschen Bundestags und in diversen öffentlichen Stellungnahmen erhoben. Sie gilt natür-

11 Alle Zitate aus dem Ergebnisprotokoll der 7. Sitzung des Runden Tisches »Heimerziehung in den 50er und 60er Jahren«, 15./16. April 2010

lich ebenso für ehemalige Schülerinnen und Schüler, die in Internatsschulen und Landerziehungsheimen durch sexuelle Gewalt traumatisiert wurden.

Deren »Besuche« an ihren ehemaligen Schulen unterscheiden sich in ihrer Motivation und ihrem Verlauf aber erheblich von denen ehemaliger Heimkinder in Heimen der Jugendhilfe. Ehemalige InternatsschülerInnen versammeln sich gegenwärtig in großer Zahl an »ihren« Schulen, die, im Unterschied zu den gegenwärtig bestehenden Heimen der Jugendhilfe, eine bis auf den heutigen Tag ungebrochene Traditionslinie und Kontinuität haben. Die Ambivalenzen der InternatsschülerInnen, die Opfer sexueller Gewalt an ihrer Schule wurden, haben ihren Grund in den beschriebenen Widersprüchen, die zu einer Fessel werden konnten, die eine Flucht ins »Nirgendwo«, wie sie von Heimkindern immer wieder versucht wurde, verhinderte. Die Kinder und Jugendlichen in Internatsschulen befanden sich in einer für sie ausweglosen Situation. Fluchtversuche aus einer unerträglichen Lage, wie sie von Heimkindern unternommen wurden, auch wenn sie letztlich nicht glückten, waren immer ein Versuch der Selbstbefreiung, eine Widerstandshandlung, die in aller Verzweiflung und allem Scheitern dem Erhalt der Selbstachtung dienten. Freilich, InternatsschülerInnen blieb die »Flucht nach innen«, die stumme Verachtung, der stumme Hass gegen den Peiniger. »Ich verachtete ihn von Mal zu Mal mehr. Am Schluss war er für mich kein menschliches Wesen mehr, sondern ein Tier, ein Triebtier«, sagte ein Ehemaliger der Odenwaldschule in einem Gespräch mit JournalistInnen.[12]

Verachtung und Hass sind in dieser Situation ein Selbstschutz, aber sie zerstören die Seele dessen, der sich mit ihnen schützen muss, wenn die Situation, die diesen Schutz erfordert, über längere Zeit bestehen bleibt. Oft werden diese extrem negativen Gefühle zusammen mit dem Geschehen, auf das sie gerichtet sind, zu einem frühen Zeitpunkt psychisch so »abgekapselt« beziehungsweise »abgespalten«, dass sie in den Jahren »danach« nicht aufgelöst werden können. Sie

---

12 Lache/Stoessinger 2010

werden zu einem Bestandteil des Traumas, das virulent bleibt und jederzeit, bei bestimmten auslösenden Situationen, »aufbrechen« kann. Posttraumatische Reaktionen bei Menschen, die in ihrer Kindheit und/oder Jugend Opfer sexueller Gewalt wurden, sind ein Hauptproblem der Traumaforschung und der psychotherapeutischen Arbeit von speziell ausgebildeten TherapeutInnen. Der Traumatherapeut Oliver Schubbe: »Posttraumatische Belastungsstörungen treten oft erst Jahre nach der traumatisierenden Erfahrung auf. [...] Die im Körper ›abgespeicherten‹ und nicht verarbeiteten Erfahrungen bleiben aber bestehen und werden erst Jahre später anhand der physischen und psychischen Symptome gegenwärtig. Alte Menschen gelten deshalb als Risikogruppe für posttraumatische Belastungsstörungen.«[13] Die Traumatologin Silke Birgitta Gahleitner: »Ein Trauma entsteht durch eine absolut unüberbrückbare Distanz zwischen dem Erlebten und dem, was zur Bewältigung des Erlebten zur Verfügung steht. Hierbei kommt es zu hirnphysiologischen Veränderungen, deren Folgen den gesamten weiteren Lebensverlauf negativ beeinflussen können. [...] Bei Traumatisierungen, die nicht durch einmaliges Erleben, sondern durch wiederkehrende und andauernde traumatisierende Erlebnisse entstehen, spricht man von komplexen Traumatisierungen.«[14]

Das Schweigen der Opfer hat, wie wir gesehen haben, viele verschiedene Ursachen, Bedeutungen und Wirkungen. Eine Wirkung des Schweigens ist immer gleich: Es schützt die Täter und Täterinnen und letztlich auch die Institutionen. Die fassungslose Frage, wie war es möglich, dass die Täter so lange, zum Teil über Jahre und manchmal an vielen Kindern und Jugendlichen sexuelle Gewalt verüben konnten, findet in diesem Schweigen vielleicht die wichtigste von mehreren Antworten. Aus ihrem Schweigen eine Mitschuld der Opfer abzuleiten und damit einen Vorwurf zu verbinden, wie es in der jüngsten Debatte von den Ver-Schweigern hin und wieder zu hören war, ist allerdings perfide und absurd.

---

13 Ergebnisprotokoll der 7. Sitzung des Runden Tisches »Heimerziehung«

14 Ebenda

Das Ver-Schweigen der Institutionen

Dass in der Öffentlichkeit so lange Zeit nicht über sexualisierte und sexuelle Gewalt in pädagogischen Einrichtungen geredet wurde, hat eine weitere entscheidende Ursache im Ver-Schweigen der Institutionen bzw. ihrer VertreterInnen.

Schon in der Diskussion um die gewaltförmige »Erziehung« in Heimen der Jugendfürsorge der alten Bundesrepublik konnte man von leitenden MitarbeiterInnen der öffentlichen und freien Träger der Kinder- und Jugendhilfe immer wieder hören: »Das haben wir nicht gewusst« und »Wir sind entsetzt und zutiefst betroffen über das, was Ehemalige aus der Heimerziehung jetzt berichten.« Aber jeder, der es wollte, konnte sich in der kritischen Fachpresse zu jedem Zeitpunkt nach 1945 über die Missachtung der Menschenwürde und die Verletzung der Menschenrechte der Heimkinder informieren, und zu jedem Zeitpunkt gab es Forderungen, die Bedingungen für die menschenverachtende Praxis in den Einrichtungen der Jugendfürsorge abzuschaffen, und Vorschläge für Alternativen. Immer wieder auch gab es Berichte von Journalisten über massive sexuelle Gewaltausübung durch pädagogisches Personal in Erziehungsheimen. Der Journalist und Autor Gerhart Herrmann Mostar berichtete in Rundfunk- und Zeitungsreportagen Anfang der 1950er-Jahre über massive sexuelle Gewalt durch kirchliche Erzieher und Erzieherinnen in einem evangelischen Heim in Baden-Württemberg. Die Sozialreportagen Mostars wurden vom Desch-Verlag in München, einem der wichtigsten Verlage im Nachkriegsdeutschland, und bei Hoffmann und Campe in großen Auflagen auch in Buchform publiziert.[15] Das ist nur ein Beispiel von vielen möglichen. Wer wissen wollte, konnte wissen. Und viele, die es bestreiten, wussten. Die Behauptung »Ich habe das alles nicht gewusst« erweist sich immer mehr als eine Schutzbehauptung.

In der seit Januar 2010 öffentlich geführten Diskussion über sexuellen Missbrauch in pädagogischen Einrichtungen werden diese aus

---

15 Vgl. Mostar 1950 und 1952

der Debatte über die Heimerziehung altbekannten Argumente von Verantwortlichen aller betroffenen Institutionen und Organisationen sowie von PolitikerInnen wieder vorgetragen. Nach und nach stellte sich dann heraus, dass es zu jedem Zeitpunkt deutliche Hinweise auf Täter, Täterinnen und ihr Handeln gegeben hat. Immer mehr Fälle werden bekannt, in denen Täter von ihren Vorgesetzten einfach in eine andere Internatsschule, ein anderes Heim oder andere Tätigkeiten mit Kindern und Jugendlichen, wie zum Beispiel Seelsorge oder offene Jugendarbeit, »versetzt« wurden. Mit manchen Tätern wurde so über Jahre hin immer wieder verfahren.

Ursula Raue, die Beauftragte des Jesuitenordens, hat dieses Ver-Schweigen zum Zweck des Vertuschens in ihrem Bericht dokumentiert. Eine Mutter von zwei Söhnen, die am Canisius-Kolleg in Berlin von sexueller Gewalt durch einen Pater betroffen waren, meldete dies bereits 1973 der Schulleitung. Im Frühjahr 1981 schrieben mehrere Schülerinnen und Schüler gemeinsam einen Brief an die Leitung des Canisius-Kollegs, an den Provinzial des Ordens und an die Elternvertretung: »Der Bereich der Sexualpädagogik liegt in der Gemeinschaft christlichen Lebens in alleiniger Verantwortung des geistlichen Leiters. Ein vernünftiger Austausch mit Eltern findet kaum statt. Eine weibliche Bezugsperson für heranwachsende Mädchen ist nicht da. Aus eigener Erfahrung wissen wir, dass Sexualität tabuisiert und mit Verboten versucht wird, die Sexualität Einzelner gezielt zu steuern und zu beeinflussen.« Die SchülerInnen machten auch auf die Probleme homosexueller Jugendlicher aufmerksam, »die sich schwerwiegenden Belastungen ausgesetzt sehen und vielfach mit ihren Problemen allein gelassen werden und erfahren müssen, ›widersittliche‹ und ›unnatürliche‹ Auffassungen von Sexualität zu haben«. Diese Jugendlichen hatten ein Verantwortungsbewusstsein, das den erwachsenen Adressaten ganz und gar fehlte. Sie erhielten auf ihren Brief weder vom Schulleiter noch von der Ordensleitung eine Antwort. Die »Ermittlerin« fand in den Akten der Schule eine Notiz des damaligen Rektors vom August 1981, die belegt, dass ihm deutlich war, was im Freizeitheim der Schule zwischen Patern und Jugendlichen geschah. In einem Gespräch mit Ursula Raue im Mai 2010 sagte dieser Pädagoge, Pater und ehemaliger Rektor, ihm sei damals klar gewesen, dass Pater A. aus der Schule und der Jugendarbeit hätte entfernt werden müssen. Er habe es bedauert, dass die Leitung des Ordens Pater A. »nicht konsequent und ohne Zeitverzug aus der Schul- und Jugendarbeit nahm«. Bei diesem »Bedauern« blieb es. Es ging dem Orden und der Schulleitung einzig um den Schutz der Schule, der Ordensgemeinschaft und im weitesten Sinne der katholischen Kirche insgesamt.

Naiv-freimütig beruft sich der ehemalige Rektor heute auf sein Nichtwissen im Hinblick auf die Folgen sexueller Gewalt für die jugendlichen Opfer: »An eine Nachsorge für die Schüler, an pädagogische und seelsorgerische Hilfen dachte ich allerdings nicht. Heutige Erkenntnisse, dass sexuelle Misshandlungen langwierige Verletzungen nach sich ziehen und meist kostspielige Therapien nötig machen, waren mir in ihrer Gewichtigkeit damals fremd.« Zu diesem Zeitpunkt, 1981, gab es, ausgelöst durch die Zweite Frauenbewegung in der Bundesrepublik, eine unübersehbare und unüberhörbare öffentliche Debatte über sexuelle Gewalt an Kindern und Jugendlichen in Familien, Kindergärten und anderen Einrichtungen der frühkindlichen Erziehung, in der alle Folgen dieser Erfahrung und Möglichkeiten der Hilfe für die tief verletzten Kinder und Jugendlichen diskutiert wurden. Auf die damals gegründeten Beratungsstellen und Kinderschutzzentren wurde eingangs schon hingewiesen.

Pater A. wurde schließlich ein Jahr später als Jugendseelsorger und Religionslehrer nach Göttingen versetzt. Ein Hinweis auf den Grund seiner Versetzung wurde dem neuen Anstellungsträger offensichtlich nicht gegeben. Vielmehr ging dem Pater der Ruf voraus, er könne »mit unangepassten Persönlichkeiten gut umgehen«. Erst nach einem Aufenthalt in Mexico, wo Pater A. »drei junge Frauen gegen ihren Willen intim berührt haben« soll, und nachdem bekannt wurde, dass Jugendliche in Göttingen ihn »Grabbel-Anton« nannten, beschloss der Orden 1988, ihn in künftig nicht mehr in der Jugendseelsorge und der Jugendarbeit einzusetzen. Er arbeitete dann als Pfarrer in einer Gemeinde mit »sehr schwacher Sozialstruktur und vielen Obdachlosen«.

Auch diese Gemeinde ist vermutlich über den Grund seiner Versetzung nicht informiert worden. Pater A. wurde 1995 aus dem Orden entlassen und übernahm eine Funktion im Bistum Hildesheim.

Pater B., der an 22 Jugendlichen am Canisius-Kolleg, unter ihnen auch mehreren Mädchen, sexuelle Gewalt verübte, sagte der »Ermittlerin«, dass er bereits zum Zeitpunkt seines Eintritts in das Noviziat im Jahre 1964 seinem Novizenmeister seine »unbeherrschbare Neigung« offenbart habe. Der habe ihm empfohlen, der Gnade Gottes zu vertrauen. Auch nach mehreren weiteren Gesprächen mit diesem Novizenmeister seien seine Probleme nicht ernst genommen worden. Es sei ihm lediglich geraten worden, einen Psychologen aufzusuchen. Unter dem Druck starker Schuldgefühle besprach Pater B. vier Monate vor dem Termin seiner Priesterweihe seine sexuelle Obsession mit seinem spanischen Exerzitienmeister, der Facharzt für Psychiatrie und psychologischer Berater des Ordensgenerals war. Dieser riet ihm, sich nicht vor der Weihe dem Provinzial des Ordens zu offenbaren, und empfahl ihm, »Vertrauen in die Weihe-Gnade« zu haben. Offenbar half diese Gnade nicht, denn, so heißt es im Bericht von Ursula Raue, »nach der Priesterweihe wurde ihm klar, dass dieser Akt seine Möglichkeiten zum Machtmissbrauch an jungen Menschen ungeheuer erweitert hatte und – so wörtlich: ›Dass ich dieser Versuchung noch weniger gewachsen war als allen früheren.‹« Fünf Jahre nach der Priesterweihe, 1978, war der Leidensdruck von Pater B. so unerträglich geworden, dass er Selbstmordgedanken hatte. Er sprach mit dem Rektor des Canisius-Kollegs und dem Provinzial des Jesuitenordens über seine Situation. Er arbeitete weiter an der Schule, begann aber eine Psychotherapie. Im Herbst 1979 wurde er an die St.-Ansgar-Schule in Hamburg versetzt. Im Dezember 1979 teilte Pater B. seinen Kollegen (Mitbrüdern) am Canisius-Kolleg den Grund für seine Versetzung mit. Aufgrund der Empfehlung seines Psychotherapeuten werde er weiter als Lehrer arbeiten. Offensichtlich hatte die Therapie keinen Erfolg, denn aus der St.-Ansgar-Schule meldeten sich bei der Beauftragten des Ordens sechs ehemalige Schüler, an denen sich der Pater »vergangen« hatte. Während der Zeit in Hamburg war Pater B.

ständig in psychotherapeutischer Behandlung. 1982 wechselte Pater B. in das Kolleg der Jesuiten in St. Blasien. Er wurde nicht dorthin versetzt, sondern von dem dortigen Direktor angefordert. Die psychotherapeutische Behandlung setzte er in Freiburg fort. In dem Bericht von Ursula Raue heißt es: »Aus St. Blasien haben sich bei mir zwölf Opfer und fünf ehemalige Schüler gemeldet, die von weiteren fünf Opfern berichten.« In allen drei Therapien, so Pater B., »habe er nach anfänglicher Offenheit sein Problem mit Kindern und Jugendlichen gegenüber den Therapeuten wieder tabuisiert und alles darauf Bezogene verschwiegen und den Eindruck einer Besserung zu erwecken versucht [...].« 1989 oder 1990 wurde Pater B. zu einem sogenannten Terziat von seinem Orden nach Chile geschickt. Auch dort verging er sich an Kindern und Jugendlichen. In dem Bericht heißt es: »Als es dort fast zu einem Skandal kommt, beginnt er im Dezember 1990 seine vierte Therapie in Santiago. Während dieser Zeit verliebte er sich in eine Frau. 1991 beantragt er dann seine Laisierung und heiratet.« Der für die Entlassung aus dem Orden zuständige Jesuit aus der Leitung des Ordens behauptete gegenüber der Beauftragten, er habe erst durch die von Pater B. ihm schriftlich gegebene Begründung für sein Entlassungsgesuch verstanden, welche Probleme dieser Ordensbruder gehabt habe. Er sei an eine »strenge Geheimhaltungspflicht« gebunden gewesen, sagt dieser leitende Ordensbruder heute, und habe keine Möglichkeit gesehen, sich an die Opfer zu wenden. Heute wisse er, dass er »die Opfer zu wenig im Blick hatte«.

Der Umgang des Ordens mit diesem Täter wirft viele Fragen auf. Pater B. war ein Schüler des Canisius-Kollegs. Seine Sozialisation wurde wesentlich von den Jesuitenpatern bestimmt, die als seine Erzieher, Lehrer und geistlichen Führer an dieser Schule arbeiteten. Ihr Einfluss war so groß, dass dieser Junge noch als Jugendlicher (mit achtzehn Jahren) in den Orden eintrat, der für ihn offensichtlich in einem umfassenden Sinne Heimat war. Er muss großes Vertrauen zu seinen Erziehern und Lehrern gehabt haben, denen er als Achtzehnjähriger seine sexuellen Probleme anvertraute. Er berichtete seinem Novizenmeister, dass er bereits im Alter von elf Jahren – da muss er schon Canisius-Schüler gewesen sein – begonnen habe, andere Kinder, Mädchen und Jungen, sexuell zu missbrauchen. Nach dem Abitur wurde er Novize, studierte, vermutlich mit der Unterstützung des Ordens, und wurde, trotz seiner Eröffnungen zu Beginn seiner Ordenslaufbahn, anschließend Lehrer an »seiner« Schule. Er hatte seinem Mentor (Novizenmeister), der für ihn erzieherische und seelsorgerische Verantwortung trug, mitgeteilt, dass er seine »Autoritätsstellung als Gruppenführer, Trainer, Betreuer und Nachhilfelehrer Jüngerer« schon vor seinem Einritt in den Orden benutzt habe, um seine Taten zu begehen. Trotzdem wurde er als sehr junger Mann mit einer extremen psychischen Belastung mit noch größerer Verantwortung für Kinder und Jugendliche betraut, die ihm stark ausgeweitete Möglichkeiten für sein gewalttätiges Handeln verschaffte.

Schul- und Ordensleitung handelten damit nicht nur verantwortungslos gegenüber den ihm zugewiesenen SchülerInnen, sondern auch in krasser Weise gegen den von ihnen selbst erzogenen Bruder, der mit seinen schweren seelischen Nöten als Jugendlicher dringend ihre Hilfe gebraucht hätte und durch seine Gewalttaten auch sich selbst in große Gefahr brachte. Zu dieser Hilfeleistung hätte gehört, ihm offen zu sagen, dass er auf keinen Fall einen pädagogischen Beruf ausüben dürfe, der ihm Machtbefugnisse über Kinder und Jugendliche gebe und ihn permanent in die Versuchung bringen würde, diese zu missbrauchen. Die für ihn verantwortlichen Ordensbrüder hätten ihn bewegen müssen, in einer psychotherapeutischen Behandlung seine schweren seelischen Konflikte und ihre Auswirkungen auf seine sexuelle Entwicklung zu bearbeiten, und ihn notfalls dabei begleiten müssen. Es gehörte damals schon zum Standard der Kinder- und Jugendlichenpsychotherapie, die für die Erziehung und Betreuung Verantwortlichen mit begleitenden Beratungsgesprächen in die Behandlung der Kinder und Jugendlichen einzubeziehen. In den 1960er-Jahren gab es in West-Berlin eine Erziehungsberatungsstelle des Caritasverbandes, in der qualifizierte und berufserfahrene SozialpädagogInnen, PsychologInnen und PsychotherapeutInnen arbeiteten. Diese Möglichkeit der

Unterstützung für Schüler und Schülerinnen in schweren pubertären Turbulenzen und für die Eltern, Lehrer und Erzieher, die für diese Jugendlichen verantwortlich waren, konnte nicht unbekannt gewesen sein.

Nur der Schutz der Institution, der »gute Ruf« der Schule, des Ordens, der Kirche, von dem auch die finanziellen Einkünfte durch Zahlungen der Eltern und staatliche Zuschüsse abhängig waren, konnte ein stärkeres Gewicht haben als die Sorge um die ihnen anvertrauten jungen Menschen, wozu auch der eigene »geistliche Nachwuchs« gehörte. An der Ignoranz und Missachtung der Patres gegenüber ihrem Schüler B. und später ihrem jugendlichen Novizen B. und noch später ihrem jungen Mitbruder und Kollegen wird deutlich, dass das Verschweigen seines Seelenzustands und seines Handelns nicht zu seinem Schutz erfolgte, sondern dem Schutz der Interessen der Institution diente, in deren Auftrag er mit Kindern und Jugendlichen arbeitete. Seine Vorgesetzten verfehlten nicht nur ihr seelsorgerisches Amt, sondern versäumten auch ihre rechtlich verpflichtende Dienst- und Fachaufsicht, die ja dem Schutz der Kinder und Jugendlichen in pädagogischen Institutionen dienen soll.

Zur gleichen Zeit wie Pater B. arbeitete am Canisius-Kolleg der fünf Jahre ältere Pater A. als Religionslehrer und Leiter der Jugendorganisation »Gemeinschaft christlichen Lebens«. Wie Pater B. hatte auch er am Canisius-Kolleg sein Abitur gemacht. Man muss davon ausgehen, dass die beiden sich gut kannten und in der Jugendarbeit eng zusammengearbeitet haben. Anders als Pater B. hat Pater A. kein umfassendes Geständnis über die ihm vorgeworfenen und durch Zeugen belegten sexuellen Misshandlungen und Gewalttaten abgelegt, sondern sich noch 2010 auf seine allseits anerkannte Jugendarbeit berufen. Welchen Einfluss der ältere Pater A. auf seinen jüngeren Kollegen und Mitbruder hatte, bleibt unklar. Im Bericht der Beauftragten findet sich kein Hinweis auf den Charakter der Beziehung zwischen den beiden, und es wird auch keine Verbindung zwischen diesen »Fällen« im gleichen Haus hergestellt, die sich ihre Opfer doch im selben Arbeitsbereich, der Jugendarbeit, suchten und in demselben Kollegium über viele Jahre verbunden waren. Auch hatten sie dieselben Vorgesetzten in der Schul- und Ordensleitung. Die Schüler und Schülerinnen, die in ihrem oben zitierten Brief den »Umgang« mit Sexualität an der Schule kritisierten, mussten beide Lehrer noch gekannt haben. Pater A. und Pater B. wurden schließlich beide durch Versetzung, kurz hintereinander, von der Schule entfernt. Beide konnten sie auch an den neuen Arbeitsorten offensichtlich umstandslos ihre sexuellen »Neigungen« an den ihnen anvertrauten Jugendlichen weiter »ausleben«.

Zu einem verantwortlichen Handeln der Schul- und Ordensleitung hätte es gehört, die strukturellen Bedingungen und die Ermöglichungen sexualisierter und sexueller Gewalt und der damit immer verbundenen anderen Formen des Missbrauchs von Macht kritisch in den Blick zu nehmen und zu verändern. Die Geschichte von Pater B. und anderer im Bericht von Ursula Raue skizzierten Täter zeigen, dass die Sozialisation von Ordensleuten für die psychosexuelle Entwicklung und Reifung der oft schon in der Pubertät in den Orden eintretenden Jugendlichen manche Gefahren birgt, die von den gleichgeschlechtlichen Lebensformen über die Vermittlung der katholischen Sexualmoral bis hin zur Vorbereitung auf das Keuschheitsgelübde und ein zölibatäres Leben reichen – alles im Kontext einer extrem patriarchalen männerdominierten Organisation, wie sie in unserer Gesellschaft heute nur noch, aber schon vielfach gebrochen, in den militärischen Verbänden der Bundeswehr besteht. Diese Strukturen, denen auch Mädchen unterworfen sind, gehörten und gehören noch immer zu den Bedingungen, die für katholische Einrichtungen typisch sind – neben anderen Erscheinungen wie der »Geschlossenheit des Systems«, die in allen pädagogischen Einrichtungen, in denen Kinder und Jugendliche Opfer sexualisierter und sexueller Gewalt wurden, anzutreffen sind.[16] Das Selbstverständnis der Ordensoberen und Ordensbrüder der in Ursula Raues Bericht beschriebenen Täter war so

---

16 Auf die Ähnlichkeiten und Spezifika der strukturellen Bedingungen für die Ermöglichung sexueller Gewalt in staatlichen und sogenannten freien bzw. bürgerschaftlich geführten pädagogischen Einrichtungen wird im weiteren Verlauf dieses Textes noch ausführlich eingegangen.

sehr von diesen Bedingungen geprägt, dass sie auf jede denkbare Bedrohung, auf Kritik von innen (das zeigt die Ignoranz gegenüber dem Brief der Schüler und Schülerinnen von 1981) und von außen (das zeigt die Ignoranz bezogen auf die sexualpädagogischen und tiefenpsychologischen Diskurse jener Zeit) mit scheinbar »blinder Abwehr« reagierten und die Dinge »so lange laufen ließen«, bis sie zur Schadensbegrenzung für die Schule, den Orden und die Kirche gezwungen waren, die Täter zu versetzen und die Taten zu vertuschen. Dabei nahmen sie allerdings in Kauf, dass an anderen Orten weiter geschah, was an ihrem Ort nicht länger ohne Gefahr der Aufdeckung geduldet werden konnte. Dieses Generalmuster zeichnet sich in dem Bericht der Beauftragten des Jesuitenordens deutlich ab.

Das Verschieben von Pfarrern und Ordensleuten von einer Diözese, einer Gemeinde und einer Internatsschule zur anderen hat im innerkirchlichen Umgang mit pädosexuellen und anderen MisshandlerInnen bis in die jüngste Vergangenheit Methode. In dem Bericht von Ursula Raue über die Schulen des Jesuitenordens heißt es dazu: »Für notwendig erachtete Maßnahmen erfolgten durch geräuschlose Täterverschiebungen und einem Minimum an Kommunikation durch die jeweils abgebende, wissende Einrichtung.« Dabei sei es um den »Schutz des Rufes der Einrichtung und des Ordens« gegangen, und darum, »keinen Schatten auf die Institution fallen zu lassen«. Den Grund für diese Strategien des Ver-Schweigens sieht die Autorin fälschlich darin, »dass die Opferperspektive im Orden über all die Jahre nicht eingenommen« worden sei. Nirgends habe sie Hinweise »von Fürsorge oder Verantwortung für die Opfer, für die Wahrnehmung für das aus dem Missbrauch entspringende Leid der anbefohlenen Schützlinge« gefunden. Hingegen aber »Zeugnisse«, die »belegen, wie vordringlich die Fürsorge für die Mitbrüder« war. Zu diesen Einschätzungen kann die Autorin nur kommen, weil sie in ihrem gesamten Bericht die für stark hierarchische und männerbündische Organisationen typischen strukturellen Bedingungen und andere systembedingte Faktoren ausblendet. In einer kryptischen Sprache führt sie aus, »dass sich die kirchlichen Einrichtungen mit ihren eigenen, spirituellen Erziehungs- und Bildungsidealen im quasi geschlossenen Raum glaubten, genügen zu können. Die Verantwortlichen vermochten es jedoch nicht, mit ihrem und der Umwelt vermittelten Anspruch transparent und offen umzugehen«.

Die Strategie der »geräuschlosen Täterverschiebung« war keine Erfindung des Jesuitenordens, sondern eine vom Vatikan verfügte Praxis, die für die Ordensgemeinschaften und die nationalen Bischofskonferenzen verbindlich war und offensichtlich auch gegen innerkirchliche Kritik aufrechterhalten werden konnte. 2001 unterschrieb der damalige Kardinal-Präfekt der Glaubenskongregation des Vatikans, Josef Ratzinger, das Dekret »De delictis gravioribus«, in dem der Umgang der Kirche mit dem Wissen um die delicta graviora, die von geweihten Dienern der Kirche begangenen »Verbrechen gegen den Glauben«, geregelt wird. Diese Verfügung der mächtigsten vatikanischen Instanz hatte das erklärte Ziel, die Kirche vor den möglichen gesellschaftlichen und politischen Auswirkungen dieser Verbrechen zu schützen. Der Vatikan führte damit eine zentrale Meldepflicht für alle »Fälle sexuellen Missbrauchs« ein, die seither der Glaubenskongregation gemeldet werden müssen. Im kanonischen Recht werden alle Straftaten von Geistlichen, die in dem Dekret aufgeführt werden, der innerkirchlichen Aufklärung und Bestrafung vorbehalten. Am 1. Februar 2010 schrieb die Theologin und Religionsphilosophin Uta Ranke-Heinemann bezogen auf die Aufdeckung sexualisierter und sexueller Gewalt am Canisius-Kolleg in einem Brief, den ich zitieren darf: »Die absolute Geheimhaltung von Pädophilie-Fällen ist allen Bischöfen in den beiden Geheimschreiben ›Crimen sollicitationis‹ von Kardinal Ottaviani 1962 und erneut und verstärkt in ›De delictis gravioribus‹ von Kardinal Ratzinger 2001 unter Strafe der Exkommunikation befohlen worden. Diese beiden Geheimschreiben beinhalten nichts über Hilfe für die Betroffenen. Sie dienen ausschließlich dem weltweiten Schutz der Täter, die ständig, um Skandale für die Kirche zu vermeiden, nach einer Therapie in eine andere Pfarrei versetzt werden, und haben eine totale Justizbehinderung für die staatlichen Gerichte zur

Folge.« Ranke-Heinemann berichtet in diesem Brief weiter, dass im Jahre 2003 der Dominikanerpater und Kirchenrechtler Tom Doyle, der dieses Dekret öffentlich kritisiert hatte, aller seiner kirchlichen Ämter enthoben wurde. Ranke-Heinemann ist der Ansicht, dass der »Trend zur Geheimhaltung von Fällen sexuellen Missbrauchs an Kindern« durch Kardinal Ratzinger mit dem Dekret aus dem Jahre 2001 »auf die Spitze getrieben« wurde. Mit diesem Dekret wurde die Auffassung des Vatikans vom Vorrang des innerkirchlichen Rechts vor dem staatlichen Recht bekräftigt.

Dass diese Strategie der Schadensbegrenzung für die katholische Kirche Erfolg haben konnte, war nur möglich auf der Grundlage des antidemokratischen Zentralismus der katholischen Kirche mit ihrer ausgeprägten Hierarchie, die in demokratischen Rechtsstaaten wie der Bundesrepublik, der Republik Irland und den USA immer mehr zu einem gesellschaftlichen Anachronismus wird.

Die kirchliche Hierarchie verfolgt mit der Strategie des Ver-Schweigens die Verhinderung der Aufdeckung von Straftaten durch behördliche Aufsichtsorgane (Schul- und Heimaufsicht) und der Strafverfolgung durch die »weltliche« Justiz. Diese konnte auf Dauer nur vereitelt werden, wenn es gelang, die Täter über die Grenzen der gesetzlich festgelegten Verjährungsfristen zu schieben. Um den Preis gestörter bzw. schwer beeinträchtigter Biografien der ihr anvertrauten Kinder und Jugendlichen wollte die Kirche verhindern, dass es zu Ermittlungsverfahren und Anklageerhebungen kommen würde, denn in jeder öffentlichen Gerichtsverhandlung wären die »Umstände« mit erörtert worden, die es dem Täter erlaubten, die Straftaten zu begehen. Die jetzt von dem Leiter der Katholischen Bischofskonferenz, dem Freiburger Erzbischof Robert Zollitsch, und anderen hohen kirchlichen Würdenträgern vorgetragene Entschuldigung, man habe aus gütiger Barmherzigkeit gegenüber »verirrten« Brüdern eine innerkirchliche »Lösung« gesucht, erweist sich bei genauer Analyse der »Einzelfälle« als eine vorgeschobene Argumentation, mit der auch jetzt wieder versucht wird, Schaden von der Kirche abzuwenden. Allerdings mit einer neuen Variante: Der Episkopat und die Ordensleitungen präsentieren sich nun, nachdem die »innerkirchlichen Regelungen« sogar von Mitgliedern der Bundesregierung für unvereinbar mit einem demokratischen Rechtsstaat gehalten werden und das kanonische Recht insgesamt in die Kritik gerät, als Opfer von einigen »irre geleiteten geistigen Personen«. Die hätten das in sie gesetzte Vertrauen in schändlicher Weise missbraucht, was mit großer Bestürzung und tiefem Bedauern zur Kenntnis genommen werde. Es seien »bedauerliche Einzelfälle«, für deren Taten man sich bei den Opfern natürlich entschuldige. Mit solchen »Erklärungen« wird weiter von »Einzelfällen« ausgegangen und eine Gesamtverantwortung der Kirche für das Geschehen in den von ihr geführten Einrichtungen abgelehnt.

Nachdem irische und deutsche Bischöfe nach Rom beordert wurden, um mit Papst Benedikt (vormals Kardinal Ratzinger) über die Vorwürfe und die Reaktion der Hierarchie darauf zu sprechen, und in der internationalen Öffentlichkeit immer mehr eine eindeutige Stellungnahme bzw. »ein klärendes Wort« des obersten Hierarchen der katholischen Kirche gefordert wurde, schrieb der Papst am 19. März 2010 einen Hirtenbrief an die Katholiken in Irland. In diesem Sendschreiben wird der Papst seiner Funktion in der Hierarchie in geradezu vorbildlicher Weise gerecht. Während der Vorsitzende der Deutschen Bischofskonferenz im Namen seiner Amtsbrüder den niederen Klerus (alle bis dahin bekannt gewordenen Täter gehören diesem an) und die Geschäftsführer katholischer Erziehungseinrichtungen für ihr schlechtes Krisenmanagement kritisiert, kritisiert der Papst als oberster Bischof aller Bischöfe der Welt die irischen Bischöfe wegen ihres schlechten Krisenmanagements, mit dem sie der Kirche großen Schaden zugefügt hätten. Allerdings hatten sich die irischen Bischöfe, wie es sich in der Hierarchie gehört, mit ihrem Ver-Schweigen und Ver-Tuschen an die vatikanischen Anweisungen des Kardinals Ratzinger aus dem Jahre 2001 gehalten (die natürlich von Johannes Paul II. abgesegnet waren), der ihnen jetzt als ihr Oberhirte die Leviten liest, aber auch erst nachdem sein langes Ver-Schweigen weltweit für Unverständnis, Kritik, ja sogar für Empörung in katholischen Laienorganisationen sorgte.

In seiner Analyse der »augenblicklichen Krise« weist Papst Benedikt XVI. darauf hin, dass die Kirche die »neuen und schweren Herausforderungen für den Glauben durch die rasche Transformation und Säkularisierung der irischen Gesellschaft« nicht ausreichend bestanden habe. Das »traditionelle Festhalten der Menschen an den katholischen Lehren und Werten« sei durch den »schnelllebigen sozialen Wandel« beeinträchtigt worden. Die Quintessenz aus dieser päpstlichen Analyse der Ursachen für sexualisierte und sexuelle Gewalt in kirchlichen Einrichtungen lautet: »In diesem Gesamtkontext müssen wir das verstörende Problem des sexuellen Missbrauchs von Kindern zu verstehen versuchen, das nicht wenig zur Schwächung des Glaubens und dem Verlust des Respekts vor der Kirche und ihren Lehren beigetragen hat«.

In dieser Analyse werden die spezifisch kirchlichen strukturellen Bedingungen für sexualisierte und sexuelle Gewalt in pädagogischen Einrichtungen vollständig ausgeblendet. Systemimmanente Faktoren, die das Handeln der Täter und Täterinnern begünstigen, werden vom Papst nicht erkannt oder ver-schwiegen, denn es ist kaum vorstellbar, dass einem Intellektuellen seines Zuschnitts solche Faktoren in einer Analyse von Ursache und Wirkungen sexueller Gewalt entgehen können. Einzig das irre geleitete Bewusstsein der Priester und Ordensleute, die Kinder »missbraucht« haben, »weil sie den Versuchungen einer säkularisierten Welt nicht widerstehen konnten«, wird als Ursache für deren Verbrechen vom Papst genannt. Mit diesen Priestern und Ordensleuten geht der Heilige Vater allerdings scharf ins Gericht: »Ihr habt das Vertrauen, das von unschuldigen jungen Menschen und ihren Familien in Euch gesetzt wurde, verraten [...]. Ihr habt die Achtung der Menschen Irlands verspielt und Schande und Unehre auf Eure Mitbrüder gebracht. Die Priester unter Euch haben die Heiligkeit des Weihesakraments verletzt, in dem Christus sich selbst in uns und unseren Handlungen gegenwärtig gemacht hat. Gemeinsam mit dem immensen Leid, das Ihr den Opfern angetan habt, wurde die Kirche und die öffentliche Wahrnehmung des Priestertums und des Ordenslebens beschädigt«. Die Täter werden ermahnt, ihr Gewissen zu erforschen, für die begangenen Sünden die Verantwortung zu übernehmen und in Demut ihr Bedauern auszudrücken. Sofern sie ihre Taten ehrlich bereuen, werde Gott ihnen ihre Sünden vergeben. Sie werden aufgefordert, durch Gebete und Bußübungen für ihr Handeln Sühne zu leisten.

An seine »Mitbrüder im Bischofsamt« schreibt der Papst: »Es kann nicht geleugnet werden, dass einige von Euch und Euren Vorgängern bei der Anwendung der seit langem bestehenden Vorschriften des Kirchenrechts zu sexuellem Missbrauch von Kindern versagt haben.«[17] Durch »ausschließlich entschiedene Handlungsweisen, umgesetzt in voller Aufrichtigkeit und Transparenz« müsse nun der Respekt und der »gute Wille des irischen Volks der Kirche gegenüber« wiedergewonnen werden. Zu Recht erwarteten die Menschen in Irland, »dass Ihr Menschen Gottes seid, dass Ihr gottgefällig und einfach lebt und täglich die persönliche Bekehrung erstrebt«.

Abgesehen von einer Kritik im ersten Teil seines Schreibens am »Verfahren zur Feststellung der Eignung von Kandidaten für das Priesteramt und das Ordensleben« und ihrer »nicht ausreichenden menschlichen, moralischen, intellektuellen und geistlichen Ausbildung«, aus der man die Aufforderung zur Verbesserung der Auswahl des geistlichen Personals (wahrscheinlich ist damit die Früherkennung von BewerberInnen mit pädosexuellen und pädophilen »Neigungen« gemeint) und zu einer besseren ethisch-moralischen und wissenschaftlichen Qualifizierung in der Ausbildung von Priestern und Ordensleuten ableiten kann, finden sich in dem Hirtenbrief keine Vorschläge für strukturelle Veränderungen in der Kirche und ihren Erziehungs-

---

17 Das ist der einzige Satz in dem neun DIN A4-Seiten umfassenden Brief, in dem von »sexuellem Missbrauch« gesprochen wird. In dem Text wird von Sünden, von Versagen, von Handlungen, von Verbrechen gesprochen, von der »Zerbrechlichkeit des menschlichen Wesens«, von der »Schwere und dem Ausmaß des Problems«, von »vergangenen Untaten«, von »diesen Dingen«, von »allem, was passiert ist«. In vielen Passagen wird die sexuelle Gewalt auch einfach nur als »das« oder »dieses« bezeichnet. Bezogen auf Sexualität benutzt der Papst eine tabuisierende Sprache, mit der die sexuelle Gewalt neutralisiert wird. Tabuisieren und Neutralisieren gehören zur Sprache und Strategie des Ver-Schweigens.

einrichtungen. Dabei denkt der Papst offensichtlich ausschließlich an die Auswahl und Qualifizierung von Männern. Dass auch Frauen an Kindern und Jugendlichen sexuelle und andere Gewalt verübt haben, kann dem Papst aber nicht verborgen geblieben sein, denn spätestens seit dem Film »Die unbarmherzigen Schwestern«, der die Misshandlung von Mädchen in von Nonnen geleiteten irischen Erziehungsheimen zeigt[18] und die Aufdeckung der gewaltförmigen Erziehung mit all ihren Exzessen in katholischen Einrichtungen Irlands initiierte, muss dem Vatikan klar gewesen sein, dass auch Ordensschwestern ihre Machtposition oft missbraucht haben. Diese komplette Ausblendung von Frauen als Täterinnen, und wahrscheinlich auch von Mädchen als Opfern, resultiert aus der männerbündischen Struktur der katholischen Kirche, die den Blick auf die von Männern an Knaben begangene Gewalt fixiert. Allerdings besteht diese Einschränkung des Blicks auch bei den meisten Journalisten und Journalistinnen und bei sehr vielen Menschen unserer Gesellschaft. Immer wieder lösen Informationen über sexuelle Gewalt von Frauen überhaupt und von Erzieherinnen in pädagogischen Einrichtungen Erstaunen und bezweifelndes Nachfragen aus.

Bezogen auf die Opfer von Priestern und Ordensleuten hat der Papst nur Bedauern, Scham und Reue sowie Trost und unterstützende Gebete anzubieten, also eine ausschließlich moralische »Wiedergutmachung«. Finanzielle oder andere Formen materieller Entschädigung, die Übernahme der Kosten für psychotherapeutische Hilfe und Unterstützung traumatisierter Opfer sexueller Gewalt werden vom Papst nicht vorgeschlagen.

An einem bedeutenden Punkt deutet sich in dem Brief des Papstes allerdings eine Haltungsänderung an: Er fordert, das »Thema des Missbrauchs an Minderjährigen in einer Weise anzugehen, die den Anforderungen der *Justiz* [Hervorhebung M.K.] und der Lehre des Evangeliums« entspricht. Die »Vorgaben der Justiz« müssten »voll

---

18 Dieser Film wurde auf den Filmfestspielen von Cannes 2003 mit der »Goldenen Palme« ausgezeichnet.

eingehalten werden« und die Täter hätten sich »vor dem allmächtigen Gott und zuständigen Gerichten« zu verantworten. Den Tätern ruft er zu: »Erkennt Eure Schuld öffentlich an und unterwerft Euch der Rechtsprechung, aber verzweifelt nicht an der Gnade Gottes«. Damit distanziert sich Benedikt m. E. deutlich von der bisherigen Praxis der Kirche und dem von ihm im Jahre 2001 als damaligem Präfekten der Glaubenskongregation des Vatikans unterzeichneten Dekret »De delictis gravioribus«. Das könnte eine Wende im »innerkirchlichen Umgang« mit sexueller Gewalt bzw. den TäterInnen, die sie verüben, bedeuten, sofern diese veränderte Sichtweise auch zu einer veränderten Praxis führen würde.

Die Sexualmoral der katholischen Amtskirche

Mutige Männer – und vielleicht auch Frauen? –, die sich nicht scheuten, Tabus zu brechen und die vom Vatikan verordnete Sexualmoral einer radikalen theologischen Kritik zu unterziehen, gibt es nicht erst seit Pater Mertes vom Canisius-Kolleg, der im Januar 2010 nach langem Zögern das katholische »Schweigekartell« brach. Erinnert sei an die lange Reihe der katholischen Theologen und Theologinnen, denen wegen unterstellter häretischer Auffassungen, in denen es fast immer um Dogmenkritik ging, in einem sogenannten Lehrzuchtverfahren die Lehrbefugnis entzogen wurde. Unvergessen ist das Verfahren gegen die Professorin Uta Ranke-Heinemann, meines Wissens die erste Frau auf einem Lehrstuhl für Katholische Theologie in Deutschland. Sie hatte in ihrem Buch »Eunuchen für das Himmelreich – Katholische Kirche und Sexualität« (1989) die Geschichte und die Wirkungen der offiziellen Sexualmoral der katholischen Kirche untersucht und weitreichende Veränderungen gefordert. Ihre Hauptkritik galt aber der Frauenfeindlichkeit der patriarchalen Kirche, die mit ihrer moraltheologisch begründeten Abwertung der Sexualität und alles Sexuellen befördert und von den Anfängen bis in die Gegenwart gegen alle Kritik durchgehalten wurde.

Die Entfernung katholischer TheologInnen von Lehrstühlen an staatlichen Universitäten zeigt, wie stark die Verbindung von Staat und Kirche in Deutschland immer noch ist. Ohne die Zustimmung der Kirchen kann keine Universitätsprofessur für evangelische oder katholische Theologie vergeben werden, und bei Differenzen in von den Kirchen als existenziell beurteilten theologischen Fragen können die Kirchen die Lehrbefugnis entziehen, was in der Regel den Verlust der Professur bedeutet. Im Unterschied zu den evangelischen Landeskirchen macht die zentralistische katholische Kirche von diesem Recht bis heute immer noch Gebrauch, um ihr Dogmengebäude über die Indoktrination ihres theologischen Nachwuchses und damit ihre moralische Definitionsmacht abzusichern. Der Staat, der diese Zensur und die Missachtung der im Grundgesetz geschützten Freiheit von Forschung und Lehre in rechtsverbindlichen Verträgen mit der Kirche genehmigt, macht sich auf diesem Wege indirekt mitschuldig an der Beibehaltung einer die sexuelle Selbstbestimmung von Kindern und Jugendlichen missachtenden religiösen Indoktrination in kirchlichen Erziehungseinrichtungen.

Dabei besteht noch immer die Erwartung an die katholische Kirche, Orientierungen für eine lebbare sexuelle Praxis der Individuen zu geben, die sie auch befähigen, Konfliktsituationen zu meistern. Allerdings hat schon vor 40 Jahren der Professor für katholische Moraltheologie an der Universität Freiburg/Schweiz Stephan H. Pfürtner in einer tiefschürfenden und alle Fragen zur Sexualität bedenkenden Studie darauf hingewiesen, dass die Kirchendoktrin die Entwicklung eines solchen »Orientierungswissens« verhindert. Sein 1972 veröffentlichtes Buch »Kirche und Sexualität« ist, aus meiner Sicht, der Klassiker der theologischen Kritik an der römisch-katholischen Sexualmoral. Als ich dieses Buch nach Jahrzehnten wieder las, war ich beeindruckt, wie aktuell seine Kritik und seine Veränderungsvorschläge immer noch sind. Ganze Kapitel lesen sich, als wären sie im Hinblick auf den aktuellen Diskurs über sexualisierte und sexuelle Gewalt gerade erst geschrieben worden. Das bedeutet aber, dass in den nunmehr 50 Jahren seit dem von Johannes XXIII. einberufenen

Zweiten Vatikanum, dessen liberalisierende Forderungen von den einflussreichen römischen Klerikern um Johannes Paul VI., dem Nachfolger des Konzil-Papstes, ausgehebelt wurden, nichts an wirklichen Veränderungen in der Moraltheologie und der an ihr orientierten pastoralen Praxis geschehen ist. Pfürtner 1972: »Kirche und Theologie müssen sich der grundsätzlichen Prüfung stellen, inwieweit sie bereit sind, eine Emanzipation der Sexualität im Dienste eines legitimen Freiheits- und Rechtsgewinns für alle Mitglieder der Gesellschaft und damit für den Menschen überhaupt zu bejahen«. Nicht länger dürfe sich die Kirche »der kritischen Selbstprüfung entziehen, ob sie sich in ihrer Sexualethik und -erziehung unnötig repressiv verhalten habe und sich damit am schlichten Recht auf Lebensglück, ja selbst an der sexuellen Sauberkeit und Unbefangenheit oder – wie es in der Sprache der Ethik heißt – an der Keuschheit in Gesinnung und Verhalten zahlloser Menschen durch ihre bisweilen geradezu verbogene Moral schuldig gemacht habe«.

Den Hauptgrund für die lebensfeindliche Sexualmoral der Kirche sieht Pfürtner in der »Bewertung der sexuellen Lust außerhalb der Ehe«. Diese Bewertung habe in der katholischen Sexualmoral der Neuzeit geradezu axiomatische Geltung bekommen: »Keiner der Theologen wagt es anzuzweifeln, alle setzen es voraus, ohne zu fragen, woher denn seine Verfechter es hätten und um seine Richtigkeit wüssten.« Pfürtner spricht von einem »Syndrom der Sexualfeindschaft«, das zu einer absurden moraltheologischen Kasuistik geführt habe, die er am Beispiel eines moraltheologischen Standardwerks belegt.[19] In diesem Werk wird direkt gewollte Sexuallust außerhalb der Ehe als schwere Sünde klassifiziert: »Dies gilt auch, wenn die Lust noch so unbedeutend und kurz ist. Es gibt also hier keinen geringfügigen Gegenstand.« Diese Klassifizierung verlangt die Abdichtung aller möglichen Gefahrenquellen (»Einbruchstellen«) schon im »Vorfeld« genitaler

19 Jone, Heribert: Katholische Moraltheologie. Unter besonderer Berücksichtigung des Codex Juris Canonici sowie des deutschen, österreichischen und schweizerischen Rechts, Paderborn 1930 (3. Auflage)

Sexualität. Der Autor entwickelt ein System von Abstufungen der Stimulierung sexueller Lust: »Wegen ihres verschiedenen Einflusses auf die Erregung geschlechtlicher Lust werden die Körperteile eingeteilt in ehrbare (Gesicht, Rücken, Arme, Schenkel) und sogenannte unehrbare (Geschlechtsteile und Partien, die ihnen sehr nahe sind).« Der Autor ordnet in dieses System alle möglichen Verhaltensformen ein: Blicke, Umarmungen, Küsse, Berührungen »am eigenen Körper« und »bei anderen«. Auf dieser Grundlage kommt er zu Normierungen sexuellen Verhaltens außerhalb der Ehe: »An anderen sind Berührungen schwere Sünde, wenn ohne Grund unehrbare Teile berührt werden (auch nur über den Kleidern), gleich ob es sich um Personen desselben oder des anderen Geschlechts handelt. Eine lässliche Sünde liegt nur dann vor, wenn diese Berührungen geschehen ohne böse Absicht und nur flüchtig und schnell aus Leichtsinn oder im Scherz.« Über das »Blicken« schreibt er: »Bei Personen des anderen Geschlechtes unehrbare Teile anschauen, ist Todsünde, ausgenommen wenn es fast unversehens und flüchtig oder kurz und von Weitem geschieht, oder wenn es sich um ein kleines Kind handelt.« Das Ausmaß der Sünde werde von der bei den Handlungen empfundenen Sexuallust bestimmt. Das eigentlich Sündhafte bestehe darin, die sexuelle Lusterfahrung zu wollen und/oder in sie eingewilligt zu haben: »Erstens die Absicht, durch einen solchen Akt geschlechtliche Lust hervorzurufen, macht die Handlung immer zu einer schweren Sünde. Zweitens der Einfluss, den diese Akte auf die Erregung der geschlechtlichen Lust haben, bewirkt, dass sie je nach der Größe ihres Einflusses eine schwere, eine lässliche oder überhaupt keine Sünde sind.«[20]

Man könnte solche Vorschriften als verstiegenen Unsinn eines Neurotikers abtun, wenn diese von ihm und anderen aufgestellte »Kasuistik« nicht zur Grundlage der Beichtpraxis gemacht worden wäre, wie sie von vielen ehemaligen Heimkindern, die in katholischen Einrichtungen leben mussten, in ihren Erinnerungen bestätigt wird. Die Beichtväter befragten die Mädchen und Jungen auf der Basis solcher

---

20 Alle Zitate nach Pfürtner 1972, S. 32ff.

Sündenkataloge minutiös nach ihren sexuellen Handlungen und Fantasien. Diese Beichtpraxis war nicht nur demütigend und verstörend für die ihr ausgesetzten Kinder und Jugendlichen, sondern stimulierte pädosexuelle Priester zu sexualisierter und sexueller Gewalt an den ihnen anvertrauten »Beichtkindern«.

Pfürtner zeigt in seiner Studie, dass die kirchliche Sexualmoral die Ausbildung einer Doppelmoral begünstigte. Die Kirche, so Pfürtner, müsste sich der Kritik stellen, dass sie »durch ihre traditionelle Morallehre unmoralische Einstellungen und Verhaltensweisen« fördere: »Der zutage geförderte Tatbestand lässt keinen Zweifel darüber, dass es eine tiefe Verwurzelung der Sexualfeindschaft im kirchlichen Bewusstsein gibt, so tief, dass man nicht in der Lage war, ihre unmoralische Folgen genügend klar zu erfassen.«

In der aktuellen Debatte über die sexualisierte und sexuelle Gewalt in katholischen pädagogischen Einrichtungen wird unüberhörbar nach der Bedeutung des Pflichtzölibats für dieses Handeln von Priestern und Ordensleuten gefragt. Stereotyp und ostentativ wird diese Frage mit autoritärem Gestus von den Hierarchen zurückgewiesen, die in ihr eine beleidigende Zumutung zu sehen scheinen. Wahrscheinlich trifft es zu, dass ein zölibatäres Leben nicht direkt ursächlich an der von Zölibatären verübten sexuellen Gewalt beteiligt ist. Der Zölibat wird aber nicht ohne Grund von der katholischen Kirche so vehement verteidigt. Er ist eine tragende Säule des klerikalen Männerbundes und dient der innerkirchlichen Absicherung der Macht der Hierarchie.

Die Verletzung des Pflichtzölibats und des zu ihm gehörenden Keuschheitsgebots durch Priester und Ordensleute, die ihnen anvertrauten Kindern und Jugendlichen sexuelle Gewalt antun, muss u. a. auch deswegen verschwiegen und vertuscht werden, weil ihre Aufdeckung in der Öffentlichkeit zu einer Bedrohung für diese Machtsäule der Kirche werden könnte.

Uta Ranke-Heinemann sieht eine Wurzel des Zölibats in der »Angst der Zölibatäre vor den Frauen«. Ihnen sei ein »unbefangener Umgang mit Frauen« nie gelungen. Zu sehr sei ihre Lebensform »in Abgrenzung und Gegensatz zur Ehe und Weiblichkeit gegründet, als dass sie nicht Frauen immer als Verneinung und Bedrohung ihres zölibatären Daseins sehen müssten«. Ranke-Heinemann zitiert aus einem Buch[21] anonyme Stimmen von Priestern und Theologiestudenten, aus denen sich die Funktionen des Zölibats für eine »Erziehung zum angstvollen Gehorsam von Klerikern ohne Rückgrat gegenüber ihren Herren« schließen lassen. Im Konvikt, dem von Priestern geleiteten Internat für Theologiestudenten, seien die Priesteramtskandidaten ermahnt worden, »nicht mit den Schwestern und Mädchen des Hauses zu sprechen«. Einer berichtete von dem »Verbot, die Mädchen zu grüßen, die die Flure putzten«. Ein Pfarrer erinnert sich: »Auch wurde man tatsächlich in den Fragen des Zölibats fast ganz alleine gelassen und als beste Verhaltensweise meist die Flucht vor der Frau angeraten.« Ein Kaplan berichtet: »Priesterliche Lebensführung: Das Thema ›Zölibat‹ war tabu. Auf Anfrage beim Direktor, ob er nicht einmal die Hausstunden nutzen wollte, uns dazu etwas zu sagen statt zu den üblichen Themen [...], bekamen wir die Antwort: ›Was ist dazu schon zu sagen? Sie dürfen nicht heiraten und damit ist alles gesagt.‹ Später sagte er dann doch etwas dazu: Man solle mit Frauen vorsichtig sein [...] und: Auch an geweihten Kerzen könne man sich die Finger verbrennen.« Mit dieser Bezeichnung sind wahrscheinlich zölibatär lebende Nonnen gemeint.

Diese Angst vor den Frauen ist untrennbar mit ihrer Abwertung verbunden. Die Angst vor den Frauen und ihre Abwertung gehören, so Ranke-Heinemann, zur »zölibatären Unterdrückung der Frauen«. Der Frauendiffamierung liege die Idee zugrunde, »dass Frauen dem Sakralen als etwas Unreines entgegenstehen«[22]. Das bedeutet im Klartext: Frauen sind Menschen zweiter Klasse.

In dem 1978 im katholischen Kösel-Verlag veröffentlichten Buch »Pflichtzölibat – Eine kritische Untersuchung« des katholischen Theo-

---

21 Waltermann, Leo (Hg.): Klerus zwischen Wissenschaft und Seelsorge. Zur Reform der Priesterausbildung. Beiträge im WDR. Essen 1966

22 Alle Zitate aus Ranke-Heinemann 1989, S. 125 ff.

logen Heinz-Jürgen Vogels finden sich Hinweise, dass die Verpflichtung zur »Ehelosigkeit« nur von solchen Geistlichen ohne seelische Schäden verwirklicht werden könne, die das »Charisma dazu als eine besondere Gabe von Gott her besitzen«. Für die vielen unter den Priesteramtsträgern, die dieses Charisma nicht empfangen haben, dennoch aber mit den Forderungen des Zölibatgesetzes konfrontiert seien, bestehe ein kaum lösbares Dilemma. Die Humanwissenschaften, schreibt Vogels, hätten spätestens seit Freud gezeigt, »wie es in einem Menschen aussieht, der nicht zum Zölibat in besondere Weise berufen ist, ihn aber dennoch halten soll und zu halten sich anstrengt. Er wird in der Regel ein Neurotiker, wenn und weil er verdrängt, was zu seiner Reifung und Liebesfähigkeit notwendig sich entwickeln dürfen muss, nämlich seine von Gott gegebene Anlage zur Ergänzung durch einen Partner. Dass viele Priester trotz Gebet, Sakramentenempfang und Askese Neurotiker geworden sind, zeigt die Erfahrung vieler Ärzte und Psychologen [...]«. Auch sei bekannt, dass »der Zwang zum dauernden Verdrängen im zum Zölibat Verpflichteten dazu führe, traumatische Erfahrungen in der frühen Kindheit zur Neurose auszubilden.«

Dieser »Insider« begründet seine Forderung nach Abschaffung des Zwangszölibats mit seiner Sorge um die psychische Gesundheit einer großen Zahl katholischer Priester. Dass diese Sorge bezogen auf zölibatär lebende Frauen in katholischen Ordensgemeinschaften genauso berechtigt wäre, wird von dem patriarchal befangenen Autor schlicht vergessen.

Auch Pfürtner setzt sich, wie sein Kollege Vogels, mit den neurotisierenden Wirkungen der katholischen Sexualmoral auf die mit den Geboten und Verboten dieser Moral erzogenen Menschen auseinander, geht aber weit über die von Vogels aufgezeichneten Gefahren des Zwangszölibats hinaus. Er bezieht sich auf psychoanalytische Autoren, die von »ekklesiogenen Neurosen« zu berichten wissen. Er zitiert einen Beitrag des katholischen Arztes Görres, »Pathologie des katholischen Christentums«, den dieser 1966 im »Handbuch der Pastoraltheologie« veröffentlicht hatte. Görres zeigt darin Zusammenhänge auf, »die zwischen der Verdrängung von Libido und Aggressionen durch rigorosen Moralismus einerseits und gewisse Erscheinungen bei gewissen Vertretern eines ausgesprochen katholischen Milieus andererseits bestehen«. Görres überprüfte »Autoritätshörigkeit, mangelnde Risikobereitschaft, eine Art kirchlicher Unwahrhaftigkeit, das ›katholische Bildungsdefizit‹, Problemblindheit und Wirklichkeitsferne sowie zu einseitige Anpassungs- und Nachahmungstendenzen« auf ihre psychodynamischen Ursachen hin. Er stellte eine »ängstliche Abwehr« gegen spontane psychische Regungen fest, in denen »stets rebellische Sinnlichkeit« vermutet werde. Den kritischen katholischen Theologen und Wissenschaftlern gehe es mit ihren Hinweisen auf »katholizistische Fehlhaltungen« nicht um eine »triumphalistische« Abwertung des Christentums und der Kirche, sondern darum, »den ursprünglichen Auftrag der Kirchen wieder freizulegen und Verkrustungen fehlentwickelter oder wenigstens nicht mehr gültiger Traditionen abzusondern, um gleichzeitig dem heutigen Menschen die Möglichkeit zu eröffnen, Vorstellungen freiheitlicher Menschlichkeit mit einem Selbst- und Lebensverständnis aus Glauben zu verbinden«. In Ergänzung dazu schreibt Pfürtner an anderer Stelle, die Kirche dürfe »keine Mentalitäten mehr nähren, die in der Sexualität grundsätzlich oder in erster Linie eine sittliche Gefahrenquelle sehen«[23]. Gegen die kirchliche Dogmatik in Sachen Sexualität formuliert Pfürtner den Grundsatz, dass alle sittlichen Ordnungen und Einrichtungen zur Regulierung unserer Sexualität »von der menschlichen Gesellschaft hervorgebracht wurden« und ihre Veränderung damit in »menschlicher Zuständigkeit« erfolgen müsse. Das geltende Sittengesetz sei nicht vom Himmel gefallen und die Theologen hätten nicht das Recht, »es in vorschneller Identifikation mit Gott als seiner Ursache zu begründen«. Aus dieser These leitet er eine Maxime für die »Gegenwarts- und Zukunftsorientierung« theologischer Ethik ab: »Verantwortliche ethische Reflexion muss die Sache der sittlichen Ordnungen unter dem entscheidenden Gesichtspunkt prüfen, wie weit sie die Gegenwart angehen und den Menschen und der menschlichen Gesellschaft eine

23 Pfürtner 1972, S. 90

tragfähige Zukunft ermöglichen. Ethik ist somit nicht vornehmlich der Vergangenheit verpflichtet. Sie hat sich nur an diese zu wenden, so weit es der Orientierung für Gegenwart und Zukunft dienlich ist.«[24]

Die Kirche sollte sich davor hüten, »ihre Gläubigen in kleinem, nicht emanzipiertem Rahmen aus Angst vor der ›Versuchung‹ oder vor einem möglichen Glaubensabfall zu halten«, womit sie sich »am Grundrecht des Menschen auf Selbstbestimmung und Freiheit vergehen würde. Die Zukunft gehöre dem Menschen, der unter Überwindung selbstverschuldeter Unmündigkeit über die Gestaltung seines Lebens auch in religiöser und moralischer Hinsicht frei entscheiden will. Und schließlich: »Sittliche Autonomie und eine entsprechende Selbstbestimmung der Sexualmoral wendet sich wesensmäßig gegen den Anspruch von Menschen oder von bestimmten soziologischen Gruppen in Kirche und Gesellschaft, autoritativ über andere ›Untergebene‹ verfügen zu können. Sie schließt jedoch die Anerkennung dessen ein, was man als verbindliches Sittengesetz erkannt hat. Diese personal wahrgenommene Verbindlichkeit ist gerade der Grund dafür, menschliche Fremdbestimmung jeder Art abzulehnen.«[25] Pfürtner bezeichnet das Recht auf sexuelle Selbstbestimmung als »Anspruch auf Geschlechtsfreiheit«, die zum menschlichen Grundrecht auf Selbstbestimmung gehöre. Dieses Recht dürfe vom Gesetzgeber nur beschränkt werden, wenn es die Rechte anderer tangiert und beschädigt, z.B. wenn es um den Schutz von Kindern und Jugendlichen vor sexueller Gewalt gehe.

Pfürtner sieht einen direkten Zusammenhang zwischen sexueller und politischer Emanzipation. Menschen, die »sexuell repressiv erzogen wurden« und sich von dieser Prägung nicht aus eigener Kraft befreien könnten, hätten schlechte Voraussetzungen, gegen Herrschaftsformen in der Kirche und im übrigen gesellschaftlichen Leben vorzugehen. Aus diesem Grund hätten die »herrschenden Schichten«, auch in der Kirche, ein Interesse an der »Fortdauer der repressiven

---

24 Ebenda, S. 211

25 Ebenda, S. 266

Sexualmoral«, die dazu beitrage, gefügige Persönlichkeitsstrukturen zu erhalten, die dazu führen, dass die Menschen weder willens noch in der Lage sind, ihre Unterdrückung unter Austragung von Konflikten abzuschütteln. Eine Erziehung zur sexuellen Selbstbestimmung verbessere dagegen die psychodynamischen und psychosozialen Voraussetzungen, Herrschaftsformen abzulehnen und zu durchbrechen: »Die Einzelnen werden dadurch fähiger, sich von Unterdrückungen zu befreien und zu größerer Selbstständigkeit sowie zu weniger unkritischem Gesellschaftskonformismus zu gelangen. [...] Sexuelle Emanzipation ist überall zu begünstigen, wo dem Einzelnen und der Gesellschaft daraus größere Formen von Freiheit und Selbstbestimmung erwachsen und Wege zur eigenen Menschlichkeit sowie zur größeren Soziabilität geöffnet werden.«[26] Pfürtner betont, dass »der ganze Komplex des Pflichtzölibats im katholischen Raum« unter emanzipatorischen Gesichtspunkten kritisch beleuchtet werden müsse. Er vermutet, dass der Pflichtzölibat der katholischen Priester und Ordensleute zu einem Instrument von Herrschaft und Unterdrückung der Kirche geworden sei. Die Verteidigung des Pflichtzölibats versteht Pfürtner als Teil jener Bemühungen, »die mit einem emanzipatorischen Prozess im Bereich der Sexualethik auch die Emanzipation des Menschen überhaupt im kirchlichen Raum verhindern« wollen.

Die Denkschrift der evangelischen Kirche

Die ausführliche Beschäftigung mit der offiziellen Sexualmoral der katholischen Kirche im Kapitel über das Ver-Schweigen durch die Institutionen bzw. Organisationen, in deren pädagogischen Einrichtungen Kinder und Jugendliche Opfer sexualisierter und sexueller Gewalt wurden, hat gezeigt, dass die Haltung der Institutionen zu den TäterInnen, den Opfern und gegenüber der Öffentlichkeit im starken Maße von den Eigeninteressen der Institutionen bestimmt wird.

26 Ebenda, S. 272

Die Sexualmoral hat im Gesamtgeschehen mehrere Funktionen. Sie ist an der Entstehung von Täter- und Täterinnenprofilen beteiligt. Das konnte an den Biografien der in ihrem Orden sozialisierten Jesuiten und Diakonissen gezeigt werden. Sie wird, in die Erziehung von Heimkindern und InternatschülerInnen umgesetzt, zu einer Voraussetzung sexualfeindlicher Pädagogik, die selbst Teil sexualisierter und sexueller Gewalt ist. Sie dient den Verantwortlichen in den Institutionen zur Rechtfertigkeit dieser Erziehungspraxis und zur Ideologisierung ihrer Herrschaftsinteressen.

Diese Funktionsbestimmungen trafen in der Vergangenheit auf beide großen christlichen Kirchen in Deutschland und ihre Gliederungen und Werke zu. Bezogen auf die Heimerziehung der 1940er- bis 1970er-Jahre zeigte sich im »Umgang« mit der Sexualität der Kinder und Jugendlichen und der Sozialisation des erzieherischen Personals zwischen evangelischer und katholischer Kirche weitgehende Übereinstimmung, bis hin in die Täterprofile und die konkreten Formen sexueller Gewalt.

Aus evangelischen Schulen und Internaten sind – im signifikanten Unterschied zu katholischen Kollegs und reformpädagogisch orientierten Landerziehungsheimen – bisher keine Fälle sexueller Gewalt bekannt geworden. Das muss nicht bedeuten, dass es sie nicht gab. Aber es ist eine Tatsache, dass in der zeitlich und faktisch dichten Folge von Aufdeckungen sexualisierter und sexueller Gewalt in pädagogischen Einrichtungen die evangelischen Schulen fehlen. Der »Umgang« mit Sexualität an evangelischen Internatsschulen der 1970er- bis 1990er-Jahre hat sich möglicherweise schon deutlich von dem in katholischen Internatsschulen unterschieden, weil die Evangelische Kirche in Deutschland (EKD) mit ihrer 1971 veröffentlichten »Denkschrift zu Fragen der Sexualethik« sich – im Vergleich – umfassend und selbstkritisch von der puritanischen Sexualmoral ihrer Vergangenheit verabschiedet hatte. Der innerkirchliche Diskussionsprozess, der diesen Paradigmenwechsel ermöglichte, hatte in den 1960er-Jahren begonnen und durch die emanzipatorischen Bestrebungen der »68er«, die in evangelischen Ausbildungsstätten und in den evangelischen Studentengemeinden eine bedeutend größere Resonanz fanden als in katholischen, noch einmal an Schubkraft gewonnen.

Diese neue Offenheit und selbstkritische Bereitschaft zur Veränderung in der offiziellen evangelischen Kirche wurde allerdings von pietistisch-konservativen Gruppierungen in den Landeskirchen oder gar von evangelikalen Gruppen im Spektrum des Protestantismus abgelehnt und vehement bekämpft. Der Einfluss dieser Gruppierungen konnte in den evangelischen Kirchen und im Rat der EKD allerdings nicht dominant werden. Im Gegenteil: Ihr Abscheu gegen die als »sündhafte Sittenverderbnis« verurteilte neue Sexualethik und Sexualpädagogik beflügelte und bestärkte die ReformerInnen. Pfürtner nimmt auf diese Entwicklung in der evangelischen Kirche in seiner Studie, die zur selben Zeit entstand wie die »Denkschrift«, immer wieder Bezug und betont besonders die positiven Veränderungen im Geschlechterverhältnis, dessen deutlichster Ausdruck die Zulassung von Frauen zur Ordinierung und zum Pfarramt war. Einige dieser Theologinnen lernte ich im Berliner Praktisch-theologischen Ausbildungsseminar für die Vikare und Vikarinnen kennen, in dem ich Anfang der 1970er-Jahre Honorardozent für soziale Arbeit und Jugendarbeit war. Die jungen Pfarrerinnen gehörten überwiegend zur Zweiten Frauenbewegung, identifizierten sich mit der feministischen Theologie und engagierten sich vornehmlich in sozialen Brennpunkten der Frauen-, Kinder- und Jugendarbeit. Heute sind Frauen als Inhaberinnen geistlicher Ämter, bis hinein in die Spitze, aus den evangelischen Kirchen in Deutschland nicht mehr wegzudenken. Sie haben wesentlich dazu beigetragen, auch durch die eigene Lebenspraxis, selbstbestimmter Sexualität im Raum der Kirche den Weg zu bahnen. Fast alle diese Frauen hatten erfahren, was es bedeutet, sich mit patriarchalen Machtstrukturen in ihrer Kirche anzulegen. Sie mussten viele »althergebrachte« Auffassungen und Tabus brechen und veränderten damit auch das Verhältnis von Kirche und Öffentlichkeit. Sie schufen eine neue Kultur der Verantwortlichkeit, die sich mit dem Ver-Schweigen von Versagen und Schuld im Interesse der Institution bzw. der Hierarchie nicht vertrug.

Die »Denkschrift« war für diesen Prozess ein wichtiger Markierungspunkt. In der Einleitung heißt es: »Herkömmliche Ordnungen, die zu Beginn unseres Jahrhunderts noch als verbindlich angesehen wurden, haben ihre allgemeine Anerkennung verloren oder einen Wandel erfahren. Die Entwicklung von patriarchalischen Ordnungen über die Emanzipationsbewegung bis zur Arbeit an einer Gleichrangigkeit von Mann und Frau im öffentlichen und privaten Leben ist zugleich Ursache und Folge dieser Veränderungen.«

Die AutorInnen der Denkschrift verzichten auf die Deutungshoheit für das sexuelle Handeln der Menschen und betonen, dass die Kirche »niemandem die Gewissensentscheidung im konkreten Einzelfall abnehmen« könne. Auch wenn danach verlangt werde, könne sie im Widerstreit der Meinungen keine »glatten Lösungen« anbieten. Die in der »Denkschrift« vorgetragenen sexualethischen Auffassungen sollten weder als »Gewissensbindung« noch als »Gewissenserleichterung« missverstanden werden. Im Widerspruch dazu heißt es dann aber, dass mit der »Denkschrift« Gewissen wachgerufen werden sollen und »Richtlinien« angegeben werden sollen, »in denen vom Evangelium her angesichts bestimmter Zeitverhältnisse Gewissensfragen zu entscheiden sind«. Die der Kommission angehörenden Juristen, Mediziner, Pädagogen, Psychologen, Psychotherapeuten, Soziologen und Theologen vertraten durchaus unterschiedliche Auffassungen über sexualethische Fragen, sodass immer wieder Kompromisse gefunden werden mussten, um ein Ergebnis präsentieren zu können.

Im Kapitel »Theologische Erwägungen zur Sexualität« heißt es selbstkritisch, die Kirche habe »auf ihrem Weg durch die Geschichte in ihrer Sexualethik nicht immer den Leben und Freude ermöglichenden Charakter des Evangeliums betont«. Unter dem Einfluss eines »dualistischen« Menschenbilds sei das geschlechtliche Leben dämonisiert und das eheliche Leben gesetzlich geordnet worden. Geschlechtsverkehr sei nur legitimiert gewesen, wenn er der Erzeugung von Nachkommenschaft diente. Der »unheilvolle Gegensatz« zwischen einer tradierten kirchlichen Sexualmoral einerseits und einer von persönlichen Beziehungen losgelösten Sexualität andererseits könne nicht überwunden werden, wenn die Kirche lediglich ihre traditionelle Ordnung mithilfe der öffentlichen Gesetzgebung zu stabilisieren versuchen würde. In ihrer Sexualethik habe die Kirche »sowohl die gesellschaftlichen Bedingungen heutigen menschlichen Lebens als auch die medizinischen und psychologischen Einsichten in die Bedingungen geschlechtlichen Lebens und deren Rückwirkungen auf die Menschen zu beachten«. Zum Verhältnis von Männern und Frauen finden sich in der »Denkschrift« deutliche patriarchatskritische Ausführungen: »Es gibt keine von Gott geschaffene Herrschaftsstruktur im Verhältnis der Geschlechter zueinander. Auch bestimmt heute der Mann nicht mehr als Erzeuger der Nachkommenschaft in einer Herrenrolle das sexuelle und eheliche Leben. Eine Überordnung des Mannes kann also weder dogmatisch begründet werden, noch ist sie mit Lebensbedingungen unserer Gesellschaft vereinbar.« Und weiter: »Das geschlechtliche Gegenüber und die Begegnung von Männern und Frauen haben ihren Sinn in sich selbst. Deshalb dient die Sexualität nicht in erster Linie der Fortpflanzung. Mann und Frau sind aneinander gewiesen, um ihre Beziehung zu gestalten.« Es wird anerkannt, dass die Sexualität ein bestimmender Faktor in der leib-seelischen Entwicklung ist und in jedem Lebensabschnitt »ihren besonderen alltags- und entwicklungsspezifischen Ausdruck« findet.

Diese, im Vergleich mit der puritanischen Sexualmoral, geradezu revolutionär klingenden Ausführungen dürfen nicht darüber hinwegtäuschen, dass eisern an der Heterosexualität und der monogamen Ehe als gottgewollter Bestimmung für das sexuelle Leben des Menschen festgehalten wird. Zwar dürfen Kinder und Jugendliche ohne Schuld-Angst onanieren und sollen im Rahmen einer tabufreien Sexualpädagogik über die physischen Geschlechtsunterschiede auch mit Wort und Bild aufgeklärt werden, aber das alles darf nur der Vorbereitung auf die Ehe dienen: »Für den Aufbau einer Ehe ist es notwendig, dass der junge Mensch eine in der frühen Phase der körperlichen Sexualreife geübte Selbstbefriedigung überwindet. Es kommt für die jungen Menschen darauf an, durch Information, eigenes Überlegen und Gespräche zu erfahren, dass sie weder durch Selbstbefriedigung noch durch das Ausprobieren des Geschlechtsverkehrs ihr eigentliches Ziel, zum anderen Geschlecht in eine tragfähige Beziehung zu treten, erreichen. Ebenso geht wechselnder Geschlechtsverkehr mit verschiedenen Personen an der Erfahrung einer vertieften Partnerschaft vorbei. Er missachtet stets die Person des anderen und dient, auch wenn gegenseitige Übereinstimmung vorliegt, lediglich der Befriedigung eigener Wünsche, die den anderen Menschen zum Objekt machen.« Nach wie vor bezieht die Kirche im Hinblick auf »geschlechtliche Beziehungen vor der Ehe« eine dogmatische Position: »In der christlichen Ethik herrscht die einhellige Überzeugung, dass volle geschlechtliche Partnerschaft ihren Ort in der Ehe hat«. Da es aber notwendig sei, sexuelle Entwicklungsprozesse differenziert zu sehen, »wird der Geschlechtsverkehr verlobter oder fest befreundeter Paare in einer ganzheitlich-personalen Beziehung, die mit der Absicht auf Dauer verbunden ist, grundsätzlich anders gesehen als das ›Ausprobieren‹ mit wechselnden Partnern«. Selbst das Petting als »wechselseitiger Austausch intimer Zärtlichkeiten« wird nur als Vorstufe zur »vollen geschlechtlichen Partnerschaft in der Ehe« anerkannt.

Wie sich diese massiven Einschränkungen der sexuellen Selbstbestimmung von unverheirateten Menschen, vor allem von Kindern und Jugendlichen, mit der Bekundung verträgt, dass die Kirche in der Sexualerziehung »alle jungen Menschen in ihren unterschiedlichen Situationen verstehen und ihnen Hilfen zur sinnvollen Gestaltung ihres sexuellen Lebens« geben soll, bleibt das Geheimnis der Kommission und der Kirchenleitung. Vielleicht liegt die Lösung dieses Rätsels in dem kryptischen Satz, dass die »Gebote Gottes zwar als Angebot zur Ordnung menschlichen Lebens und Zusammenlebens zu bejahen sind, aber da sie unter ständig wechselnden gesellschaftlichen Bedingungen ausgelegt werden müssen, lassen sich aus ihnen keine eindeutigen Weisungen für jeden Einzelfall ableiten. Daher fällt die Entscheidung in die Verantwortung der Partner, in welchem Abschnitt der Entwicklung ihrer Beziehung zur Ehe hin sie den Geschlechtsverkehr aufnehmen«.[27]

---

27 Denkschrift 1971, S. 25ff.

Ähnlich widersprüchlich ist die in der »Denkschrift« vertretene Position zur Homosexualität von Männern und Frauen. Bei ihnen sei das »Verhältnis zur eigenen Geschlechtsrolle oder das zum anderen Geschlecht« gestört. Homosexuelle Praktiken von Jugendlichen werden »aus entwicklungsbedingter Unsicherheit vor dem anderen Geschlecht« und als Ergebnis von »Verführung« angesehen. Viele Jugendliche würden dieses Stadium selbst überwinden. Manchen müsse durch Beratung und Therapie geholfen werden, ihre Scheu vor der heterosexuellen Bindung zu überwinden. Verfestigte Homosexualität wird auf »Fehlentwicklungen der Sexualität im frühen Kindesalter« zurückgeführt und müsse psychotherapeutisch behandelt werden. Bei manchen Homosexuellen sei »die Hinwendung zum anderen Geschlecht gehemmt durch angeborene oder erworbene hirnorganische Schäden«, die auch »beim Altersabbau« entstehen könnten. Diesen Menschen wird »eine betreuende Führung, unter Umständen eine medikamentöse oder operative Behandlung« empfohlen mit dem Ziel, »die drängende homosexuelle Triebhaftigkeit zu mildern«. Bei den sogenannten »Neigungshomosexuellen« wird ein »möglicherweise konstitutioneller Faktor« vermutet, der wissenschaftlich noch nicht genügend erforscht sei. Die Chancen, einen »Neigungshomosexuellen durch Behandlung zu einer heterosexuellen Beziehungsfähigkeit zu verhelfen«, seien gering.

Den AutorInnen der »Denkschrift« zu Fragen der Sexualethik ist offenbar nicht bewusst gewesen, in welchem Ausmaß sie die gleichgeschlechtliche Orientierung von Männern und Frauen diskriminieren. Sie hätten es besser wissen können, denn zum Zeitpunkt der Veröffentlichung der »Denkschrift« hatte die Schwulen- und Lesbenbewegung in den USA und vielen Ländern Westeuropas längst auf die doppelte Diskriminierung homosexueller Menschen als krank und kriminell hingewiesen. Die Kommission gefällt sich in liberaler Attitüde, wenn sie sich von der moralischen und strafrechtlichen Verurteilung der Homosexualität distanziert: »Die weit verbreitete unreflektierte Verurteilung der Homosexualität als widernatürliches, schuldhaftes Verhalten darf nicht beibehalten werden. Die christliche Verkündigung sieht den

Sinn der menschlichen Sexualität in der dauerhaften Verbindung eines Mannes und einer Frau. Diese Personalisierung wird bei vielen Formen der Homosexualität verfehlt, sodass keine dauerhafte Partnerbeziehung, sondern häufiger Partnerwechsel entsteht.

Die evangelische Kirche versteht die Homosexualität als sexuelle Fehlform und lehnt ihre Idealisierung ab. Das ist aber eine andere Beurteilung als die frühere moralisch verurteilende, die die Bestrafung als einzige Reaktionsmöglichkeit kannte. Das Wissen um die Personalisierung der Sexualität eröffnet heute neue Möglichkeiten der seelsorgerlichen und therapeutischen Hilfe für diese Menschen.

Kinder und Jugendliche müssen vor Verführung, Werbung und Propaganda für Homosexualität geschützt werden.«

Dass der »mündige Umgang mit der Sexualität« nur in der sexuellen Selbstbestimmung möglich ist, ja geradezu deren Kern ausmacht, wollten die AutorInnen der Denkschrift nicht erkennen – Angebote zu dieser Einsicht standen ihnen jedenfalls genügend zur Verfügung. Den Widerspruch zwischen den von ihnen formulierten Öffnungen im Vergleich mit der puritanisch-evangelischen Sexualmoral und ihren diesen sexualethischen Fortschritt konterkarierenden und in der Praxis bedrohenden konservativen Positionen hat die Kommission in ihrer Denkschrift an keiner Stelle reflektiert. Es kann vermutet werden, dass solche zentralen Widersprüche »hinter verschlossenen Türen« thematisiert worden sind, deren Veröffentlichung dann aber dem von der Kirchenleitung wohl nachdrücklich geforderten »Kompromiss« zum Opfer gefallen ist, ohne den die Denkschrift wohl nicht publiziert worden wäre. Dennoch hat sie Türen, wenn auch zaghaft, geöffnet, die in den folgenden Jahrzehnten immer weiter aufgemacht werden konnten. Der Paradigmenwechsel war in wichtigen Fragen eingeleitet – heute ist er m. E. weitgehend vollzogen. Dagegen ist die offizielle katholische Kirche in Fragen der Sexualität auf einer Stufe mit fundamentalistischen Strömungen im christlichen Spektrum stehen geblieben. Bezogen auf das Verschweigen sexualisierter und sexueller Gewalt in kirchlichen pädagogischen Einrichten, mit dem die Institution zum Nachteil der Opfer geschützt werden soll, ist das von großer Bedeutung.

Das evangelische Pfarrhaus

Im Unterschied zur katholischen Kirche muss die evangelische Kirche auch nicht ein »Bollwerk« wie den Zölibat verteidigen. Als Alternative gründete der ehemalige Augustiner-Mönch Martin Luther mit Katharina von Bora das erste evangelische Pfarrhaus, das in den folgenden Jahrhunderten zum Mythos des evangelischen Pfarrhauses schlechthin avancierte und zum verpflichtenden Vorbild für jeden Gemeindepfarrer wurde. Alle Reformatoren lehnten den Zwangszölibat ab. Evangelische Theologen heirateten seit dem Jahre 1520. Aber während die katholischen Priester nicht heiraten *durften*, um die »höheren Weihen« empfangen zu können, *mussten* die evangelischen Pfarrer heiraten, um ein Pfarrhaus als Mittelpunkt der Gemeinde gründen zu können. Die Geschichte dieses Pfarrhauses während der 500 Jahre seines Bestehens zeigt, dass es durchaus berechtigt ist, dem Zwangszölibat der katholischen Geistlichen die Zwangsehe, genauer noch die Zwangsfamilie des evangelischen Geistlichen gegenüberzustellen. Selbst die Wahl der Ehefrau musste bestimmten Erwartungen der Kirchenleitung entsprechen.

Das Pfarrhaus, die Familie des Pfarrers, in der Regel mit vielen Kindern »gesegnet«, galt und gilt bis heute als Mittelpunkt der Gemeinde und als Vorbild für die Führung eines evangelisch-christlichen Ehe- und Familienlebens, traditionell als »christlicher Hausstand« (Friedrich Schleiermacher) bezeichnet. Der Pfarrer sollte zeigen, wie die Theologie der Ehe und die auf sie gegründete Sexualethik in die Lebenspraxis umgesetzt werden können. Auf diese Aufgabe wurden seit der Reformation die zukünftigen Geistlichen im Theologiestudium und dem anschließenden Vikariat vorbereitet.

Im September 2002 verabschiedete die Evangelische Kirche in Deutschland (EKD) eine »Empfehlung zu Fragen des Pfarrhauses«, in der es einleitend heißt: »Der Rat und die Kirchenkonferenz der Evangelischen Kirche in Deutschland haben die Überzeugung zum Ausdruck gebracht, dass zur Erhaltung des evangelischen Pfarrhauses weiterhin alle Anstrengungen notwendig sind.« Grundlage der »Empfehlung« war folgendes Bild des Pfarrhauses: »Das Leben innerhalb des Pfarrhauses war noch vor 30 Jahren ziemlich einheitlich durch eine Familie mit Kindern und einer nicht berufstätigen Pfarrfrau geprägt. Die Pfarrersfamilie bildete eine geistige und geistliche Einheit, wurde durch den Pfarrdienst geprägt und trug das Pfarramt mit. Sie lebte Familienfrömmigkeit, Bildung und Kultur vor, da andere Menschen von Fall zu Fall an ihrem Leben teilnehmen konnten (Vikare wurden z. B. in die Familie aufgenommen), über Jahrhunderte hin prägend für eine gewisse, von kulturellen Werten bestimmte Lebensform.

Diese Vorstellung vom Pfarrhaus hat ihren festen Platz in dem derzeit diskutierten Pfarrerbild, das den Pfarrdienst als Profession versteht.« Aus diesem Leitbild ergeben sich für evangelische PfarrerInnen drei Pflichten: die Residenzpflicht als Pflicht des Pfarrers oder der Pfarrerin, im Gemeindebezirk zu wohnen; die Dienstwohnungspflicht als Verpflichtung, im Pfarrhaus oder in einer Dienstwohnung zu wohnen; die Präsenzpflicht als Pflicht, in der Gemeinde anwesend zu sein und sie nur für einen auf der Grundlage einer Vertretungsregelung erteilten Urlaub längere Zeit verlassen zu dürfen.

Pfarrer und Pfarrerinnen könnten, so die Kirchenleitung, ihre Berufspraxis nicht von ihren privaten Lebensentwürfen trennen, »sodass Arbeit und Leben einander bedingen und gegenseitig beeinflussen«. Im Alltag der PfarrerInnen komme es zu einer ständigen Vermischung von Berufs- und Privatleben, von der auch das Familienleben gekennzeichnet sei. In der »Empfehlung« wird zwar gesehen, dass das Berufs- und Familienleben von PfarrerInnen von allgemeinen Veränderungen in der Gesellschaft, bezogen auf Berufspraxis, Ehe und Familie, nicht unberührt bleiben kann, aber die Kirchenleitung setzt dem ein entschlossenes »dennoch« entgegen und hält am »Pfarrhaus als Symbol evangelischen Lebens« fest: »Trotz der beschriebenen Erosionen der Dienstwohnungspflicht und ihrer Akzeptanz leistet das evangelische Pfarrhaus weiterhin Wesentliches, das über eine bloße Wohnstätte für Pfarrerinnen und Pfarrer und ihre Familien hinausgeht. Das Pfarrhaus weist hin auf die Bedeutung der Kirche vor Ort und ist auch weiterhin ein Sinnbild für die Präsenz des Christlichen in unserer Gesellschaft.

Im Pfarrhaus wohnen Menschen, die bereit sind, mit ihrem Leben, mit Gelingen und Scheitern für ihren Glauben und ihr Getragen-Sein durch Gott einzustehen. Als ein Ort des bekennenden und gelebten Christ-Seins wird das Pfarrhaus zum Kristallisationskern für Hoffnungsbilder.«[28]

Die »Empfehlung zu Fragen des Pfarrhauses« ist in Wirklichkeit eine Anweisung, die notfalls mit dienstrechtlichen bzw. disziplinarischen Sanktionen durchgesetzt werden kann und es in Einzelfällen auch wurde. In der Pfarrergesetzgebung hat es im Laufe der Jahrhunderte immer wieder Versuche gegeben, diesen »unguten Erwartungsdruck« durch kirchenamtliche Bräutezensur »rechtlich zu verschärfen«.[29] Der »Ehekonsens«, d.h. die Verständigung des Pfarrers mit der Kirchenleitung über die Wahl seiner Ehefrau beinhaltete ein dem Konsens entgegenstehendes Vetorecht der Leitung, das faktisch auf eine Genehmigung hinauslief. Das war im Sinne der Pfarrhausideologie nur konsequent, denn ohne ein »Pfarrfrau« konnte das Pfarrhaus nicht zum sexualethischen Vorbild der Gemeinde werden.

Ein Mittel, die Verlobten der Pfarrer, die »Pfarrbräute«, auf ihre Eignung für das Pfarrhaus zu prüfen und auf ihre Funktionen als Pfarrfrauen vorzubereiten, war der sogenannte Pfarrbräuteunterricht, der in der Regel von der Frau des Superintendenten (Leiter eines Kirchenkreises) durchgeführt wurde. So war es noch, als ich in den 1970er-Jahren in der kirchlichen Jugendarbeit eines großen West-Berliner Kirchenkreises tätig war.

»Bräutezensur« und »Ehekonsens« gibt es nicht mehr, aber Spuren davon lassen sich im gegenwärtigen Dienstrecht für Vikare und Pfarrer noch finden in der Form einer Verpflichtung, sich vor Verlobung und Eheschließung von der zuständigen Kirchenbehörde beraten zu lassen. »Eheschluss trotz förmlich erhobener Bedenken kann allerdings immer noch zum Amtsverlust führen«, heißt es in der »Theologischen

28 www.ekd.de/EKD-texte/pfarrhaus_2002.html

29 Vgl. Theologische Realenzyklopädie (TRE) 1991, Stichwort: Ehe/Eherecht/Ehescheidung, S. 366

Realenzyklopädie« (TRE), in der von einer »kirchlichen Rechtsaufsicht über die Ehepläne« gesprochen wird, die bei »jungen Ehen leicht zu Verbitterung« führe. Zur Reglementierung der Ehe von Pfarrern und Pfarrerinnen gehören auch rechtliche Auflagen über die Konfessionszugehörigkeit des Ehegatten, mit denen die »volle Glaubensgemeinschaft der Pfarrerehe« institutionell sichergestellt werden soll.

Ein noch größeres Problem scheint für die evangelischen Kirchen bzw. ihre Leitungsgremien die Scheidung eines Pfarrers oder einer Pfarrerin zu sein. Immanent gesehen, ist das auch nachvollziehbar, denn die Scheidung bedeutet, dass diese Eheleute mit ihren Beziehungskonflikten die Institution »evangelisches Pfarrhaus« beschädigt haben. Das bezieht sich auf das im modernen Scheidungsrecht ausschlaggebende »Zerrüttungsprinzip«, gilt aber besonders, wenn der geistliche Amtsinhaber, also der Pfarrer oder die Pfarrerin, mit einer außerehelichen Liebesbeziehung die »Ehe gebrochen« hat. Eine mildere Beurteilung erfährt die Ehescheidung, wenn die nicht geistliche Ehepartnerin oder der Ehepartner den »Ehebruch« begangen haben.

Bis weit ins letzte Drittel des 20. Jahrhunderts versuchten die evangelischen Kirchenleitungen, der sexualethischen Erosion des »evangelischen Pfarrhauses« bei »Versagen« des Pfarrer-Ehepaares mit dienstrechtlichen und anderen Möglichkeiten zu begegnen. Diese Haltung wird in der TRE kritisiert. Die von Gemeinden und Kirchenbehörden beibehaltene Erwartung, der Pfarrer habe auch in seiner Ehe »ein besonderes Beispiel christlicher Lebensführung« zu geben, halte einer modernen theologischen Prüfung nicht stand. Andererseits könne aber auch ein Pfarrer oder eine Pfarrerin nicht einfach für sich in Anspruch nehmen, wenigstens in der Ehe ein Mensch zu sein »wie alle anderen Leute auch«. Die Kirche müsse bezogen auf diese Konflikte in einen Besinnungsprozess eintreten, der aber schwer belastet und fast verhindert werde, »wenn weiterhin eine aus den schützenden Mauern des Pfarrhauses erst einmal herausgedrungene Eheschwierigkeit des Pfarrers und zumal seine Ehescheidung grundsätzlich als Disziplinarvergehen abgestraft wird.« In der Ehe von Theologen treffe sich die allgemeine Verunsicherung der Gesellschaft bezogen auf die Ehe »mit den besonderen Belastungen des pastoralen Rollenfindungsproblems im Spannungsfeld zwischen Gemeindeerwartung, kirchenbehördlicher Forderung und persönlicher theologischer Konzeption. So gesehen sei es nicht verwunderlich, »wenn in Pfarrerehen sich heute Spannungen häufen und Scheidungen zunehmen«.

In gewissem Widerspruch zu den Ausführungen in der TRE schreibt der führende Moraltheologe und Ethiker Martin Honecker in seinem Standardwerk »Grundriss der Sozialethik«[30], das »Leitbild der Ehe« lebe von der »vorbildhaften Lebensführung«. »Wenn die Kirche für ihr Leitbild von der Ehe aus theologischer Überzeugung eintrete, könne sie es in innerkirchlicher Hinsicht nicht einfach den Pfarrern und Pfarrerinnen überlassen [...], ob und inwieweit sie dieses Leitbild für sich persönlich für verbindlich halten und gelten lassen. Insofern fällt in der Tat die Lebensführung des Pfarrers unter das Amtsrecht.« Andererseits sei es fraglich, ob das kirchliche Disziplinarrecht »und insbesondere repressive Strafen den Willen zur Ehe« stärken könnten. Ungeachtet dieses Zweifels vertritt der Autor die Auffassung, dass »das christliche Verständnis von Ehe und die biblische Verkündigung des Evangeliums auch für die Lebensführung in der Ehe [...] mit der programmatischen Forderung nach einer Emanzipation von der Ehe unvereinbar« sei. Die Kirche habe nicht bloß »für die personale Gestaltung der Partnerschaft, sondern auch für die Institution der Ehe einzutreten und Verantwortung wahrzunehmen.«

Dieses sexualethische Dilemma der evangelischen Theologie und Kirche geht in seinem Kern auf Martin Luther und andere Reformatoren zurück. Luther war als Mönch des Augustinerordens zutiefst von der die »fleischliche Lust« als Hauptursache der Sünde verstehenden Theologie des Hl. Augustinus (354–430) geprägt. Tausend Jahre Kirchengeschichte und die »römische Sittenverderbnis« seiner Zeit hatten ihn aber überzeugt, dass die von Augustinus angestrebte radikale sexuelle Enthaltsamkeit der Geistlichen nicht ehrlich gelebt werden könne.

---

30 Honecker 1995, S. 179

Die theologische Abwertung der »christlichen Ehe« durch das Ideal der »Jungfräulichkeit« lehnte Luther ab, empfand die Ehe aber, bei aller patriarchalen Wertschätzung seiner »Käthe« (Kosewort Luthers für seine Ehefrau Katharina von Bora), als eine Veranstaltung zur Vermeidung von »Unzucht«. Unzüchtig aber war alles sexuelle Handeln außerhalb der Ehe, die er als die einzige, von Gott gestiftete Geschlechtsgemeinschaft von Mann und Frau gelten lassen wollte. Zwar betont Luther die Unbezwinglichkeit des dem Menschen vom Schöpfer »eingepflanzten« Geschlechtstriebes, aber die ihm entspringende sinnliche Lust bezeichnet er als »Brunst«, als ein tierisches Begehren also. Ursprünglich dem Menschen als »reines« Mittel zur von Gott gebotenen Fortpflanzung verliehen, sei das lustvolle Begehren nach dem Sündenfall zum Ausdruck der Erbsünde geworden. Die Ehe sei für Luther »eine göttliche Notmaßnahme gegen die Brunst«, schreibt der Theologe Honecker.[31] Luther sah in der christlichen Ehe eine doppelte Bestimmung des göttlichen Stifters: die, wenn auch durch die sie begleitende Sinnlichkeit sündhaft belastete Zeugung von Kindern und ihre Funktion als »Heilmittel der Unkeuschheit«[32]. Einerseits bezeichnet er die Ehe als gottgefälligen Stand für das tägliche Leben und ihren Zweck »dass sie sich zusammenhalten, fruchtbar seien, Kinder zeugen, nähren und aufziehen zu Gottes Ehren« und andererseits als ein »Spital der Siechen« und als »Arznei«. Diese Doppelbestimmung mache die Ehe zu einer notwendigen Einrichtung für alle Menschen, ohne damit den freiwilligen Zölibat, den er bei einigen Menschen für durchaus realisierbar hielt, grundsätzlich abzulehnen.

Alles sexuelle Handeln ist durch das ihm inhärente Begehren nach Fleischeslust sündhaft, aber außerhalb der Ehe wird es zur »Unzucht«, zu schwerer Sünde und Schuld. So oder so bleibt die Sexualität für die Kirche, für beide Kirchen, ein Problem, das immer wieder zu leibfeindlichen Erziehungsmaximen und -praktiken gegenüber Kindern und Jugendlichen führte.

---

31 Ebenda, S. 212 ff.

32 TRE 1991, Band 9, S. 338

Zurück zum evangelischen Pfarrhaus. Seine tradierte und theologisch überhöhte Funktion wird derzeit nicht nur durch die »Erosion« der Ehe von Pfarrern und Pfarrerinnen bedroht. Ein weiterer Grund für seine Infragestellung ist die Kritik an seiner genuin patriarchalen Verfassung. In ihr spielte die Pfarrfrau zwar eine wichtige Rolle, die ihr aber im Vergleich mit der des Pfarrers (des Pfarrherren) eine deutlich komplementäre, dienende Position zuwies. Das »Evangelische Pfarrhausarchiv« im Lutherhaus Eisenach schreibt dazu: »Die Pfarrfrau hielt zuerst ihrem Mann den Rücken frei für seine Arbeit. Sie unterstütze ihn zwar auch bei seiner Gemeindearbeit, hielt sogar sehr oft das Pfarrhaus aufrecht und am Laufen, aber das wurde als normal und als nicht weiter erwähnenswert angesehen.« In einer Sendung von »Deutschlandradio Kultur«[33] werden die Aufgaben der Pfarrfrau und die an sie gestellten Erwartungen von ehemaligen Pfarrfrauen anschaulich beschrieben: »Man kann sagen, bis in die 60er-Jahre hinein war Pfarrfrau-Sein ein Beruf, das heißt, die Pfarrfrau musste das Amt ihres Mannes mittragen und mitgestalten und auch mitarbeiten in den verschiedensten Dimensionen des Gemeindelebens, sie hatte eigentlich nicht die Chance, eigene Interessen zu verfolgen. [...] Sie musste den Frauenkreis leiten, den Bibelkreis leiten, sie musste im Pfarrhaus ständig präsent sein und ansprechbar sein, also das Pfarrhaus war eine Art Informationsbörse, oft war sie auch im Chor tätig, auf jeden Fall einen maßgeblichen Teil der Gemeindearbeit hat sie mitgestaltet. Auch solche Sachen, dass man keinen Lippenstift tragen durfte als Pfarrfrau, sich nicht modisch kleiden durfte, immer diese Beobachtung von der Gemeinde, ob man sich adäquat als Frau verhält.« Der Kommentar der Moderatorin lautete: »Eine Pfarrfrau konnte fast alles sein, nur sexy sollte sie möglichst nicht sein. Eher unauffällig, bescheiden, zurückhaltend.« Die großen kulturellen Umbrüche nach 1968 veränderten allmählich auch die Rolle der Pfarrfrau. In den späten 1970er- und in den 1980er-Jahren müssen die Landeskirchen schließlich die

33 Deutschlandradio Kultur: Das evangelische Pfarrhaus – Ein Abgesang, Sendung vom 27.6.2009

eigenständige Berufstätigkeit von Ehefrauen von Pfarrern akzeptieren, und – die ersten Pastorinnen ziehen in Pfarrhäuser ein, allerdings unter der Bedingung, dass sie verheiratet sind. In den Gemeinden hat das einige Verwirrung gestiftet. Gemeindemitglieder mussten erst lernen, dass die Pastorin nicht die klassische Pfarrfrau ist und ihr berufstätiger Mann deren Rolle nicht übernahm.

Mit dem Einzug von Frauen in die jahrhundertelang Männern vorbehaltenen geistlichen Ämter der evangelischen Kirchen hat die Emanzipation, für die vor allem feministische Theologinnen gekämpft haben, die patriarchale Festung »evangelisches Pfarrhaus« erreicht und in seinen Fundamenten erschüttert. Der Typus des »Pfarrherren« kann sich heute nur noch in stark konservativen Gemeinden, meistens in abgelegenen ländlichen Regionen, halten.

Die theologische Patriarchatskritik hat inzwischen erreicht, dass Frauen auch die höchsten Ämter in den evangelischen Kirchen besetzen können. Das darf nicht darüber hinwegtäuschen, dass im Jahre 2010 die evangelischen Kirchen im Ganzen noch immer männerdominiert sind. Wie prekär die Positionen von Frauen an den Spitzen der evangelischen Kirche nach wie vor sind, zeigen die Rücktritte der beiden Bischöfinnen Jepsen (Nordelbische Kirche) und Käßmann (Niedersächsische Landeskirche und Ratsvorsitzende der EKD) in der ersten Jahreshälfte 2010. Die Anlässe für diese Rücktritte waren, verglichen mit den Verfehlungen hoher katholischer Würdenträger in ihrem »Umgang« mit gewalttätigen Priestern und Ordensleuten, marginal. Die Rücktritte dieser beiden Frauen werden vielschichtige Ursachen haben. Einerseits sind sie Ausdruck einer neuen Verantwortungskultur an der Spitze der Kirche, die mit dem interessegeleiteten Ver-Schweigen der Institution bricht. Andererseits sind sie ein Alarmsignal für die noch immer schwierige Situation von Frauen in bedeutenden Ämtern der evangelischen Kirche.

Die Basis des evangelischen Pfarrhauses war die patriarchale Zwangsehe, die dafür sorgte, dass die Ehefrau des Pfarrers zur Pfarrfrau wurde und »ihm« viele Kinder »schenkte«. Nur so konnte das Pfarrhaus zum Vorbild für ein protestantisch-christliches Ehe- und

Familienleben werden. Seit die Emanzipation der Frauen diese Konstruktion radikal infrage gestellt hat, zerbröckelt diese Basis und mit ihr das sexualethische Modell der evangelischen Kirchen.

Im klassischen Pfarrhaus mussten auch die Töchter und Söhne so erzogen werden, dass sie in Haltung und Handeln, vor allem wenn sie Jugendliche wurden, dem Leitbild entsprachen und ihren Beitrag zum Funktionieren und zur Präsentation der Pfarrfamilie und damit des Pfarrhauses leisteten. Diese Erziehung übte auf die »Pfarrerskinder« einen starken Druck aus. Besonders die strikten Vorgaben bezogen auf die Sexualität von Mädchen und Jungen, die für die sexuelle Selbstbestimmung der Heranwachsenden keinen Raum ließen, führten zu erheblichen Familienkonflikten. Zusätzlicher Druck wurde dadurch ausgeübt, dass diese Konflikte in der Gemeinde nicht bekannt werden sollten. Die sprichwörtliche Redewendung »Pfarrers Kinder, Müllers Vieh, geraten selten oder nie« zeigt, dass diese Versuche des Verschweigens oft nicht glückten.

Es gibt weitere bedeutende Gründe für das allmähliche und trotz aller Beschwörungsformeln der Kirchenleitungen unaufhaltsame Verschwinden der Institution »evangelisches Pfarrhaus«. Immer mehr Ehen von Pfarrern und Pfarrerinnen »zerbrechen«, und die geschiedenen Eltern müssen, wie alle anderen Bürgerinnen und Bürger auch, für die Kinder zu verantwortende »Sorgerechtsregelungen« finden. Alleinerziehende Pfarrerinnen und auch alleinerziehende Pfarrer sind heute keine absoluten Ausnahmeerscheinungen mehr, und in den letzten zehn Jahren musste sich die evangelische Kirche, mehr oder weniger gezwungen, in ihrer Praxis den veränderten Verhältnissen anpassen. Noch 1995 schrieb der Theologe Honecker in seinem Standardwerk, dass sich die »evangelische Sicht der Ehe« angesichts einer umfassenden Krise der Ehe und einer Instabilität gegenwärtiger Lebensverhältnisse in Ehe und Familie »bewähren müsse«. Dass dieser führende Sozialethiker gravierende Veränderungen in der Einstellung der Menschen zur Sexualität für die Krise von Ehe und Familie verantwortlich macht, zeigen folgende Sätze aus seinen Ausführungen zu »nicht ehelichen Lebensgemeinschaften«: »Übersteigerte Anforderungen an das Glück in der Ehe und hedonistische Lebenseinstellungen führen zu einer Kluft zwischen den Erwartungen an die eheliche Gemeinschaft und den realen Möglichkeiten nüchterner Lebenswirklichkeit in der Ehe.«[34] Zu den »Anforderungen an das Glück in der Ehe« gehören die sexuellen Wünsche des Mannes und der Frau, die sich im Zeichen der gewachsenen sexuellen Selbstbestimmung von Frauen und der von vielen Männern immer noch unreflektierten und wie »selbst-verständlich« an die Frauen herangetragenen »Ansprüche« nicht mehr so einfach »harmonisieren« lassen. Dass diese Konflikte zwischen EhepartnerInnen notwendige Begleiterscheinungen eines zu begrüßenden Emanzipationsprozesses sind, dass sie prospektive Veränderungen im Geschlechterverhältnis anzeigen, wird von vielen für das kirchliche Leben Verantwortlichen nicht erkannt. Im Gegenteil: Indem diese Konflikte, wie es Honecker tut, auf »hedonistische Lebenseinstellungen« zurückgeführt werden, werden die Frauen und Männer, die in und mit diesen Konflikten zurechtkommen müssen, diskriminiert. »Die Emanzipation von Ehe und Familie, im Namen der Emanzipation von einer sogenannten bürgerlichen Moral, ist kein Ausweis der Freiheit eines Christenmenschen«, schreibt Honecker und erklärt die »nicht eheliche Lebensgemeinschaft«, die »Ehe ohne Trauschein«, zum »Testfall für die Stellung zur Ehe als Lebensform« und vergisst nicht hinzuzufügen, dass »Partnerschaften ohne Eheschließungen [...] früher Konkubinat genannt« wurden. Dazu passt es, wenn Honecker unter der Überschrift »Der Normenwandel der Sexualität und Maßstäbe christlichen Glaubens« vom »modernen Kult sexueller Selbstbestimmung und Selbstverwirklichung« spricht und betont, dass »der christliche Glaube keineswegs neutral gegenüber jeder Auffassung von Sexualität« sein könne.

Der Ausgangpunkt dieser Überlegungen war meine These, dass das auf der Zwangsehe evangelischer Pfarrer gegründete »Pfarrhaus« in se-

34 Honecker 1995, S. 176ff.

xualethischer Hinsicht ein Pendant zum Zwangszölibat von Priestern und Ordensleuten in der katholischen Kirche war. Bis in die jüngste Vergangenheit hinein wurden evangelische Pfarrer im »Geiste« dieser Institution auf ihre Ämter in der Kirche vorbereitet und mit allen den Kirchenleitungen zu Gebote stehenden disziplinarischen Mitteln gezwungen, den damit gesetzten Erwartungen in ihrem privaten Leben und in ihrer Amtsführung zu entsprechen. Das hatte Konsequenzen für den gesamten Bereich evangelischer Erziehungsarbeit vom Kindergottesdienst bis hin zur Heimerziehung. Weit über die Arbeit von Gemeindepfarrern hinaus haben die im »Pfarrhaus« symbolisierten sexualethischen Grundsätze ihre Wirkung entfalten können.

Heime in evangelischer Trägerschaft hatten und haben zum Teil noch heute einen Pfarrer bzw. Pastor als Leiter. Die heute stark in der Kritik stehenden großen ehemaligen Erziehungsanstalten von Bethel und ähnlichen bedeutenden Diakonie-Vereinen hatten in ihrer langen Geschichte, die über die »Rettungshausbewegung« des 19. Jahrhunderts bis zurück zu den pietistischen »Frankeschen Stiftungen zu Halle« mit ihrem berühmten Waisenhaus reicht, theologische Leitungen, die mit ihren »Hausordnungen« und Erziehungsreglements unmittelbar in den Erziehungsalltag der Kinder und Jugendlichen hineinwirkten. Die »Erziehung zur Sittlichkeit« war diesen Gottesmännern ein bedeutendes persönliches Anliegen. Die Legierung von Sexualität (»Fleischeslust«) und Sünde war dabei für sie die maßgebliche Leitlinie.

Im evangelischen Spektrum waren vor allem diese, im Kontext der Jugendfürsorge betriebenen pädagogischen Einrichtungen bis in die 1970er-Jahre Orte sexualisierter und sexueller Gewalt, deren institutionelle Voraussetzungen unter anderem in der religiösen Sozialisation des verantwortlichen erzieherischen Personals zu suchen sind. Während das bei Diakonen und Diakonissen, die in klosterähnlichen gleichgeschlechtlichen Gemeinschaften mit einem ordensähnlichen Zuschnitt auf ihren »Erziehungsdienst« vorbereitet wurden, leicht nachzuvollziehen ist, ist diese Wirkung der beruflichen Sozialisation auf die in Leitungsfunktionen des Erziehungswesens tätigen Theologen bzw. Pfarrer bisher kaum kritisch hinterfragt worden. Sie waren es aber, die für den Erziehungsalltag in den pädagogischen Einrichtungen, also für das Handeln ihrer MitarbeiterInnen, für deren kritische Begleitung und Qualifizierung die Verantwortung trugen und diese im Sinne ihres evangelisch-christlichen Verständnisses von Sexualität auch wahrnahmen. Das zeigen alle in jüngster Zeit von evangelischen KirchenhistorikerInnen vorgelegten Untersuchungen über Heime und Heimerziehung in evangelischer Trägerschaft. Bleibt die Frage, ob diese institutionellen Bedingungen für sexualisierte und sexuelle Gewalt in pädagogischen Einrichtungen in den von den Kirchen und der Diakonie veröffentlichten Stellungnahmen reflektiert werden und welche Konsequenzen zum Schutz der anvertrauten Kinder und Jugendlichen vor sexualisierter und sexueller Gewalt daraus möglicherweise gezogen werden.

Auf die Berichte ehemaliger Heimkinder, denen in evangelischen Heimen der Jugendfürsorge der 1940er- bis 1970er-Jahre durch eine gewaltförmige Erziehung schweres Unrecht zugefügt wurde, hat die ehemalige Bischöfin der evangelisch-lutherischen Landeskirche Hannover und die vormalige Ratsvorsitzende der EKD, Margot Käßmann, mit Stellungnahmen in verschiedenen Medien, in Gesprächen mit Betroffenen und in einer gemeinsamen Erklärung mit dem diakonischen Werk der evangelisch-lutherischen Landeskirche Hannover im Oktober 2009 reagiert. In dieser Erklärung heißt es: »Uns beschämt, dass in den 50er- und 60er-Jahren unser christlicher Anspruch von der Wirklichkeit oft nicht gedeckt wurde. Insbesondere sehen wir, dass es häufig zu Gewaltanwendungen kam, ein oft massiver psychischer Druck herrschte und in den Heimen nicht individuell fördernd auf die Kinder und Jugendlichen eingegangen worden ist. Dadurch ist die Würde der uns anvertrauten Kinder und Jugendlichen oft nachhaltig verletzt und ihr Leben beschädigt worden [...].

Uns beschämt, dass die bedrückenden Einzelschicksale über lange Jahre verschwiegen und weder aufgearbeitet noch öffentlich gemacht wurden. [...]

Wir, die kirchlichen und diakonischen Einrichtungen wissen heute, dass bei der Erziehung und Förderung vieler Kinder und Jugendlicher, die uns in den Erziehungseinrichtungen anvertraut waren, vielfach versagt wurde. Wir bitten bei den betroffenen ehemaligen Bewohnerinnen und Bewohnern um Entschuldigung und Vergebung.

Wir haben aus der Vergangenheit gelernt. Deshalb setzen wir uns in unseren Einrichtungen konsequent für eine Pädagogik ein, die erfahrbar von der bedingungslosen Annahme jedes Menschen durch die Liebe Christi geprägt ist.«[35]

In diesem Schuldbekenntnis, in dem die Verantwortung für das vielen Tausenden Kindern und Jugendlichen angetane Unrecht so weit anerkannt wird wie in keinem bisher veröffentlichten Dokument der beiden Kirchen, fehlt jede Erwähnung sexualisierter und sexueller Gewalt. Zwar ist diese Erklärung wenige Monate vor dem Beginn der öffentlichen Debatte über sexuelle Gewalt in pädagogischen Einrichtungen verfasst worden, aber den AutorInnen und UnterzeichnerInnen dieses Textes, davon kann ausgegangen werden, waren die vielen Berichte von Frauen und Männern, denen in Heimen der Diakonie sexuelle Gewalt angetan wurde, schon seit Längerem bekannt. Spätestens seit der Einreichung der Petitionsschriften im Deutschen Bundestag im Jahre 2006 waren die Spitzen der beiden Kirchen und ihrer großen Wohlfahrtsverbände darüber umfassend informiert.

In der »Erklärung« werden der Zwang zur Arbeit, die miserablen materiellen Lebensbedingungen, die unzureichende Qualifikation und die schlechten Arbeitsbedingungen des erzieherischen Personals erwähnt, aber die sexualethische Indoktrination der Pfarrer, Diakone und Diakonissen durch die leibfeindliche kirchliche Sexualmoral kommt nicht zur Sprache.

An einem Mangel an Informationen kann das nicht liegen – wohl aber an einem Mangel an Einsicht. Die von kirchlichen PädagogInnen ausgeübte sexuelle Gewalt wird von den Oberen der evangelischen Kirchen und ihres Diakonischen Werkes im Grund genau wie von der

---

35 Veröffentlicht in: Heimerziehung in den 50er- und 60er-Jahren 2010

katholischen Hierarchie einseitig an den TäterInnen festgemacht. Die deren Handeln begünstigenden institutionellen Bedingungen werden, im Unterschied zu den Bedingungen anderer Formen gewaltförmiger Erziehung in pädagogischen Einrichtungen, nicht erkannt und darum in das Schuldbekenntnis auch nicht aufgenommen. In der von zwei in wissenschaftlich-analytischem Denken geschulten und erfahrenen TheologInnen unterzeichneten »Erklärung« zeigen sich Evangelisch-Lutherische Hannoversche Landeskirche und Diakonisches Werk »beschämt« darüber, dass ihr »christlicher Anspruch von der Wirklichkeit oft nicht gedeckt wurde«. Sie »schämen« sich nicht, sondern sind »be-schämt«. Durch wen? Wer tut ihnen die Be-Schämung an, die doch qua Definition ein aggressiver Akt ist, mit dem mich jemand beschädigen will – z.B. durch einen Angriff auf meine moralische Integrität, mit dem mein Ansehen in der Öffentlichkeit herabgesetzt werden soll. Die Be-Schämenden können in diesem Fall nur diejenigen sein, die gegen den von den Institutionen Kirche und Diakonie vertretenen »christlichen Anspruch« mit ihrem pädagogischen Handeln verstoßen haben. Mit dieser Sichtweise wird der Anspruch selbst, also seine inhaltliche Ausgestaltung durch die kirchliche Sexualmoral und Sexualethik als ein Kernstück christlicher Erziehung, zumal sogenannter verwahrloster Kinder und Jugendlicher, sakrosankt gestellt und jeder Kritik entzogen. Der Zusammenhang von institutioneller Schuld und Verantwortung und individueller Schuld und Verantwortung wird durch diese Sprachregelung verdeckt. Deutlicher wird ihre Funktion schon in den Worten des Bischofs der niedersächsischen Landeskirche, Friedrich Weber, mit denen er sich der »Erklärung« der Evangelisch-Lutherischen Kirche Hannovers anschloss: »Wenn in Heimen der evangelischen Kirche die Würde des Menschen missachtet worden ist, bedauern wir das zutiefst.« Das »wenn« stellt die Missachtung zunächst überhaupt infrage, und die Gründe für eine eventuelle Missachtung spielen in dieser formelhaften Floskel des Bedauerns schon gar keine Rolle. Dieser Satz klingt wie eine Kopie gleichlautender Äußerungen von Spitzenvertretern der katholischen Kirche und ihrer Ordensgemeinschaften.

Das Hannoversche Schuldbekenntnis von evangelischer Kirche und Diakonie ist zwar, gemessen an den sonstigen Verlautbarungen im Jargon des Bedauerns und Entschuldigens, ein großer Fortschritt im Hinblick auf die Anerkennung des Kindern und Jugendlichen in evangelisch-kirchlichen Heimen zugefügten Unrechts und der daraus zu ziehenden Konsequenzen für die gegenwärtige Jugendhilfearbeit – bezogen auf die strukturellen Bedingungen sexualisierter und sexueller Gewalt bedient sie jedoch das Schweigekartell, mit dem Schaden von den kirchlichen Institutionen abgewendet werden soll. Harte Erziehungsmethoden, Zwang zur Arbeit, absolute Gehorsamspflicht und ihr entsprechende Strafen sind zwar demütigend und ungerecht, werden von einem großen Teil der Bevölkerung aber »dem damals in der Erziehung herrschenden Zeitgeist« zugeschrieben und damit tendenziell legitimiert und entschuldigt. Alle Träger von Heimen, kirchliche und staatliche, und auch der Runde Tisch »Heimerziehung« werden bis heute nicht müde, diesen historischen Kontext der Heimerziehung immer wieder zu erwähnen. Sie fördern damit die mit diesem Rekurs auf die »Umstände« immer einhergehende Relativierung von Schuld und Verantwortung, wenn inzwischen auch meistens sofort hinzugefügt wird, »dass damit nichts entschuldigt werden soll«.

Bezogen auf einmal aufgedeckte sexuelle Gewalt und einmal erkannte sexualisierte Gewalt funktioniert keine dieser Relativierungsstrategien. Da bleibt nur noch der Ruf: »Haltet den Täter«, wenn dieser zum nicht bestreitbaren eigenen Verantwortungsbereich gehört, um von dem eigenen Verschulden abzulenken.

Dass es spezifische Bedingungen für sexuelle und sexualisierte Gewalt in kirchlichen Erziehungseinrichtungen gab, hat die historisch-theologische Forschung zur Geschichte der Heimerziehung inzwischen ans Licht gebracht. In der Dokumentation eines Forschungskolloquiums zur konfessionellen Heimerziehung an der theologischen Fakultät der Ruhr-Universität Bochum im Oktober 2009 finden sich dazu viele Hinweise.[36] Der Theologe Traugott Jähnichen untersucht in seinem

36 Damberg et al. 2010

Beitrag »Von der ›Zucht‹ zur ›Selbstverwirklichung‹?« den »Anteil spezifisch theologischer und religionspädagogischer Motive an der Herbeiführung sogenannter ›toxischer Situationen‹, in denen normale Menschen gewalttätig und oft im Kontrast zu ihren Wertvorstellungen reagieren.« Jähnichen betont die Notwendigkeit, neben den individuellen Voraussetzungen und situativen Merkmalen »auch systemische Konstellationen der Einrichtungen zu untersuchen«. Die institutionelle Systematik christlicher Erziehungseinrichtungen werde »in hohem Maße von theologischen Grundüberzeugungen bestimmt«. Er kommt zu dem Befund, dass die »Einprägung des Gehorsams gegenüber Autoritäten« und ein »geradezu monotoner Verweis auf ›Ordnung und Zucht‹ der Lebensführung« theologisch gerechtfertigt und verstärkt worden sei. Der Autor zitiert das evangelisch-theologische Standardlexikon der 1950er-Jahre[37], in dem »Gehorsam geradezu zum Mittelpunkts- und Schlüsselgedanken der ganzen christlichen Botschaft« stilisiert wurde. Besonders in der Erziehung sollte dieser »Gehorsam gegenüber Gott im Gehorsam gegenüber Autoritätspersonen« praktisch werden. Jähnichen verweist auf die Gehorsams- und Unterordnungsverpflichtung von Diakonissen und Diakonen, die bei ihrer Einsegnung, zum Beispiel in Bethel, versprechen mussten, »allem eigenen Willen zu entsagen«. Was das für die sexuelle Selbstbestimmung der Nazareth-Diakone aus Bethel bedeutete, zeigt die Verlobungsordnung dieser Bruderschaft. Dort heißt es zum Beispiel unter Punkt 5: »Wenn dein Herz im Blick auf ein junges Mädchen Feuer fängt, dann geh keine unehrlichen, geheimen Wege, die zu einer Bindung führen. Dein *erster* Weg, *bevor* du irgendeine Andeutung deiner Liebe machst, soll zum Vorsteher unseres Hauses oder zu einem Glied der Leitung sein. Wege des Vertrauens und des Gehorsams sind immer richtig.«[38]

Die so zu striktem Gehorsam verpflichteten kirchlichen ErzieherInnen machten ihre eigene Unterwerfungserfahrung zur Maxime

37 Die Religion in Geschichte und Gegenwart. Zwei Bände, Tübingen 1958, Stichwort Gehorsam, Spalte 1265

38 Berufsordnung der Nazareth-Bruderschaft, zitiert nach Benad et al. 2009, S. 219f.

ihres pädagogischen Handelns mit den Kindern und Jugendlichen. Jähnichen spricht von einer »Gehorsamskette«, die in der theologischen Begründung des Gehorsams gegen Gott ihren Ausgangspunkt hatte und »in den vielfältigen Gehorsamsforderungen gegenüber jeweils abgeleiteten Autoritätspersonen oder -institutionen alltagspraktisch eingeübt werden sollte«. Die theologische Konsequenz dieser »in den Mittelpunkt des christlichen Glaubens gerückten Gehorsamsforderungen« sei ein Gottesbild gewesen, »das Gott als autoritären Herrscher darstellt, dem auf der menschlichen Seite die Ohnmacht und Abhängigkeit eines Kindes entspricht, das den göttlichen Anforderungen gegenüber Gehorsam zu leisten hat«.[39]

So wie die Missachtung der theologisch legitimierten Gehorsamsforderung durch kirchliche MitarbeiterInnen Strafen nach sich zog, wurden Kinder und Jugendliche von eben diesen kirchlichen ErzieherInnen bestraft, wenn sie sich ihren Anweisungen nicht widerstandslos unterwarfen. Die Erzieher hätten eine Schlüsselstellung gehabt, schreibt Jähnichen, »da in ihrer Person den jungen Menschen einerseits Christus und das Evangelium begegnen und sie andererseits den im Gesetz formulierten Anspruch einer Lebensführung in ›Ordnung und Zucht‹ repräsentieren«.

Jähnichen kommt zu dem Schluss, dass die religiöse Erziehung in der evangelischen Heimerziehung für eine effektivere pädagogische und moralische Einflussnahme instrumentalisiert und missbraucht worden sei. Wie der Autor zu dieser Auffassung kommt, ist angesichts der von ihm durchgeführten Analyse der Inhalte der religiösen Erziehung jener Jahrzehnte allerdings nicht nachvollziehbar. Hatte er doch gerade gezeigt, dass der Fokus dieser Erziehung das theologisch begründete, vom Allerhöchsten hergeleitete Gehorsamsgebot war, dem die Kinder und Jugendlichen in den Erziehungsanstalten mit voller Wucht und unentrinnbar – als Objekte theologisch-religiös legitimierter Zwangserziehung – ausgeliefert waren. Nur eine rein formal be-

39 Traugott, Jähnichen: Von der »Zucht« zur »Selbstverwirklichung«? In: Damberg et al. 2010, S. 131 ff.

stimmte religiöse Erziehung, die ganz von Inhalten absieht und als abstraktes »Prinzip« verstanden wird, könnte »missbraucht« werden, indem das »Prinzip« in der Praxis falsch angewendet wird. Erziehung, auch die religiöse, ist aber immer an Inhalte, an Menschenbilder und Erziehungsziele gebunden. Ein nur formales Prinzip von Erziehung gibt es nicht. Das dominante Menschenbild der religiösen Erziehung der Nachkriegsjahrzehnte in der Bundesrepublik Deutschland war aber das eines gehorsamspflichtigen, von der Gnade Gottes abhängigen Menschen, das sich über die Stufenleiter des Unterworfen-Seins zuletzt noch in der Willkür des »christlichen Hausvaters« oder Gruppenerziehers und ihrer weiblichen Gegenstücke im Erziehungsalltag manifestierte. Die religiöse, theologisch überhöhte Erziehung, das haben die Ausführungen zur kirchlichen Sexualethik, Sexualmoral und »Sexualerziehung« hinreichend gezeigt, wurde nicht »missbraucht« bzw. »instrumentalisiert« (von wem auch?), sondern gelangte in den totalen Institutionen der Heimerziehung, deren Organisationsprinzip mit der umfassenden Gehorsamspflicht eines Christenmenschen geradezu ideal übereinstimmte, zur vollen Entfaltung. Sie bewährte sich in ihrem Gebrauchswert für eine auf Disziplinierung, nicht zuletzt der Sexualität der Mädchen und Jungen, angelegte »Erziehung«. Die Instrumentalisierungs- bzw. Missbrauchsthese bringt diesen theologischen Forscher gegen die von ihm selbst erhobenen Befunde wieder auf die Linie der die Kirche und die Diakonie leitenden TheologInnen, mit der die Institutionen vor einem Ansehensverlust und allen seinen Konsequenzen in Staat und Gesellschaft geschützt werden soll.

Im »Schlusswort« dieses Tagungsbandes schreibt der katholische Theologe Wilhelm Damberg, dass die Heimerziehung kirchlicher Träger auf »theologischen Leitbildern« beruhte, die »von einem Glauben, der auf Gehorsam und Unterordnung« abzielte, bestimmt waren. Es dürfe den christlichen Kirchen, ihren Ordensgemeinschaften und pädagogischen Einrichtungen nicht gleichgültig sein, so Damberg, »wenn Personen, die in ihre Fürsorge und Obhut gegeben waren, durch Christen, die in ihrem Auftrag handelten, oder durch sie getragene Strukturen verletzende Erfahrungen gemacht haben«. Die Bereitschaft, diese

Verantwortung für ihre Geschichte zu übernehmen, »sei eine bedeutende theologische Entscheidung zu anamnetischer Solidarität«[40].

Wenn die Kirchenleitungen die Ergebnisse des von ihnen mitfinanzierten Forschungsprojektes an der Ruhr-Universität Bochum, wie sie angekündigt haben, ernst nehmen würden, müssten sie ihre Verantwortung für die strukturellen Bedingungen sexualisierter und sexueller Gewalt in ihren Erklärungen und Stellungnahmen anerkennen und darüber hinaus mit angemessenen Größenordnungen materieller Entschädigung der Opfer unter Beweis stellen.

Zunehmend werden die Kirchenleitungen von zur Kirche gehörenden Zusammenschlüssen und Verbänden, unterstützt von einrichtungsbezogener und regionaler Forschung zur Heimerziehung[41], gedrängt, sich ihrer Verantwortung umfassend zu stellen. Ein Beispiel dafür gibt der »Evangelische Erziehungsverband e.V. (EREV)« mit einem im Sommer 2010 erschienen Schwerpunktheft »Heimerziehung in den 50er- und 60er-Jahren«. Der EREV (Evangelischer Reichserziehungsverband) ist eine Dachorganisation der kirchlichen Heimerziehung in Deutschland, deren Mitgliedseinrichtungen selbst in starkem Maße eine die Würde der Kinder und Jugendlichen und ihre physische und psychische Integrität missachtende Erziehung praktiziert haben.[42]

Unter dem Motto »Heute verantwortlich wie damals« äußern sich in dem EREV-Heft drei leitende MitarbeiterInnen der Diakonie Rheinland-Westfalen-Lippe e.V. und des Evangelischen Fachverbands für erzieherische Hilfen RWL zum »Umgang« ihrer kirchlichen Verbände mit dem »Schicksal ehemaliger Heimkinder«. Sie plädieren dafür, bei der »Aufarbeitung« der Heimerziehungsgeschichte »die

---

40 Damberg et al. 2010, S. 361 ff. »Anamnetische Solidarität« ist die Bereitschaft zu Anerkennung und Entschädigung der aus der Geschichte der kirchlichen Heimerziehung resultierenden Leiden, Beschädigungen und Nachteile der Frauen und Männer, die als Kinder und Jugendliche in diesen Heimen leben mussten.

41 Beispiele dafür sind die Studien der Bielefelder KirchenhistorikerInnen »Endstation Freistatt« und »Gewalt in der Körperbehindertenhilfe – das Johanna-Helenen-Heim in Vollmarstein«.

42 Vgl. Evangelischer Erziehungsverband 2010

Verantwortung des gesamten Systems« zu untersuchen. Ihnen geht es unter anderem darum, »die schonungslose Aufklärung der Ereignisse voranzubringen und die Einrichtungen und Träger sowie die Wissenschaftlerinnen und Wissenschaftler bei dieser Aufgabe zu unterstützen«. In diesem Sinne zitieren sie ein Vorstandsmitglied der Diakonie RWL: »Nichts weniger als die kirchlich-diakonische Glaubwürdigkeit als solche steht auf dem Spiel. Kirche, Diakonie und ihre Einrichtungen müssen sich nun daran messen lassen, wie sie mit der eigenen Vergangenheit umgehen. Zudem geht es auch um die kritische Aufarbeitung einer theologisch basierten Wirkungsgeschichte der Heimerziehung. Denn der Gedanke, dass Züchtigung eine wirkungsvolle Methode ist, um das vermeintlich ›verderbte, sündige‹ Subjekt auf den ›Pfad des Heils‹ zu bringen, zementiert diese schwarze, gewaltsame Pädagogik noch mit Rückgriff auf Gottes Autorität!«[43]

Die AutorInnen schreiben: »Uneingeschränkt erkennen wir an, dass in evangelischen Einrichtungen der Erziehungshilfe im Verbandsbereich Kinder und Jugendliche Leid und Unrecht erfahren haben. Wir bedauern zutiefst, dass solche Vorkommnisse in unseren Einrichtungen geschehen sind.«[44] Die »uneingeschränkte Anerkennung« bezieht sich auch auf die institutionellen Bedingungen für gewaltförmige Erziehung einschließlich sexualisierter und sexueller Gewalt, wie aus dem Editorial des EREV-Heftes zu entnehmen ist. Dort heißt es: »Die Veröffentlichung dieser Schriftenreihe zur Heimerziehung in den 50er- und 60er-Jahren fällt in eine Zeit der Missbrauchsvorwürfe. Die Familienministerin, Kristina Schröder (CDU), plädiert für einen großen Runden Tisch zur Bekämpfung von Kindesmissbrauch. Dieses wäre der zweite Runde Tisch, der sich in der vergangenen Zeit um die Schicksale von Kindern und Jugendlichen auf Bundesebene kümmert. Laut Kriminalstatistik des Bundeskriminalamts (BKA) wurden 2008 12250 Fälle von sexuellem Missbrauch von Kindern (unter 14 Jahren) verzeichnet. Das BKA geht jedoch von einer Dunkelziffer von

---

43 Ebenda, S. 74f.

44 Ebenda, S. 5

etwa 300 000 Fällen pro Jahr aus. Das bedeutet, dass in der Bundesrepublik etwa alle zwei Minuten ein Kind sexuell missbraucht wird. Die dementsprechenden aktuellen Schlagzeilen lauten: ›Es werden immer mehr‹ – ›Jahre des Horrors‹ – ›Missbrauch ist seelischer Mord‹ oder ›Sexueller Missbrauch von Kindern – die Mauer des Schweigens durchbrechen‹. Genau hieran schließt sich auch die Auseinandersetzung mit der Heimerziehung in den 50er- und 60er-Jahren an. Es gilt hierbei, den Strukturen und Rahmenbedingungen entgegenzuwirken, die mit zu den Gewalttaten gegenüber Kindern und Jugendlichen geführt haben.«[45]

Ob mit dem »Umgang mit dem Schicksal von Heimkindern« auch die Anerkennung der ihnen physisch und psychisch in den Heimen zugefügten Verletzungen als Grundrechts- und Menschenrechtsverletzungen verbunden ist, wie es die ehemaligen Heimkinder am Runden Tisch von Kirche und Staat verlangen, und ob »Entschuldigung« und »tiefes Bedauern« nicht bloße und im Wortsinn »billige« Lippenbekenntnisse bleiben, wird sich erst noch zeigen müssen. Bis jetzt haben weder die Kirchen noch ihre Wohlfahrtsverbände und Fachverbände, auch nicht der EREV, eigene Vorschläge für materielle Entschädigungsleistungen an die Opfer in Aussicht gestellt. Immer wenn es darum geht, verweisen sie auf die Ende 2010 zu erwartenden »Lösungsvorschläge« des Runden Tisches »Heimerziehung« (RTH) und neuerdings auch des Runden Tisches »Sexueller Kindesmissbrauch (RTKM), denen man »nicht vorgreifen« wolle. Die VertreterInnen von Bundesregierung, Länderregierungen und kommunalen Spitzenverbänden am RTH aber haben bisher keine Bereitschaft erkennen lassen, über »immaterielle« Anerkennungen und Hilfen – zum Beispiel Unterstützung zur Einleitung von Traumatherapien bei posttraumatischen Belastungssyndromen (PBS) – hinaus wirkliche Entschädigung, zum Beispiel in der Form der von ehemaligen Heimkindern geforderten, nicht auf andere Sozialleistungen anrechenbaren, sogenannten Opferrente von Euro 300 monatlich, zu gewähren. Hier könnten die

45 Ebenda

Kirchen und ihre Verbände und Ordensgemeinschaften mit eigenen Initiativen ihrer spezifischen Verantwortung als Hauptträger der öffentlichen Erziehung gerecht werden und den Staat beziehungsweise die öffentlichen Träger der Jugendhilfe mit ihrem Beispiel zur Aufgabe ihrer Blockadehaltung bewegen. Gegenwärtig verschanzen sich aber die Kirchen, die Orden, der Caritasverband und das Diakonische Werk noch hinter der im Kinder- und Jugendhilfegesetz (SGB VIII) festgelegten »Gesamtverantwortung« des Staates für die Kinder- und Jugendhilfe mit dem Argument, dass sie im Auftrag und unter der Aufsicht der öffentlichen Träger der Jugendhilfe ihre pädagogischen Einrichtungen betrieben haben und betreiben. Diese Haltung legt die Vermutung nahe, dass sich die Kirchen nur dann an materiellen Entschädigungsleistungen beteiligen wollen, wenn Bund, Länder und Kommunen den Hauptanteil daran übernehmen. Diese Tendenz, sich letztlich doch hinter dem Staat zu verstecken und sich damit aus der eigenen »Haftung« für das den Kindern und Jugendlichen in den eigenen Einrichtungen zugefügte Unrecht zu stehlen[46], ist gegenwärtig noch immer dominant.

Die Eigenverantwortung der Kirchen und ihrer Wohlfahrtsverbände und Ordensgemeinschaften entlastet den Staat in keiner Weise von dessen Verantwortung für das System der Zwangserziehung und nimmt kein Jota von seiner Gesamtverantwortung für die damalige Jugendfürsorge und die heutige Kinder- und Jugendhilfe zurück. Vielmehr zeigt sich, dass die vom Runden Tisch »Heimerziehung« betonte Verantwortungskette keine vertikale, sondern eine horizontale ist; und

---

46 »Sich aus der Verantwortung stehlen« bedeutet ja, anderen, denen man ein Unrecht oder Leid zugefügt hat, durch die Verweigerung von »Wiedergutmachung« etwas zu »stehlen«. Bezogen auf nachhaltig Geschädigte oder gar zerstörte Biografien kann es allerdings eine »Wiedergutmachung« nicht geben, denn verlorenes Leben lässt sich nicht bezahlen. Selbst für die Opfer spürbare materielle Leistungen werden darum »symbolischen Charakter« haben. Daraus aber abzuleiten, wie es immer wieder zu hören ist, nicht zahlen zu wollen, sondern allein mit »guten Worten« die zugefügten Verletzungen anzuerkennen und womöglich noch »mit tröstendem seelsorgerischen Zuspruch« Schmerzen lindern zu wollen und »Versöhnung« anzubieten, läuft auf eine Verhöhnung der Opfer hinaus.

es wird offenbar, dass der entlastende Verweis auf die größere Verantwortung des jeweils anderen Glieds dieser Kette ein Manöver der Schadensbegrenzung ist, bezogen auf öffentliches Ansehen und finanzielle Entschädigungsleistungen. Der Staat, die Kirchen und ihre Orden und Verbände sitzen hier buchstäblich in »einem Boot«, das sie sich in ihrer langen gemeinsamen Geschichte auch noch selbst gezimmert haben.

Dass die pädagogischen Einrichtungen in evangelischer Trägerschaft im gegenwärtigen Missbrauchsdiskurs bisher mit keinem einzigen »Fall« in die Schlagzeilen geraten sind, hängt damit zusammen, dass die evangelischen »Orte« sexualisierter und sexueller Gewalt, wie die Beispiele in diesem Buch hinlänglich zeigen, in der kirchlichen Heimerziehung, zu denen auch die Einrichtungen für behinderte Kinder und Jugendliche gezählt werden müssen, zu finden sind und nicht in Schulen und Internaten, die jetzt im Brennpunkt des öffentlichen Interesses stehen. Die nun schon seit Jahren dokumentierte sexualisierte und sexuelle Gewalt in der kirchlichen Heimerziehung, jedenfalls im evangelischen Spektrum, konnte dahinter verborgen bleiben und ging in der Kritik an den allgemeinen Zuständen in den Heimen tendenziell unter. Tatsächlich handelt es sich bei dem den ehemaligen Heimkindern angetanen Unrecht ja auch um ein sehr viel breiteres Spektrum einer mit Gewalt die umfassende Disziplinierung von Kindern und Jugendlichen betreibenden »Erziehung«, als sie die von sexualisierter und sexueller Gewalt in privaten kirchlichen und weltlichen Schulen und Internaten betroffenen Kinder und Jugendlichen erleiden mussten. Diese Feststellung relativiert nicht deren Leiden und seine schlimmen Auswirkungen auf das ganze weitere Leben, sie ist aber notwendig, um zu erklären, warum die evangelische Kirche und ihre Diakonie bisher – unberechtigterweise – bezogen auf sexuelle Gewalt in pädagogischen Einrichtungen nicht in die Kritik geraten ist.

Der einzige aufgedeckte Fall bezieht sich auf einen Gemeindepfarrer der Nordelbischen Landeskirche, der über lange Zeit und mit schrecklicher Energie sein Amt dazu missbraucht hat, Mädchen und Jungen in seinem Wirkungskreis, vermutlich auch in der eigenen Familie, sexuell zu benutzen und zu quälen. In diesem Fall, der, während ich dieses schreibe, noch nicht umfänglich aufgeklärt ist, haben Vorgesetzte dieses Gewalttäters die ihnen von Opfern und deren Angehörigen gegebenen Hinweise nicht zum Anlass genommen, den Pfarrer aus seinem Amt zu entfernen und ihn bei der Staatsanwaltschaft anzuzeigen.[47] »Die Zeit« vom 15. Juli 2010 kommentiert diesen »Missbrauchsskandal« wie folgt: »Nichts ist bisher bewiesen. Doch so, wie katholischer Missbrauch stets katholisch roch und reformpädagogischer (an der Odenwaldschule) reformpädagogisch, so riecht der Fall K. sehr evangelisch. Das evangelische Pfarrhaus, gerne gerühmter Hort bürgerlicher Traditionspflege, soll hier der Tatort gewesen sein. [...] Ehe und Familie, von zölibatsskeptischen Protestanten den katholischen Priestern gerne als beste Prävention angeraten, haben hier jedenfalls keine Tat vermeiden geholfen. Und auch der Modus, der offenbar verhinderte, dass die Vorgänge aus den Achtzigerjahren öffentlich geworden sind, passt auf ungute Weise zu einer Kirche, die sich selbst als offener und selbstverwalteter versteht als ihr katholisches Gegenüber.

Die Reflexe der katholischen Hierarchie führen zu institutioneller Abschottung und aktiver Vertuschung. Die Reflexe der Nordelbischen Kirche führten dazu, dass der Fall verschleppt und verschlampt wurde, dass wiederholte Versuche auch Kirchenoberer, K. aus dem Verkehr zu ziehen, gescheitert sind an einer evangelischen Kollegialitäts- und Kumpelkultur, wo jeder jedem Gutes und keiner keinem wehtun will.

Ein Irrtum wäre es überdies, zu glauben, die evangelische Kirche habe dank der bitteren Lektionen der Katholiken wenigstens einen Erfahrungsvorsprung im Umgang mit dem Skandal. Bei der Aufklärung der Vorwürfe verhält sie sich denkbar katholisch, also zögerlich.« Das »Vertuschen«[48] der sexuellen Gewalttaten eines Pfarrers an Kindern

---

47 Vgl. Die Welt vom 17.7.2010, Titelseite

48 »Vertuschen« bedeutet, unbequeme Tatsachen zu verwischen – wie beim Malen eines Gegenstandes Wasserfarben –, sodass sie schließlich im Ungefähren und Undeutlichen verschwinden.

und Jugendlichen gehört zur Strategie des Ver-Schweigens, mit der »Schadensbegrenzung« für die Institution Kirche zu Lasten der Opfer betrieben wird.

Dass die sexualisierte und sexuelle Gewalt in katholischen Heimen nach der Aufdeckung an der sogenannten Eliteschule der Jesuiten in Berlin mit in die Kritik gekommen ist, hat verschiedene Gründe. Diese Heime wurden und werden zum Teil auch heute noch von Ordensgemeinschaften betrieben, die in den Skandal verstrickt sind. Priester, Mönche und Nonnen, alle eingebunden in dieselbe katholische Hierarchie mit dem einen »Heiligen Vater« an der Spitze, waren und sind der von oben verordneten und doktrinär verteidigten Sexualmoral und Sexualethik verpflichtet und ihr unterworfen. Der Vorwurf des Vertuschens und Ver-Schweigens trifft bei einer so zentralistischen und hierarchischen Gesamtorganisation wie der katholischen Kirche sofort das ganze System in allen seinen Gliederungen. Und nicht zuletzt: Die Aufdeckung sexueller Gewalt in katholischen pädagogischen Einrichtungen der Bundesrepublik hatte in den vergangenen zehn Jahren spektakuläre Vorläufe in den USA, in Irland und in Österreich, die im öffentlichen Bewusstsein präsent sind. Hinzu kommt, dass katholische Laienorganisationen und »abtrünnige« Priester seit vielen Jahren einen Paradigmenwechsel, bezogen auf das Geschlechterverhältnis in der Kirche und die kirchliche Sexualethik und -moral insgesamt (Homosexualität, Empfängnisverhütung, Abtreibung, vor- und außerehelicher Geschlechtsverkehr, gewaltfreie Auslebung sogenannter Partialtriebe zwischen Erwachsenen, Masturbation), fordern, und die Hierarchie auf alle diese Bestrebungen immer wieder mit Verboten und zum Teil drakonischen Strafmaßnahmen reagiert hat.

Im Vergleich dazu ist die verhängnisvolle Legierung von Sexualität und Sünde im heute dominanten liberalen protestantischen Spektrum in den Jahrzehnten nach der »Denkschrift« weitgehend gelöst worden und spielt in der praktischen Erziehungsarbeit, die auch kaum noch von den immer noch zölibatär lebenden Diakonissen durchgeführt wird, keine bedeutende Rolle mehr. Dass gerade die evangelischen Schulen – und auch die evangelischen Studentengemeinden an Universitäten und Hochschulen – sexualethisch im letzten Drittel des vorigen Jahrhunderts einen Paradigmenwechsel vollzogen haben, wurde oben schon erwähnt. Die in diesem Kontext angesiedelten evangelischen Schulen und Internate sind offenbar mit ihrer eher pragmatischen Orientierung und gesellschaftlichen Einbindung auch offenere Systeme als die von starken Ideologien bestimmten katholischen Internatsschulen auf der einen Seite und die Landerziehungsheime nach dem Muster der Odenwaldschule auf der anderen Seite, die durch ihre Geschlossenheit strukturell sexualisierte und sexuelle Gewalt von Erwachsenen an Kindern und Jugendlichen, aber auch von SchülerInnen untereinander begünstigen.

Die reformpädagogisch orientierten Landerziehungsheime

Viele Schul- und SozialpädagogInnen, die in unterschiedlichen Bereichen und Institutionen der professionellen Erziehung arbeiten, aber auch ErziehungswissenschaftlerInnen hat die Kindern und Jugendlichen in Internatsschulen, die zur Vereinigung Deutscher Landerziehungsheime gehören, angetane sexuelle Gewalt in ihrem pädagogischen Selbstverständnis stärker betroffen und verunsichert als entsprechende Handlungen in katholischen und evangelischen Heimen der Jugendfürsorge und an katholischen Schulen und Internaten. Das wird durch die Reaktionen auf die Ereignisse an der Odenwaldschule im hessischen Ober-Hambach besonders deutlich. Diese Internatsschule, die 2010 ihr hundertjähriges Bestehen festlich und mit großer Öffentlichkeit begehen wollte, galt als das Erfolgsmodell der Landerziehungsheime und als Beleg für die ungebrochene Aktualität reformpädagogischer Praxis und Theorie.

Für viele PädagogInnen und ErziehungswissenschaftlerInnen, die sich zum liberal-fortschrittlichen Spektrum einer kritischen und gesellschaftlich engagierten öffentlichen Erziehung in Schulen und sozialpädagogischen Arbeitsfeldern zählen, hatte die Odenwaldschule symbolische Bedeutung, auch wenn sich vermutlich nur wenige über die Praxis und die theoretischen Grundlagen dieses Landerziehungsheims genauer informiert hatten.

Die Odenwaldschule war im Laufe ihrer langen Geschichte zum Begriff für eine an den Bedürfnissen von Kindern und Jugendlichen orientierte »ganzheitliche« Erziehung und Bildung geworden. Sie erbrachte den Nachweis, dass die ihr zugrunde liegenden Sichtweisen, Auffassungen und Menschenbilder nicht utopisch bleiben mussten, sondern realisierbar waren. Die Praxis der Odenwaldschule und der durch sie präsentierten ähnlichen pädagogischen Einrichtungen galt als praktische Kritik an weitverbreiteten technokratisch-autoritativen Erziehungskonzepten und -praxen im Schulwesen und Einrichtungen der Kinder- und Jugendhilfe.

Sexualisierte und sexuelle Gewalt in kirchlichen, vor allem katholischen Schulen, Internaten und Heimen ließ sich durch deren institutionelle Rahmenbedingungen, vor allem durch die kirchenoffizielle Haltung zur Sexualität, als besonderer »Gelegenheitsstruktur« für pädosexuelle PädagogInnen zumindest ansatzweise erklären. Dass es spezifische »Gelegenheitsstrukturen« offensichtlich auch in pädagogischen Einrichtungen gab, die ihre Konzeptionen mit Auffassungen und Erfahrungen aus dem »weiten Feld« und der langen Geschichte der reformpädagogischen Praxis begründeten, rief dagegen Bestürzung und Ratlosigkeit hervor. »Ich bin fassungslos« – diesen Ausruf des Schreckens konnte ich in den vergangenen Monaten immer wieder hören.

Auch bei mir lösten diese sich von Tag zu Tag verdichtenden und immer dramatischer werdenden Meldungen Trauer und Enttäuschung aus – Gefühle, die ich als Erziehungswissenschaftler und Soziapädagoge im Hinblick auf das Versagen von Institutionen und das Gewalthandeln von Menschen empfinde, die mir in ihren pädagogischen Sichtweisen und Theorien, ihrem öffentlich vertretenen Bild von Kindern und Jugendlichen nahestehen und mit denen ich in der Kritik an den pädagogischen Auffassungen und Praxen, wie sie in katholischen Erziehungseinrichtungen ganz überwiegend – aber auch nicht in allen – bestanden und bestehen, weitgehend übereinstimme.

Als ich vor 50 Jahren die ersten mich schockierenden Erfahrungen mit der alltäglichen Erziehungspraxis in Heimen der Fürsorgeerziehung machte, löste das bei mir ein Entsetzen aus, das sich zuerst in Wut, dann in radikale fachliche Kritik und schließlich in sozialpädagogisches und politisches Engagement für die Abschaffung beziehungsweise Veränderung dieses Systems der Zwangserziehung umsetzte.

In diesem Prozess unterzog ich zwar auch die als pädagogische Provinz organisierten reformerischen Erziehungseinrichtungen einer radikalen Ideologiekritik, vor allem bezogen auf ihre politische Ignoranz und Abstinenz und ihr bürgerlich-idealistisches Gesamtkonzept – zu dem nicht zuletzt die »idyllische Abgeschiedenheit« und der Mythos von der »ganzheitlichen Erziehung« gehörten.[49] Aber das Vertrauen in die Fähigkeiten zur Selbstbestimmung und Selbstorganisation der Jugendlichen und die Förderung dieser Fähigkeiten, wie sie sich in den Freien Schulgemeinden der Landerziehungsheim-Bewegung nicht als formal-demokratisches Mitbestimmungsspielchen, sondern als echte Beteiligung an Entscheidungen über die Organisation ihres Lebens im Heim/Internat realisierte, sowie die uneingeschränkte Wertschätzung der Kinder und Jugendlichen durch die PädagogInnen waren für mich als jungem Sozialpädagogen in der Heimerziehung und in der außerschulischen Jugendarbeit eine wichtige Orientierung und der Beweis, dass es zu der demütigenden, die Würde der Kinder und Jugendlichen und ihre physische und psychische Integrität verletzenden Praxis in den allermeisten pädagogischen Einrichtungen eine realistische Alternative gab.

Meine Kritik bezog sich um 1970 auf die geschlossenen Systeme reformpädagogischer Einrichtungen mit ihren möglichen negativen Folgen für die Kinder und Jugendlichen, bezogen auf die »Transferprobleme« bei der Entlassung aus der »pädagogischen Idylle« in den für die meisten Jugendlichen harten Alltag der spätkapitalistischen Industriegesellschaft: »Kern dieser Erziehungsideologie ist die Vorstellung

49 Vgl. Kappeler 1971, S. 183ff.

eines pädagogischen Schonraums für die Kinder. Abgeschirmt gegen die negativ beurteilten Einflüsse der Erwachsenenwelt im sogenannten ›technischen Zeitalter‹ sollen sich die Kinder in einem von den ›Gefährdungssituationen der modernen Welt‹ weitgehend abgelösten – nur von pädagogischem Handeln bestimmten Freiraum entwickeln können. [...] Ziel der Pädagogik in der ›Provinz‹ soll die optimale Entfaltung der Persönlichkeit des Individuums sein, das heißt die Realisierung der ›natürlichen Begabung und Fähigkeiten des Kindes‹. Innerlich gestärkt mit dem Bewusstsein der entwickelten eigenen Fähigkeiten ausgestattet, sollen die Heranwachsenden dann in die Realität des Lebens außerhalb der Provinz entlassen werden, in der Hoffnung, dass sie aufgrund der intensiven Persönlichkeitserziehung den ihnen gemäßen Platz in der Gesellschaft finden werden. Die Erziehung glaubt sich frei von jedem Versuch der politischen Beeinflussung und orientiert an den ursprünglichen Bedürfnissen und Begabungen der Kinder.«

Als ich diesen Beitrag schrieb, glaubte ich nicht, dass es in der bürgerlich-kapitalistischen Gesellschaft jener Jahre eine Chance für die umfassende Realisierung dieses Konzepts geben könne: »In der Geschichte der Heimerziehung sind diese Paradiesgärten außer in den Namen der Heime (z. B. Heiteratei – Haus Sonnenschein – Haus Frohsinn usw.) nie realisiert worden, aber die aus der Angst vor der eigenen politischen Verantwortung der Pädagogen hervorgegangene Sehnsucht nach dem pädagogischen Naturschutzpark korrumpierte deren Bewusstsein so nachhaltig, dass sie die ihnen zugewiesenen objektiven Funktionen im Kapitalismus erfüllten [...]. [...] Heute liegt die idealistische Provinz mit ihrer romantischen Schwärmerei von der ›glücklichen Insel‹ und der ›behüteten Kindheit‹ in der Agonie. [...] Eine der schlimmsten Folgen der alten Vorstellung in der pädagogischen Provinz war die schon erwähnte weitgehende Isolierung der Heime von der Umwelt. Der gesetzmäßige Trend zur Entwicklung subkultureller Strukturen in allen relativ geschlossenen Gruppen, Anstalten, Institutionen wurde damit zusätzlich verstärkt.«[50]

50 Ebenda, S. 189 f.

Trotz dieser scharfen Analyse der in geschlossenen pädagogischen Systemen strukturell angelegten Gefahren für die Kinder und Jugendlichen konnte ich mir eine gewaltförmige Machtausübung oder sexualisierte und sexuelle Gewalt von reformpädagogisch orientierten ErzieherInnen in reformpädagogischen Einrichtungen nicht vorstellen, zumal ein offener, nicht tabuisierender und nicht diskriminierender Umgang mit Sexualität dort zur pädagogischen Theorie und Praxis gehörte.

Die mir aus der Geschichte bekannten männerbündischen und frauenfeindlichen Positionen in der Jugendbewegung und der männliche Jugendkult, die in einigen Landerziehungsheimen großen Einfluss hatten (einschließlich der damit verbundenen elitären Führerideologie) und mit denen ich mich in den 1980er- und 1990er-Jahren im Zusammenhang von Jugendbewegung, militaristischer Alltagskultur und Erstem Weltkrieg wissenschaftlich beschäftigt hatte[51], hielt ich für längst überwunden.

Dieses Vertrauen in die Integrität von Erzieherpersönlichkeiten, die sich, so glaubte ich, in ihrem professionellen Umgang mit Kindern und Jugendlichen vom reformpädagogischen Ethos der Wertschätzung und Anerkennung des Eigensinns und der Eigenständigkeit der ihnen anvertrauten Mädchen und Jungen leiten ließen, war insofern »blind« bzw. idealistisch, weil ich dieser pädagogischen Orientierung die moralische Kraft zutraute, in der Hinwendung zum Kind oder zum Jugendlichen eigene sexuelle Präferenzen, ganz gleich ob sie heterosexuellen, homosexuellen oder bisexuellen Charakter hatten, in jedem Fall und unter allen Bedingungen auf ihre Beziehungen mit erwachsenen PartnerInnen zu beschränken. Ich habe das einfach vorausgesetzt und unterstellt und den »pädagogischen Takt«, wie ihn Herman Nohl in dem von ihm zusammen mit Ludwig Pallat unmittelbar vor der Machtübergabe an die Nationalsozialisten 1933 herausgegebenen »Handbuch der Pädagogik« beschrieben und gefordert

---

51 Vgl. Kappeler 1999

hatte, als in der erzieherischen Praxis verwirklicht angenommen. Dieses Handbuch ist eine Zusammenfassung und Kanonisierung aller seit dem Ende des 19. Jahrhunderts bis 1933 entwickelten Auffassungen und Methoden der sich als »neue Erziehung« verstehenden pädagogischen Reformbewegung. Noch heute ist es eine unerschöpfliche Quelle für die historische pädagogische Forschung. In Nohls einleitendem Beitrag »Die Theorie der Bildung« legt er sein Verständnis des »pädagogischen Bezugs« dar, einer Hauptkategorie der Reformpädagogik.

In diesen Ausführungen zum »pädagogischen Bezug« wird auch deutlich, wie der »pädagogische Eros« – die Liebe des Pädagogen zum Kind – in der reformpädagogischen Bewegung verstanden wurde, ein Begriff, der im aktuellen Diskurs über sexualisierte und sexuelle Gewalt kritisch reflektiert wird: »Die Grundlage der Erziehung ist also das leidenschaftliche Verhältnis eines reifen Menschen zu einem werdenden Menschen und zwar um seiner selbst willen, dass er zu seinem Leben und seiner Form komme. [...] Das Verhältnis des Erziehers zum Kind ist immer doppelt bestimmt: von der Liebe zu ihm in seiner Wirklichkeit und von der Liebe zu seinem Ziel, dem Ideal des Kindes, beides aber nun nicht als Getrenntes, sondern als ein Einheitliches: aus diesem Kinde machen, was aus ihm zu machen ist, das höhere Leben in ihm entfachen und zu zusammenhängender Leistung führen, nicht um der Leistung willen, sondern weil in ihr sich das Leben des Menschen vollendet. Das pädagogische Ziel ist nicht, einen Lebenstypus zu züchten. Der Gärtner, der die blaue Rose züchtet, opfert Tausende von Rosen für diesen Zweck, die pädagogische Liebe zum Kind ist die Liebe zu *seinem* Ideal. Es soll ihm nichts Fremdes eingebildet werden, sondern die Lebensform, zu der sie führen will, muss die Lösung *seines* Lebens sein. So fordert die pädagogische Liebe Einfühlung in das Kind und seine Anlagen, in die Möglichkeiten seiner Bildsamkeit, immer im Hinblick auf sein vollendetes Leben.« Der erzieherischen Leidenschaft des Pädagogen entspräche im Kind und im Jugendlichen ein »Wachstumswille und eine Hingabe, die nach Hilfe und Schutz, nach Zärtlichkeit und Anerkennung verlangt.«

Der pädagogische Bezug bestehe aus einem »Wechselverhältnis« zwischen Erziehendem und zu Erziehendem, das von beiden Seiten als eine »Spannung« erlebt werde. In diesem Wechselverhältnis müsse der Erzieher seinen »Veränderungs- und Gestaltungswillen« immer kontrollieren – »bremsen«, sagt Nohl – und ihn »im Kern veredeln« durch eine »bewusste Zurückhaltung vor der Spontaneität und dem Eigenwesen des Zöglings«. Die pädagogische Haltung bestehe aus diesem »eigentümlichen Gegeneinander und Ineinander von zwei Richtungen der Arbeit« und verlange vom Erzieher »eine eigentümliche *Distanz* zu seiner Sache wie zu seinem Zögling, deren feinster Ausdruck ein *pädagogischer Takt* ist, der dem Zögling auch da nicht ›zu nahe tritt‹, wo er ihn steigern oder bewahren möchte, und der spürt, wenn eine große Sache nicht pädagogisch klein gemacht werden darf. Und auch der Zögling will bei aller Hingabe an seinen Lehrer im Grunde doch sich, will selber sein und selber machen, schon das kleine Kind im Spiel, und so ist auch von seiner Seite in der Hingabe immer zugleich Distanz und Opposition, und das pädagogische Verhältnis strebt – das ist sein Schicksal und die Tragik des Lehrerseins – von beiden Seiten dahin, sich überflüssig zu machen und zu lösen – ein Charakter, der so keinem anderen menschlichen Bezug eigen ist.«[52]

In seinem 1935 veröffentlichten Werk »Die pädagogische Bewegung in Deutschland und ihre Theorie«, bis heute ein Grundlagentext der Reformpädagogik, hat Nohl seine Ausführungen zum pädagogischen Bezug im Handbuch ohne revisionistische Anpassung an die NS-Erziehungsideologie aufgenommen und weiter ausgeführt. Dort heißt es: »Ist das Ziel der Erziehung die Erweckung eines einheitlichen geistigen Lebens, so kann sie nur wieder durch ein einheitliches geistiges Leben gelingen, persönlicher Geist sich nur an persönlichem Geist entwickeln. Die pädagogische Wirkung geht nicht aus von einem System von geltenden Werten, sondern immer nur von einem ursprünglichen Selbst, einem wirklichen Menschen mit einem festen Willen, wie sie auch auf einen wirklichen Menschen gerichtet ist: die Formung

52 Nohl 1933, S. 23f.

aus einer Einheit. Das ist der Primat der Persönlichkeit und der personalen Gemeinschaft in der Erziehung gegenüber bloßen Ideen, einer Formung durch den objektiven Geist und die Macht der Sache.«[53] Bei aller Anpassung der von Nohl, Spranger und anderen repräsentierten geisteswissenschaftlichen Pädagogik, die nicht nur durch äußeren Druck zustande kam, sondern auch einer tendenziellen inneren Nähe zu manchen Kernpunkten der NS-Ideologie geschuldet war, ist dieses Bestehen auf einem autonom verstandenen »pädagogischen Bezug« zwischen Erzieher und »Zögling« ein bedeutender Widerspruch zum nationalsozialistischen Prinzip von »Führer und Gefolgschaft«, »Befehl und Gehorsam«.

In seinem 1958 veröffentlichen Büchlein »Erziehergestalten« kommt Nohl noch einmal auf den »pädagogischen Takt« zurück: »Alle Dogmatiker, die das Leben von außen und von oben vergewaltigen wollen, sind ungebildet, und sie erziehen darum auch nicht, sondern dressieren oder treiben Propaganda mit der Hoffnung auf die Suggestionswirkung einer tausendfachen Wiederholung. Das souveräne Wissen um die Polarität aller unserer Aufgaben, insbesondere aller pädagogischen Aufgaben, und die Freiheit, die daraus entsteht, das ist das erste Geheimnis aller Bildung des Erziehers.« Diese Sätze finden sich unter der Überschrift »Die Bildung des Erziehers«, als deren »letzter und feinster Zug« sein »Takt für das richtige Maß« von Nohl herausgestellt wird. Das ideale Maß für den pädagogischen Takt sei »die geziemende Haltung, die die richtige Linie bewahrt, die Linie von Stand, Lebensalter, Geschlecht, die nie übertreibt, nicht über ihre Kraft lebt, immer die Grenze der anderen respektiert und so allein zu Grazie und Würde kommt.« Nohl erklärte die Entwicklung des pädagogischen Taktes zu einer Hauptaufgabe der Bildung des Erziehers, mit der er auf seine professionelle Tätigkeit in jedem denkbaren pädagogischen Beruf vorbereitet werden soll: »Der Takt steht zwischen Theorie und Praxis als das entscheidende Mittelglied, als das kluge Gefühl für das Richtige des Augenblicks, für die fremde Lebendigkeit

---

53 Nohl 1935/1945, S. 132f.

und das ihr Gemäße. Er transformiert die erzieherischen Absichten unter dem Eindruck der Persönlichkeit des Kindes, seines augenblicklichen Zustands mit allen Unwägbarkeiten, und ist der eigentliche Ort der Produktivität des Erziehers. Der gute Erzieher weiß ohne viel zu überlegen, was zu tun ist und wie es zu tun ist. Wie solche Taktbildung des Erziehers erreicht werden kann, ist ein Problem für sich. In der Theorie der Pädagogik wird der Takt meist vergessen.«[54]

Dieser pädagogische Takt ist mehr als ein Abschnitt in einem »Benimm-dich-richtig!«-Buch für ErzieherInnen. Er berührt wirklich den Kern des pädagogischen Verhältnisses vom erwachsenen Erzieher bzw. von erwachsener Erzieherin zum heranwachsenden Kind und liegt einseitig und eindeutig in der Verantwortung des bzw. der Erziehenden. Wenn man alle aus der deutschen idealistischen Philosophie, der »lebensreformerischen« Theorie und Praxis der 40 Jahre von 1890 bis 1930 und der zu ihr gehörenden Jugendbewegung hergeleiteten ideologischen Überhöhungen und Übertreibungen des »pädagogischen Bezugs« und der Reformpädagogik als »neuer Erziehung sui generis« abzieht[55], bleibt der pädagogische Takt, wie Nohl ihn in der Spannung von Autonomie und Bindung zwischen Kind/Jugendlichem und Erwachsenem, die den ganzen Erziehungsprozess durchzieht, versteht, ein unverzichtbarer Kern. Je umfassender das pädagogische Verhältnis ist – und wo wäre es »umfassender« (im Wortsinn) als in pädagogischen Einrichtungen »über Tag und Nacht«, um dafür eine Bezeichnung aus dem Kinder- und Jugendhilfegesetz zu verwenden, mit der die »stationären Vollzeit-Erziehungshilfen« gemeint sind –, desto größer ist die Bedeutung des pädagogischen Takts. Er ist eine Grundbedingung des bei aller berechtigten Kritik an verschiedenen »blinden Flecken« in der reformpädagogischen Theorie und Praxis auch weiterhin für jegliche pädagogische Berufsarbeit notwendigen

---

54 Nohl 1958, S. 82f. Nohl weist in diesem Aufsatz auf einen Beitrag der Pädagogin Elisabeth Blochmann über den »pädagogischen Takt« in der pädagogischen Fachzeitschrift »Die Sammlung« hin: 5. Jahrgang, 1950, S. 712ff.

55 Vgl. dazu Oelkers 1993 und ders.: Stichwort »Reformpädagogik«. In: Benner/Oelkers 2004

pädagogischen Bezugs, der allerdings für die unterschiedlichen pädagogischen Arbeitsbereiche und Aufgaben jeweils spezifisch gestaltet werden muss. Der pädagogische Takt ist eine Konkretisierung des »Verhältnisses von Nähe und Distanz in pädagogischen Settings«, dessen kritische Überprüfung im Mittelpunkt des aktuellen Diskurses über sexualisierte und sexuelle Gewalt in pädagogischen Einrichtungen steht.

Meine Trauer, und die vieler anderer PädagogInnen, die sich mit reformpädagogischen Sichtweisen und Praxen in der einen oder anderen Weise verbunden fühlen[56], hat eine starke Wurzel in der Enttäuschung über das Vertuschen und Relativieren der sexualisierten und sexuellen Gewalt in Landerziehungsheimen, vor allem in der Odenwaldschule, durch herausragende Vertreter der kritischen und liberal-fortschrittlichen Erziehungswissenschaft und pädagogischen Praxis, die mit ihrem Verschweigen in manchmal schon zynischer Weise zu Lasten der Kinder und Jugendlichen, die Opfer sexueller Gewalt wurden, sich selbst – als in das Geschehen als Täter oder Mitwisser verstrickte – und die Institution, der sie ihr eigenes Wirkungsfeld und Ansehen teilweise verdanken, schützen wollten.

Der Pädagoge und Theologe Gerold Becker, Lehrer und langjähriger Leiter an der Odenwaldschule, der im Mittelpunkt der an dieser Internatsschule an Kindern und Jugendlichen verübten sexuellen Gewalt steht, und der mit ihm persönlich und fachlich eng verbundene Erziehungswissenschaftler und Schulreformer Hartmut von Hentig stehen exemplarisch für diese Enttäuschung. Das unterschiedliche und doch auch gemeinsame Handeln dieser über Jahrzehnte »tonangebenden« Männer im reformpädagogischen Spektrum muss, nach allen jetzt zur Verfügung stehenden Informationen, als bewusste und gezielte Täuschung gewertet werden.

---

56 *Die* Reformpädagogik als monolithischen Block von erziehungswissenschaftlicher Theorie und pädagogischer Praxis gibt es nicht und hat es nie gegeben. Von einem reformpädagogischen Spektrum, das durch einige gemeinsame Grundpositionen verbunden ist, kann aber schon gesprochen werden.

Damit am Ende begründete Vorschläge für die notwendigen institutionellen Veränderungen zum Schutz der Kinder und Jugendlichen gemacht werden können, müssen nun auch die Bedingungen sexualisierter und sexueller Gewalt in den reformpädagogischen Einrichtungen beschrieben und analysiert werden. Bei Schulen, Internaten und Heimen des katholischen Spektrums war es vergleichsweise einfach, die institutionellen Bedingungen für sexualisierte und sexuelle Gewalt und die Gründe für ihr Ver-Schweigen durch die Vertreter des Klerus und die Spitzen der Ordensgemeinschaften aufzuzeigen. Bei den pädagogischen Einrichtungen des evangelischen Spektrums war das, bezogen auf die Heimerziehung einschließlich der Heime für behinderte Kinder und Jugendliche, auf der Grundlage der Berichte ehemaliger Heimkinder und der schon geleisteten Aufklärungsarbeit evangelischer KirchenhistorikerInnen möglich, aber schon schwerer – aufgrund der seit Jahrzehnten laufenden Reformprozesse in der Theologie und der Erziehungspraxis. Bezogen auf sexualisierte und sexuelle Gewalt in reformpädagogischen Landerziehungsheimen ist die Aufklärung der institutionellen Bedingungen erheblich schwerer, wenn man sich nicht mit dem einfachen und auch in Teilen immer richtigen Hinweis auf die Schere zwischen Theorie und Praxis begnügen bzw. abfinden will. Dieser fast in allen pädagogischen Einrichtungen und Systemen (und auch sonst in den meisten menschlichen Verhältnissen) feststellbare »Widerspruch« lässt die Theorie ungeschoren und erhebt sie zur einfachen Messlatte für die Beurteilung des Handelns der PädagogInnen und misst ihr »Versagen« – manchmal auch das der Institution – am Grad der Abweichung vom theoretischen Entwurf für die Praxis.

Es kommt aber in unserem Fall besonders darauf an, die in den reformpädagogischen Theorien und Konzepten mehr als bei den kirchlichen Trägern hinter den auf den ersten Blick weithin überzeugenden Postulaten der Theorie der Schul- und Internatserziehung in den Landerziehungsheimen verborgenen, aber in ihnen selbst angelegten, den pädagogischen Takt immer bedrohenden Sichtweisen und Methoden zu erkennen, was in den vorangegangenen Ausführungen zur Odenwaldschule ja auch schon versucht worden ist. Die einfache

Formel vom Widerspruch zwischen Theorie und Praxis auf reformpädagogische Einrichtungen angewendet, würde wiederum, wie bei vielen kirchlichen Würdenträgern in beiden Kirchen, bei dem relativierenden und verharmlosenden Argumentationsmuster vom »bedauerlichen Einzelfall« landen. Das wurde in der Tat auch von Verantwortlichen der Odenwaldschule und anderer Landerziehungsheime eine ganze Weile nach der Aufdeckung der »Fälle« und vor allem zur Rechtfertigung des langen Ver-Schweigens so praktiziert. Die Vorsitzende des Trägervereins der Odenwaldschule, seit 1998 im Vorstand (inzwischen zurückgetreten), etwa sagte: »Wir gingen leider davon aus, dass es sich um Einzelfälle handelte.« Deswegen und »vielleicht auch aus einer unbewussten Angst heraus, dass da noch mehr sein könnte«, sei »nicht genügend zugehört, nicht genügend nachgefragt worden.«[57]

Bernhard Bueb, ehemaliger Lehrer an der Odenwaldschule, später Leiter der renommierten reformpädagogischen Internatsschule Salem und bekannter Autor populärer Bücher über eine »konsequentere Erziehung«, schrieb in der »Zeit« vom 18.3.2010, dass er 1998 von »sexuellen Übergriffen« Beckers auf »zwei Altschüler der Odenwaldschule« erfahren habe. Diese damals bekannt gewordenen »Fälle« hätten aber nicht genügt, »um weitere Altschüler zu ermutigen, sich zu äußern«. Warum erst jetzt, »beinahe zwölf Jahre später [...] über dreißig weitere Altschüler Becker des sexuellen Missbrauchs« anklagen und »von sexuellen Übergriffen, die die Vorstellungskraft aller in der Erziehung Tätigen« sprengen, berichten, »von denen 1998 nicht die Rede gewesen war«, kann sich Bueb, obwohl es zum Zeitpunkt seiner Einlassungen in der »Zeit« schon viele Informationen über das Schweigen der Opfer gab, nicht erklären: »Warum sich diese dreißig nicht früher gemeldet haben, dafür gibt es so wenig eine Erklärung wie für die späten Meldungen der missbrauchten Altschüler kirchlicher Internate. [...] Vielleicht war die Zeit noch nicht reif, um mit Berichten über so tief erlittenes Leid an die Öffentlichkeit zu treten.« Dieses

57 Vgl. Simon/Willeke 2010

»Nichtwissen« kann einem so erfahrenen Pädagogen und Schulleiter nicht abgenommen werden. Es handelt sich um einen durchsichtigen Versuch, die eigenen Versäumnisse mit dem Schweigen der Opfer zu legitimieren. Nach seiner Kenntnis habe die Odenwaldschule damals »nichts vertuscht«. Sie habe sich aber »so verhalten wie wir alle. Wir haben uns zufriedengegeben mit der Aufklärungsarbeit der Odenwaldschule und sind zur Tagesordnung übergegangen«. Er habe sich damals damit beruhigt und darauf vertraut, dass der »verehrte« Hartmut von Hentig, der »geachtete Pädagoge und Lebensgefährte Gerold Beckers [...] nichts decken würde, was Kindern geschadet hätte«.

Dass es auch während Buebs Zeit als Schulleiter von Salem »einige wenige Fälle« gegeben hat, »bei denen ein Lehrer einen Schüler so angefasst hat, dass der sich belästigt fühlte«, dass solche Lehrer entlassen wurden und in einem Fall »unmittelbar die Staatsanwaltschaft eingeschaltet« wurde, führt Bueb als Beispiel für schnelles und entschlossenes Handeln im Bereich seiner eigenen unmittelbaren Verantwortung an.

Wie die Vorsitzende des Trägervereins der Odenwaldschule versucht Bueb das Ver-Schweigen gegenüber der Öffentlichkeit damit zu rechtfertigen, dass ihnen das Ausmaß der sexuellen Gewalt an der Odenwaldschule nicht bekannt gewesen sei, weil bis zum Jahr 2010 lediglich zwei Altschüler den Vorwurf, von einem Lehrer »sexuell missbraucht« worden zu sein, erhoben hätten. Wie aber kann es geschehen, dass ein »Einzelfall« oder »einige wenige Fälle« oder »zwei Fälle« zur Kenntnis genommen und dann zur »Tagesordnung« beziehungsweise zum »Tagesgeschäft« übergegangen wird? Vermutlich glaubten die mit diesen »Einzelfällen« konfrontierten Erwachsenen, die Schulleitung, die LehrerInnen, die ElternvertreterInnen und unterstützenden Honoratioren in Gremien der Schule, dass diese Einzelfälle, die ja »in allen Sphären, in Schulen, Familien und Sportvereinen« vorkommen, im Hinblick auf die Öffentlichkeit »gut zu händeln« waren und keine tiefschürfenden, nach weiterer Aufklärung verlangenden Fragen von Aufsichtsbehörden, Medien, pädagogischer Fachöffentlichkeit und Staatsanwaltschaft nach sich ziehen würden – eine Vermutung und

Hoffnung, die sich ja auch im vollen Umfang für ein weiteres gutes Jahrzehnt bestätigte. Die Vorwürfe, die sich Bueb jetzt macht (»Ich mache mir Vorwürfe« lautet die Überschrift seines »Zeit«-Artikels), beziehen sich nicht auf die unterlassene Hilfe und die Anerkennung des Leidens der Opfer, sondern auf den Schaden, den die damals nicht betriebene rückhaltlose Aufklärung der Sache der Landerziehungsheime, der Reformpädagogik im Ganzen und dem maßgeblichen Pädagogen und Erziehungswissenschaftler Hartmut von Hentig im Besonderen, wie sich jetzt zeigt, zugefügt hat. Selbst in dem Aufruf, den Bueb am Ende seines Artikels an »alle Reformpädagogen« richtet, kommen die vielen Opfer sexueller Gewalt in der Odenwaldschule nicht vor. In seinem »Appell« verlangt er die Aufarbeitung »unserer Geschichte« und die Erörterung der »Frage von Distanz und Nähe« mit dem Ziel, »Richtlinien zu erarbeiten, die allen pädagogischen Einrichtungen Orientierung geben«. Offensichtlich soll damit der Imageschaden behoben werden, »denn«, heißt es weiter, »die Stunde der Reformpädagogik wird kommen, wenn Ganztagsschulen selbstverständlich werden in Deutschland«. Darum geht es: Die Marktchancen, die sich diesen Einrichtungen mit ihren Ganztagsschul-Know-how durch die PISA-Studie eröffneten, nicht durch die »Altlasten«, die von »Altschülern« jetzt in die Öffentlichkeit getragen werden, zu verspielen.

Freilich, die konkrete Verantwortung für eine Internatsschule, in der an die 300 Mädchen und Jungen lernen und leben (in deren Elitebildung Eltern und Jugendämter über viele Jahre jeden Monat mehr als 2000 Euro investieren) und an der 100 pädagogische MitarbeiterInnen und »andere Dienstkräfte« arbeiten, ihren Lebensunterhalt verdienen und zum Teil ihren Lebensmittelpunkt haben, wiegt sehr schwer und kann in akuten Bedrohungssituationen, wie jetzt, auch zu nachvollziehbaren spontanen Abwehr- und Verteidigungsreaktionen der Leitungsgremien führen. Ich weiß aus eigener Erfahrung als Heimleiter, wie wichtig es ist, vor allem für die pädagogische Arbeit mit den Kindern und Jugendlichen selbst, das Vertrauen der Nachbarschaft, der »zuständigen« Behörden und einer breiteren, die eigene Arbeit unterstützenden, zumindest aber akzeptierenden Fachöffentlichkeit zu bewahren und zu vermehren. Wie hätte ich damals, Mitte der 1960er-Jahre, in einer ähnlichen Bedrohungssituation gehandelt? Diese Frage kann ich mir selbst gegenüber nicht eindeutig positiv im Sinne der von mir hier vorgetragenen Kritik am Ver-Schweigen der VertreterInnen der Institutionen beantworten. Dennoch muss diese Kritik ausgesprochen werden – auch wenn ich während der Arbeit an diesem Text immer wieder denken muss, wie viel Glück ich gehabt habe, dass ich mich in meinem langen Berufsleben als Sozialpädagoge nie in dieser verzweifelten Situation befunden habe.

Allerdings sind die jetzt betroffenen pädagogischen Einrichtungen nicht plötzlich und ohne Vorwissen um die in ihrem Haus Kindern und Jugendlichen von MitarbeiterInnen angetane sexuelle Gewalt wie von einer über sie hereinbrechenden Naturkatastrophe »heimgesucht« worden. Die Gewalterfahrungen von Kindern und Jugendlichen in Heimen der Jugendhilfe liegen bereits seit Jahren auf dem Tisch von Fachbehörden und politischen Gremien; in den Medien wurde umfangreich und kontinuierlich darüber berichtet. Wissenschaftliche Studien haben die Berichte ehemaliger Heimkinder bestätigt. Die in den vergangenen Wochen vorgelegten Berichte von »Missbrauchsbeauftragten« und »Sonderermittlern« haben die jahrelange systematische Vertuschungspraxis in katholischen Internatsschulen zweifelsfrei belegt. Auch die Gewalt in der Odenwaldschule war einigen Kollegen und Kolleginnen der Täter schon in den 1970er-Jahren bekannt, bevor sie vor nunmehr elf Jahren durch einen Bericht der »Frankfurter Rundschau« einer breiten Öffentlichkeit mitgeteilt wurde. Der ehemalige Schüler der Odenwaldschule Wolfgang Edelstein, in den 1950er- und 1960er-Jahren selbst Lehrer an »seiner« Schule und schließlich ihr Stellvertretender Direktor und als Direktor des Max-Planck-Instituts für Bildungsforschung international bekannt, hatte schon Anfang der 1970er-Jahre in der Odenwaldschule »von Gerüchten über Beckers Neigungen gehört«. Edelstein hatte auch den Mut, den viele andere KollegInnen offenbar nicht hatten, Becker darauf anzusprechen, der jedoch »heilige Eide [schwor], dass in der Schule niemals etwas passiert sei«. Als ein Vierteljahrhundert später die »Frankfurter Rundschau« über die Vorwürfe gegen Becker berichtete, trat Edelstein aus dem Herausgebergremium einer pädagogischen Zeitschrift zurück, zu dem auch Becker gehörte. Aber auch dieser mutige Mann ist nie an die Öffentlichkeit gegangen: »Ich habe mir nicht im Entferntesten vorstellen können, welche Ausmaße die Übergriffe gehabt hatten.« Wie alle anderen an der Odenwaldschule, die »etwas« wussten, hat auch Edelstein sein pädagogisches Gewissen mit den »Einzelfällen« beruhigt, als wenn nicht jeder einzelne »Fall«, bei dem es sich ja immer um das Schicksal eines Kindes oder Jugendlichen, eines Anvertrauten, gehandelt hat, im Interesse dieses Opfers und möglicher weiterer eine radikale Aufklärung verlangt hätte. Aber auch bei Edelstein verstellte der Wunsch, Schaden von seiner geliebten Schule abzuwenden, den Blick auf die verletzten und gefährdeten Kinder und Jugendlichen: »An der Odenwaldschule habe ich die wichtigsten Lehrjahre meines Lebens verbracht. [...] Immer war ich stolz auf diesen Teil meiner Biografie. Jetzt muss ich mich dafür fast schämen. Ich bin erschüttert.«[58]

Dabei war dem Bildungsforscher Edelstein die Gefahr durchaus bewusst, die in der spezifischen Struktur der Odenwaldschule und ihrem Fokus, dem Verhältnis von LehrerInnen und SchülerInnen, lag. Immer, so Edelstein, habe an der Odenwaldschule die Sexualität eine besondere Rolle gespielt. Bereits in den 1950er-Jahren habe es einen für jene Zeit modernen Aufklärungsunterricht gegeben, und die Lehrer seien von Psychoanalytikern geschult worden, um sie zu befähigen, mit den Gefährdungen umgehen zu können, die ihnen aus dem engen Zusammenleben mit den SchülerInnen in den Internatsfamilien erwuchsen: »Allen war klar, dass die große Nähe zwischen Schülern und Lehrern im Internat eine Gefahr birgt.« Auch die aus der Jugendbewegung und den Gründerjahren der Landerziehungsheim-Bewegung stammenden »trüben Quellen« seien den PädagogInnen der Odenwaldschule zu seiner Zeit durchaus bewusst gewesen. Damit meinte Edelmann »einen esoterischen« und »einen sexualisierten Zug«. Bei-

58 Kerstan/Spiewak 2010

de Strömungen hält er offensichtlich für ein spezifisches Problem der »deutschen Reformpädagogik«, das eine bedeutende Ursache in der erotisch stark aufgeladenen männerbündischen »Gemeinschaft« – im »Gemeinschaftserleben« – hatte.

Hermann Nohl betonte 1933 in seinem »Handbuch der Pädagogik« die große Bedeutung der Jugendbewegung für die »pädagogischen Reformbewegungen«: »Die Jugendbewegung ist die merkwürdigste und tiefgreifendste Erscheinung der pädagogischen Gegenwart. Sie ist nicht bloß darum pädagogisch interessant, weil sie das grundlegende Verhältnis aller Pädagogik, das Verhältnis der Generationen, radikal verändert, sondern auch, weil sie sich selbst als eine erzieherische weiß und weil die wichtigsten Führer der pädagogischen Bewegung aus ihr stammen und ihren Geist in jede pädagogische Arbeit hineingetragen haben. Wo heute in der Pädagogik mehr ist als bloße Organisation, Methode und Technik, nämlich ein Suchen nach dem einheitlichen Ideal einer neuen Humanität, ein neues Verhältnis zur Jugend und ein neuer Stil pädagogischer Gemeinschaft und pädagogischen Wirkens, da ist ein Einfluss der Jugendbewegung festzustellen.«[59] In der Landerziehungsheim-Bewegung sah Nohl »die radikalste Pädagogik, wie sie gewisse Vertreter der Jugendbewegung verkündigten«, in die Praxis umgesetzt. In ihren Internatsschulen hätten ihre Gründer »Zellen einer neuen Volksgemeinschaft« gesehen, »in deren Atmosphäre, ihrer Liebe wie ihrer Arbeit, sich alle Kräfte der Kinder entfalten sollten«. Nohl bezeichnet die Landerziehungsheime als »pädagogische Siedlungsgemeinschaft« und »pädagogische Provinz«, in der die Schule das »Heiligtum der Siedlung« sei, »um das sich die Lebensgemeinschaft gruppiert«.

Dem Mitbegründer der Freien Schulgemeinde Wickersdorf, Gustav Wyneken (1875–1964) schreibt Nohl das Verdienst zu, die Verbindung zwischen der Jugendbewegung und den Landerziehungsheimen hergestellt zu haben. Er habe die Jugendbewegung aufgefordert, »sich der Schule zu bemächtigen und sie zur Stätte der ›*Jugendkultur*‹ zu

---

59 Nohl/Pallat 1933, S. 308

machen, zu einer eigenen Form des jugendlichen Lebens, in der es seine geistige Kultur gewinnt«. Seitdem hätten sich Jugendbewegung und Landerziehungsheime gegenseitig stark beeinflusst und »Stilmomente« hervorgebracht, »die Allgemeingut der Jugendbewegung wurden und tief in die pädagogische Arbeit hineinwirkten. Die große Aufgabe dieser Bewegung sei die Entwicklung von Gemeinschaftsschulen als Schulgemeinschaft gewesen, »mit ihrem Geist, ihrem inneren erhöhten Leben und dem neuen Lebenstypus, den sie herausarbeitete, den ritterlichen, geistig aufgeweckten und sozial fühlenden Jungen, der alle seine Kräfte in dem Leben der Gemeinschaft entfaltet«. In diesen Schulen gehe es nicht um die Erprobung neuer Unterrichtsmethoden, sondern darum, »dass hier eine aus einem geistigen Zentrum bewegte Gemeinschaft zur Stätte der pädagogischen Auseinandersetzung mit der Zeit wird, die die Möglichkeit hat, einen Stil zu entwickeln, der das ganze Leben durchformt [...] und die pädagogischen Grundbezüge reinlich herausarbeiten kann«. Die Landerziehungsheime seien die »Umschlagstellen gewesen, durch die die anderen pädagogischen Bewegungen, insbesondere die Jugendbewegung, den *Sinn und die Form der Schule* ergriffen«.

Wyneken schrieb 1911 über »die deutschen Landerziehungsheime«, die er als »neue Erziehungsschulen« bezeichnete, nur ihnen könne es gelingen, »die breite Masse davon zu überzeugen, dass es sich nicht um eine Anzahl von Einzelverbesserungen an der öffentlichen Schule handelt, sondern dass ein ganz neuer, unvergleichlich edlerer, ungeahnt beglückender Schultypus nötig und möglich ist, und in ihm heranwachsend ein neuer Typus der Jugend«.[60] In einem Aufsatz mit dem Titel »Die deutsche Jugendbewegung« (1913) schreibt Wyneken: »Das Elternhaus, zumal in der Großstadt, ist nicht mehr in der Lage, der Jugend ein Milieu zu schaffen, in dem sie jugendlich leben kann, nicht bloß als Anhängsel der Erwachsenen: Es fehlt Natur, Gemeinschaftsleben, jugendliche Geselligkeit, und vor allem

60 Wyneken 1920, S. 13ff.

im Argen liegt die Pflege und Erziehung der jugendlichen Erotik.«[61] In dem Vereinsblatt »Jungwandervogel«, dem Organ des gleichnamigen, stark männerbündisch orientierten Bundes innerhalb der Jugendbewegung, beschreibt Wyneken (im selben Jahr 1913) die Aufgabe der Jugend: »Besser und schöner zu sein und zu bleiben als die herrschende alte Generation. Besser, schöner, reiner und ehrlicher in ihrer Körperlichkeit und in ihrer Geistigkeit. Frei von knechtenden, vergiftenden Gewohnheiten, frei aber auch von Moralheuchelei und Dienst der Phrase. Mit unbestechlichem Willen zur Wahrheit, ohne Rücksicht auf persönliche oder Standesinteressen. Mit unbedingter Hinwendung zum Lichte, wo immer es aufleuchten mag. Eine Jugend, die mit vollem Ernst so gerichtet wäre, würde eine schöne Insel inmitten der trüben Flut unseres öffentlichen Lebens bilden, sie würde die Aufgabe erfüllen, das Verständnis für unbedingte Treue gegen Geist und Wahrheit durch unsere chaotische Übergangszeit hindurch zu retten.«

Es überrascht, dass der so sehr an männerbündischen Idealen orientierte Wyneken in Wickersdorf, im Unterschied zu anderen Landerziehungsheimen, wie selbstverständlich Mädchen aufnahm und eine für seine Zeit geradezu revolutionär anmutende Koedukation praktizierte und gegen scharfe Kritik verteidigte. In seinem Buch »Schule und Jugendkultur« (1913) schreibt er über »Koedukation und Sexualerziehung«: »Alle Erziehung ist als Knabenerziehung erfunden worden und wird auch jetzt noch meistens so gedacht. Der Typus des Menschen aber ist weder Mann noch Weib, sondern der Inbegriff beider. Eine wahre *Menschen*erziehung darf also nicht einseitig der männlichen oder der weiblichen Natur angepasst sein. Die Idee des Menschen (platonisch gedacht), die der Erzieher vor sich haben soll, ist die des *ganzen* Menschen. Die *ganze* Jugend, die männliche und weibliche gemeinsam, muss er mit *einem* Blick erfassen können.«[62]

---

61 Ebenda, S. 103

62 Ebenda, S. 45f.

Wyneken kritisiert die »beliebte kleinbürgerliche Begründung der gemeinsamen Erziehung«, wonach das Verhältnis der Geschlechter in der gemeinsamen Erziehung nach dem Modell von Brüdern und Schwestern gestaltet werden solle, die von Jugend an aneinander gewöhnt, »nie Anlass erotischen Reizes« werden sollen: »Auf diese Weise hofft man, der zu früh sich entwickelnden Sinnlichkeit zu begegnen, die ungesunde Spannung aus dem Verhältnis der jungen Menschen zueinander zu beseitigen.« Dieses angeblich asexuelle Geschwisterverhältnis in der Familie nennt Wyneken »indifferent, recht reizlos und gleichgültig«. Eine solche Imitation des Familienlebens werde in Wickersdorf abgelehnt. Die Sexualerziehung, so Wyneken, gehöre zu der eigentlichen Arbeit des Erziehers. Aber davon hätten die normativen Pädagogiken und die Pädagogen keine Ahnung. In der langen Zeit zwischen dem Beginn der Pubertät und dem Erreichen des Erwachsenenalters entstehe im jugendlichen Organismus »eine Spannung, mit deren Intensität keine andere Potenz seines Bewusstseinsinhaltes sich vergleichen kann. Das kann doch niemand leugnen; wie werden nun künftige Geschlechter unser Erziehungssystem beurteilen, das die jungen gärenden Körper täglich acht Stunden lang auf die Schulbank und hinter den Schreibtisch fesselt, das junge Gehirne mit einer dünnen und ihnen meist gleichgültigen Gelehrsamkeit beschäftigt und von der eigentlichen physischen und psychischen Wirklichkeit dieser Organismen nichts zu wissen vorgibt? [...]

In der Tat, welches dem Geschlechtstriebe (in welcher Form eines Freiheitstriebes er sich auch äußern möge) ebenbürtige Motiv ließe sich denken außer der Angst vor dem physischen Schmerze.«

Wyneken beklagt, dass die Pädagogik seiner Zeit die »Quelle jugendlicher Elastizität, Unternehmungslust und Freiheitsliebe, die dem ›Sexualtrieb‹ entspringe«, zerstört: »Vielleicht sind die physischen Folgen jener unterirdischen Ableitung der Quelle heilbar; was aber an *psychischen* Werten hier verloren geht, an psychischen Wunden hier geschlagen wird, wer vermag das zu sagen? Es wäre eine kümmerliche Auffassung der Erziehung, die hier lediglich den hygienischen Gesichtspunkt geltend machen wollte. Der Geschlechtstrieb darf nicht als Feind angesehen werden, der nur möglichst am Schadenstiften verhindert werden muss.« Es sei die Aufgabe einer »höheren Erziehung«, den »Geschlechtstrieb nicht verrohen zu lassen«, sondern ihn »zum Eros« zu steigern. Und weiter: »Wer mit den konventionellen Lügen auf diesem Gebiete paktieren will, begibt sich jeder Möglichkeit der Erziehung. Absolute und rückhaltlose Offenheit – keine forcierte, sondern eine natürliche und selbstverständliche – ist die Vorbedingung gesunder Sexualerziehung; und was wäre Erziehung überhaupt, wenn sie dies Gebiet vernachlässigen wollte, von dem aus ihr Werk immer wieder bedroht wird. Von dem Grad der Offenheit, die hier nötig ist, machen sich auch fortgeschrittene Erzieher meist noch keine richtige Vorstellung.«[63]

Auf Veranlassung des Russischen Volkskommissariats für Volksaufklärung schrieb Wyneken 1923 die meines Wissens umfangreichste Abhandlung über Wickersdorf, die im Adolf-Saal-Verlag auch in deutscher Spache veröffentlicht wurde. In dieser Schrift berichtet Wyneken detailliert über den Erziehungsalltag in Wickersdorf, in dem die gemeinsame Erziehung von Jungen und Mädchen ein fester Bestandteil war. Ein Drittel der Schülerschaft bestand 1922 aus Mädchen. Die Mädchen bewohnten mit ihren Lehrerinnen ein eigenes Haus. Nach 21 Uhr war den Jungen der Besuch des Mädchenhauses und den Mädchen der des Knabenhauses verboten. Tagsüber gab es für den »Verkehr beider Häuser« keine Einschränkungen. Mädchen und Jungen waren in der Schulorganisation völlig gleichberechtigt; auch die Mädchen konnten »jedes Amt bekleiden«. In der Schule konnten Mädchen und Jungen ihre Plätze selbst wählen und saßen »durcheinander«: »Der Unterricht ist vollständig gemeinsam. Um es ausdrücklich zu erwähnen: Auch der Teil des biologischen Unterrichts, den die alten Tanten unter den modernen Pädagogen ›sexuelle Aufklärung‹ nennen würden, also die Besprechung der Vorgänge von Befruchtung und Fortpflanzung bei Tieren und Menschen (der biologische Leh-

---

63 Ebenda

rer ist Arzt). Nie hat sich aus der Gemeinsamkeit gerade bei diesem Unterricht (der Dreizehn- bis Vierzehnjährigen) die geringste Unzuträglichkeit ergeben. Gemeinsam ist auch Sport und Spiel, soweit dies physiologisch zuträglich und ästhetisch erwünscht ist.« Lediglich die morgendliche Gymnastik war nach Geschlechtern getrennt.

Wynekens auch heute noch bedenkenswerte Auffassungen über Koedukation und Sexualerziehung könnten, aus dem Kontext des Gesamtwerks und der Lebenspraxis dieses Pädagogen herausgelöst, den Eindruck erwecken, er habe sich vorbehaltlos für die Emanzipation der Mädchen und Frauen in der deutschen Männergesellschaft des Kaiserreichs und der Weimarer Republik eingesetzt. Das ist nicht der Fall. Wynekens Auffassungen zum Geschlechterverhältnis waren von einer elitären Idealisierung des »edlen Knaben« und des sich in der Liebe zu diesem Knaben bewährenden »ritterlichen Mannes« und eines quasi »geläuterten männlichen Prinzips« bestimmt, mit dem er sich von der bierseligen Männerbündelei der Burschenschaften scharf abgrenzte. Den Vorwurf, dass er mit seinem Standpunkt Mädchen und Frauen abwertete und diskriminierte, hätte Wyneken empört zurückgewiesen, aber eine kritische Rezeption seiner Schriften lässt daran keinen Zweifel. In dem Aufsatz »Koedukation und Sexualerziehung« bekennt er sich zu der »altmodisch klingenden Wahrheit«, dass im »Unterschiede vom Manne [...] die Bedeutung des Weibes nicht in seinem Anteil am Geist, sondern in seiner biologischen Funktion« liege.[64] 1922 schreibt Wyneken, die Mädchen hätten »den eigentlichen Vorteil von der Koedukation«, und es sei fraglich, »ob durch die Hinzunahme der Mädchen nicht ein wundervolles Gebilde, der Orden edler Knaben und Jünglinge, zerstört wird«. Klar sei, »dass die Gesamthaltung der Schulgemeinde durch die Zugehörigkeit von Mädchen (und Frauen) an spartanischer Straffheit und Herbheit« verloren hätte. Wyneken bedauert, dass das gemeinsame Leben von Jungen und Mädchen in der »Freien Schulgemeinde Wickersdorf« die Entstehung von »innigen und starken Freundschaften, ich meine, solche

64 Wyneken 1914, S. 45f.

zwischen Jugendlichen gleichen Geschlechts« verhindere. Und weiter: »Die ernstesten und stärksten Freundschaften, die ich beobachten konnte, waren immer solche zwischen Lehrer und Schüler. Es ist ja nun kein Geheimnis mehr, dass wir hier keine andere Erscheinung vor uns haben, als sie uns Platon schildert, im Gastmahl und im Phaidros, und eine durch den platonischen Eros mit ihrem Führer verbundene Knaben- und Jünglingsschar kann der innerste, lebendigste Kern des heiligen Ordens der Jugend werden, der die Freie Schulgemeinde sein will. Aus solchem Eros erwuchs Mut und Lust zu ihrer Gründung, aus solchem Eros die schöpferische Kraft ihres ersten Aufschwungs. [...] Möge Eros nie von ihm weichen – es gibt keinen besseren Segenswunsch für Wickersdorf.«[65]

Andererseits wollte Wyneken »das weibliche Fluidum« nicht entbehren, »jenes Mysterium von Liebe, Güte, Anmut und Natur, das für den Mann immer ein Wunder bleibt«.[66] Welch ein Selbstbetrug: Wyneken, der die doppelte Moral des bürgerlichen Philisters geißelte, vertrat im Unterschied zu diesem eher pragmatischen Frauenfeind einen ins Extrem gesteigerten Männerkult, in dem die Frau in der Pose der Maria Magdalena dem Führer und Meister in Liebe, Güte und Anmut – ihren quasi natürlichen Attributen – die Füße waschen durfte, was der so gehätschelte Mann, in durchschaubarer Absicht, dankbar als »Wunder« anerkennen will.

1922, und wieder im Verlag seines Freundes Adolf Saal, veröffentlichte Gustav Wyneken seine programmatische Schrift »Eros«, die noch im selben Jahr eine Auflage von 15 000 erreichte. Es handelt sich um Wynekens Verteidigungsschrift gegen den Vorwurf der »sexuellen Unzucht mit Knaben«, der zu einer gerichtlichen Verurteilung Wynekens und zu seinem Ausscheiden aus Wickersdorf, seinem Lebenswerk, führte. Die ›Verteidigung‹ wird geführt im Gewand einer wissenschaftlichen Studie über die »Paiderastia« – die Liebe zu Kna-

65 Wyneken 1922/2, S. 57 f.

66 Ebenda, S. 58

ben, der auf Knaben gerichtete Eros –, die von der »Päderastie« soweit entfernt sei »wie das Gymnasion vom Gymnasium, und nicht dasselbe sei wie das, was man heute gleichgeschlechtliche Liebe nennt. Es handelt sich nicht um ein beliebiges erotisches Verfallensein eines Menschen männlichen Geschlechts an einen anderen, sondern eben um die erotische Bindung eines Mannes an Knaben oder Jünglinge, und, das wollen wir gleich hinzufügen: um eine erotische Bindung wiederum dieser Knaben und Jünglinge an einen Mann.« Dabei habe es sich nicht »um ein bloß ›geistiges‹ Freundschaftsverhältnis (das man missverständlich später ein platonisches nannte) gehandelt, sondern nach den unzweideutigsten Zeugnissen um ein zugleich sinnlich bedingtes«. Die Paiderastia sei aber nicht ein Symptom der Dekadenz, der Verfallszeit des Griechentums und kein »Laster« gewesen, an dem Hellas zugrunde gegangen sei. Im Gegenteil: »Die Paiderastia hat ihre vollkommenste Ausbildung gefunden bei den Doriern, also ›in dem gesundesten, kräftigsten Stamme hellenischer Nation‹, und sie ist keine Erscheinung der Verfallszeit, sondern gerade ›für das antike Mittelalter des 7., 6. und den größeren Teil des 5. Jahrhunderts ist Knaben- und Mädchenliebe vielen Griechen keine Schande, kein Laster, sondern wie nur je die geschlechtliche Liebe neben der Sinnenlust auch eine lautere Quelle zarter, inniger Empfindungen, aufopfernde Hingabe, ideale Erhebung‹.«[67]

Den Ermittlern in dem gegen ihn eingeleiteten Strafverfahren hält Wyneken entgegen: »Vielleicht kann, wer nie einen edlen Knaben leidenschaftlich geliebt hat, das Glück, das ›den Griechen die Herzen geöffnet‹, nicht nachempfinden. Dann möge er mit Bescheidenheit und Ehrfurcht Halt machen vor einem ihm verschlossenen Heiligtum und nicht gerade die für Entartete und Krüppel halten, denen *beide* Flügel des Eros gewachsen sind. Wie es dem dorischen Ritter die selbstverständliche Besiegelung des heiligen Bundes war, den Liebling

67 Wyneken beruft sich dabei auf ein Buch von Ottfried Müller »Die Dorier« und die Abhandlung eines Autors Bethe: Die dorische Knabenliebe. Ihre Ethik und ihre Idee, Band 62 der Veröffentlichungen des Rheinischen Museums für Philologie, 1907.

in seine Arme zu schließen, so war letzte Hingabe an den geliebten und bewunderten Mann auch dem adligen dorischen Knaben Ziel seiner Wünsche und heiliges Symbol ihrer Zusammengehörigkeit; ein Ausdruck dankbarer und demütiger Treue und glühenden Willens zur Mannhaftigkeit und Heldentum.«

Den auf den Knaben gerichteten Eros des Mannes bezeichnet Wyneken als die wesentliche Grundlage für die »höchste Stufe« der Erziehung, »die wirklich in den Wesenskern des Menschen hineinwirkt, die eine wirkliche Wiedergeburt, eine seelische Neuschöpfung des Menschen hervorruft. Ihr Medium ist der Eros.«[68] Diesem Eros des Mannes komme eine »Sehnsucht des Knaben entgegen, mit derselben gleichsam naturgesetzlichen Notwendigkeit und Stärke, die Sehnsucht, von einem bewunderten Manne geliebt zu sein, ihm folgen, ihm angehören, an seinem Leben teilhaben zu dürfen.«

Auch die in Teilen der Jugendbewegung entwickelte Auffassung vom gleichgeschlechtlichen männlichen Führertum wird von Wyneken geteilt: »Und nichts Besseres kann dem Knaben in diesem Alter begegnen, nichts tiefer sein geistiges Leben und Schicksal bestimmen, als wenn seine Liebe den Mann umfasst, der Träger und Erzeuger hohen, geistigen Lebens und menschlich vorbildhaft ist, und wenn so aus persönlicher Liebe und Hingabe zugleich ihm ein neues geistiges Leben erblüht. Wir pflegen ein solches Verhältnis von der einen Seite Führerschaft, von der anderen Jüngertum und Gefolgschaft zu nennen. Zu dieser Idee des Führertums bekennen wir uns, bekennt sich mehr und mehr auch der edelste Teil unserer Jugend. Durch das Führertum und nur durch dieses, vollzieht sich die höchste und wertvollste Erziehung, die einzige, die wahrhaft menschenbildend und darum schöpferisch ist.«

Die von Wyneken nicht bestrittenen Umarmungen von nackten Jungen waren es, die 1910 zu dem Ermittlungsverfahren und zur schließlichen Verurteilung Wynekens geführt hatten. Diese Umarmungen, so Wyneken, seien nicht ein Ausdruck sexuellen Begehrens

68 Wyneken 1922/1, S. 47

gewesen, sondern eine Manifestation seines pädagogischen Eros: »Nacktheit ist Verklärung dem, der mit der heiligen Schau im Herzen an sie herantritt [...]. Eros und die Schau bedingen sich gegenseitig, sie sind zwei Seiten desselben seelischen Geschehens, desselben Charisma. Aber eben diese Untrennbarkeit im schöpferischen Menschen beweist zur Genüge, in welcher Sphäre der Eros zu suchen ist. Und darum ist die Tat des Eros zugleich unmittelbar eine Erhebung des jungen Lebens in eine höhere Region, eine Erwählung und Adelung. [...] Will man dieses Verhältnis Erziehung nennen (es ist Erziehung im höchsten Sinne), und es ist die, die unseren Tag ausfüllt und unser Leben beherrscht, so ist auch diese Umarmung einfach ein Akt dieser Erziehung; [...] Übersetze ich die Umarmung in Worte (profanere, als der Wahrheit entsprechen), so besagt sie etwa: Du hast dich in meine Arme geworfen, willst in den jungen Jahren deines Suchens und Lernens mir angehören, in meiner Sphäre leben; so will ich auch dir gehören, zwischen dir und mir besteht jetzt ein heiliger Bund; ich bin nicht dein Lehrer, dein guter Freund, dein Erzieher, sondern wie durch Blutsgemeinschaft dir verbunden, aus meinem tiefsten und persönlichsten Leben sollst du schöpfen und will ich dich nähren. Das alte geheimnisvolle Wort von dem Leib des Meisters, der für die Jünger gegeben wird, enthüllt einen neuen Sinn.« Das ist eine gruselige Apotheose der mit dem Ziel umfassender Bemächtigung praktizierten pädagogischen Grenzüberschreitung.

Erich Ebermayer, ein Freund Klaus Manns und bis in die 1960er-Jahre ein viel gelesener Schriftsteller, besuchte Wickersdorf 1923, um dort den von ihm und Klaus Mann verehrten Wyneken zu besuchen. Wyneken durfte zu diesem Zeitpunkt zwar nicht mehr als Lehrer in der Schule tätig sein, private Besuche und unterstützende Tätigkeit waren ihm aber gestattet. Ebermayer schreibt: »Dieses Wickersdorf war ja für einen jungen Menschen ein Mekka, zu dem man pilgerte, heiliges Land, das die Gläubigen magisch anzog«. Im Folgenden schildert er ein abendliches Treffen mit Wyneken und den beiden Knaben Achi und Hans-Jürgen, die Wyneken als »seine Geschöpfe« bezeichnet, »die er liebend geformt hatte«. Diese Szene vermittelt etwas von der seltsamen Atmosphäre in Wickersdorf, die offenbar nicht ohne verwirrenden Reiz für manch sensibles Gemüt war. »Als es dämmerte, draußen tobte der Wind gegen das Haus und die Schindeln klapperten, las uns Wyneken Gedichte von Goethe, Hofmannsthal und George vor. Er las schön und einfach, nicht wie ein Schauspieler, eher wie ein alter Schulmeister, der er doch gerade nicht sein wollte. Mich bewegte er sehr, und die Gedichte, die ich doch kannte, bekamen plötzlich durch ihn einen neuen Sinn. Es war sehr still im Raum. Nur die Schindeln klapperten und die Heizung sang ein wenig. Achi, der unwirklich Schöne, lag mit seinen langen braunen Beinen auf dem Sofa und hatte seinen Kopf in des Lesenden Schoß gelegt, sein seidiges Haar fiel über die durchsichtig blassen, blau geäderten Schläfen. Hans-Jürgen saß mit gekreuzten Beinen wie ein Türke auf einem niedrigen Lederhocker.

Mir war, es sei ein Traum, dass ich bei ihnen war, den dreien hier in Wickersdorf, auf den Höhen des Thüringer Waldes, in dieser Schule, die *seine* Welt war, sein heiß umstrittenes, verleumdetes, gepriesenes Werk. Aber es war erfüllter Traum, verwirrend schöne Wirklichkeit.«

Aber als »der Abend schon über der Landschaft lag und die Lichter in den Häusern aufflammten«, musste Wyneken die Internatsschule verlassen. Ebermayer und die beiden Jungen begleiteten ihn auf dem Weg in das nahe gelegene Dorf, in dem er wohnte: »›Ich darf ja hier nicht über Nacht bleiben‹, erklärte er mir mit bitterer Ironie den Widersinn. ›Anordnung des Ministeriums! Ich gefährde die Schule, und man würde ihr möglicherweise die Konzession entziehen!‹«[69]

Bezogen auf die aktuelle Diskussion über sexualisierte und sexuelle Gewalt sind die Ausführungen Wynekens zu dem gegen ihn eingeleiteten Strafverfahren und zu seiner Verurteilung zu einem Jahr Gefängnis von besonderem Interesse. Das ganze Verfahren hielt er für absurd und ungerecht: »Dass meine Handlungsweise mit dem Strafgesetz in Verbindung gebracht wird, ist für mein persönliches Gefühl

69 Ebermayer 1969, S. 20

einfach grotesk. Für mich liegt nichts vor, als der natürliche Ausdruck eines sehr innigen Liebesbundes eines Führers mit seiner Jugend. Dass durch diese Äußerung irgendjemand geschädigt worden sei, hat in unserem Fall niemand behauptet.« Folgt man Wynekens Darstellung, so hatten die, die zu seinem engeren Kreis gehörten, »ausgeplaudert, dass sie einmal nackt von mir umarmt worden waren«. Ein Student, den Wyneken als Aushilfslehrer angestellt hatte, habe sich »dieses Geredes bemächtigt« und zusammen mit »einigen Unzufriedenen (deren Minderwertigkeit in der ganzen Schulgemeinde anerkannt war) [...] eine Art Verschwörung, einen muffigen Winkel in unserem Heim« gebildet. Dieser Student habe die Jungen ausgeforscht und mit ihnen verabredet, »dass er die Sache beim Gericht denunzieren werde«. [...] Der ältere Bruder eines der Jungen, »bewaffnet mit der ganzen populären wissenschaftlichen Entrüstung des Bürgertums solch einem Fall gegenüber«, habe ihm schließlich mit einem öffentlichen Skandal gedroht: »Ich übersah die Lage sofort; obwohl ich nichts gesetzlich Strafbares an meiner Handlungsweise fand, glaubte ich, dass bei der herrschenden Einstellung des Bürgertums in dieser Frage und bei der Gehässigkeit politischer und anderer Feinde, die mich umlauerte, auf irgendein Verständnis in dieser Sache nicht zu rechnen sei und dass ein öffentlicher Kampf ausbrechen würde, in dem die Freie Schulgemeinde höchstwahrscheinlich zugrunde gehen würde.« Wyneken legte die Leitung der Schule nieder, denn »Wickersdorf sollte sich hier nicht mit Gefahr seines Fortbestehens für mich entscheiden müssen«.

Daraufhin sprach der Schülerausschuss Wyneken einstimmig sein Vertrauen aus, und die große Mehrheit der Schülerinnen und Schüler schlossen sich dem in einer schriftlichen Erklärung an, nachdem auch auf einem Elterntag die Mehrheit der Eltern den Wunsch geäußert hatte, Wyneken solle die Leitung sofort wieder übernehmen. Schließlich sprach sich die ganze Schulgemeinde (Lehrer und SchülerInnen) mit nur zwei Gegenstimmen für Wyneken aus. Nach sieben Wochen kehrte Wyneken nach Wickersdorf zurück, wo ihm ein triumphaler Empfang der Schulgemeinde bereitet wurde. Wyneken: »Das war das Urteil der Schulgemeinde in dieser Sache, und sie ist bei diesem Urteil geblieben. Wir haben nicht auf Bestätigung der Schulaufsichtsbehörde gewartet, sondern deutlich kundgegeben, dass es in dieser Angelegenheit keinen anderen zuständigen Beurteiler und Richter geben kann als unsere autonome Gemeinschaft.«

Gegen den Studenten stellte Wyneken einen Strafantrag wegen Verleumdung, der von der Staatsanwaltschaft zusammen mit einer »angeblichen Anzeige« des für Wickersdorf zuständigen Polizisten benutzt worden sei, ein Ermittlungsverfahren gegen ihn einzuleiten. Wyneken schreibt im »Eros«, er habe die Tatsachen nie in Abrede gestellt und den beiden Jungen auch kein Schweigeverbot auferlegt. Er sei davon ausgegangen, dass es »natürlich eine Selbstverständlichkeit war, dass Umarmung und Kuss einer stillen und schönen Stunde nicht unsauberer Neugier geschwätzig verraten werden durften«. Weiter schreibt er: »Ich habe gegen die Richtigkeit der damals von den Jungen gemachten Aussagen nicht viel einzuwenden, und der eine der beiden ist wohl auch im Wesentlichen bei seinen damals gemachten Angaben geblieben. Der andere, jüngere jedoch, hat, nach tagelanger, von ihm selbst schließlich als unerträglich bezeichnete Ausfragerei durch jenen Studenten (während dieser Gast im elterlichen Haus des Jungen war) schließlich bei seiner gerichtlichen Vernehmung alle möglichen Dinge zu berichten gewusst, von denen er vor dem Lehrerausschuss (obgleich immer wieder gemahnt, *alles* zu sagen, und geradezu auf entscheidende Punkte hingewiesen) noch nichts wusste. Es widerstrebt mir, den Anschein zu erwecken, als wolle ich die Dinge ›abschwächen‹, ich habe ja genügend deutlich erklärt, dass ich auf ein Mehr oder Minder, ein Dies oder Jenes äußeren Tuns kein Gewicht lege, sondern es nur bewerte nach seiner Gesinnung und Beseelung. Ich will also nur mitteilen, dass dieser jüngere Knabe später eine stark sexuell betonte Umarmung behauptete, die tatsächlich nicht stattgefunden hat und scheinbar nach und nach in ihn hineingefragt worden ist. Beide Jungen haben ausgesagt, dass ich sie sehr geliebt habe und dass auch sie mich sehr geliebt haben. So war es.« Und es folgt eine schreckliche Bewertung dieser beiden Jugendlichen durch den Pädagogen Wyneken: »Beide galten, als ich 1919 die Leitung Wickersdorf übernahm, für ziemlich minderwertig; es wurde mir von manchen Seiten nahegelegt, sie zu entfernen. Ich habe mich daraufhin ihrer besonders angenommen und konnte jenem Urteil nicht beipflichten. Ich nahm sie in meine ›Kameradschaft‹ auf, und unter diesem meinem persönlichen Einfluss trat nach allgemeinem Urteil eine sehr auffallende günstige Wendung in ihrer Entwicklung ein. Besonders der Jüngere, früher verschrien als roh und ordinär, gewann nun alle Herzen. Er bekam ein ganz anderes Gesicht, aus seinen Augen brach wirklich etwas wie ein edles Feuer. Er schloss sich zwei Altersgenossen in meiner Kameradschaft an, lieben, feinen und treuen Jungen, die meinem Herzen besonders nahestanden und die sich als meine Pagen bezeichneten [es werden wohl Achi und Hans-Jürgen gewesen sein, M.K.], weil sie das Aufräumen meines Zimmers und ähnliche kleine Liebesdienste übernommen, zugleich aber auch den ernsten Entschluss gefasst hatten, ihr nahes Verhältnis zu mir nicht als eine Bevorzugung zu genießen, sondern durch vorbildliche Haltung, durch Zuverlässigkeit, Selbstlosigkeit und Treue zu verdienen oder zu vergelten. Der spätere Verräter hat damals und noch lange nach jenem Erlebnis voller Glück und Begeisterung seinem Vater von mir und seinem Verhältnis zu mir gesprochen; und auch nach Bekanntwerden des Vorfalls hatte sein Vater nur den dringenden Wunsch, dass alles in Ruhe beigelegt würde und der Junge in meiner Obhut bliebe.«

Mit erschreckender Klarheit zeigt Wyneken mit diesen Ausführungen, wie der Verstrickungszusammenhang von Tätern und Opfern sexueller Gewalt funktioniert, indem zuletzt die Opfer als Täter erscheinen. Für sein eigenes Handeln aber findet er Seite um Seite wortreiche Erklärungen, in denen er sich selbst zum Opfer stilisiert: »Wer von ›den Tatsachen‹ jener Umarmungen nur das zu sehen vermag, was ein Detektiv sieht, der durchs Fenster späht, für wen das das Wesentliche, Ausschlaggebende des Tatsächlichen ist, der gleicht jenem Mann vom Mond. Ein Kuss kann ein Schwur, eine Ekstase, ein Abschied, ein Verrat sein – ist die Begegnung der Lippen das Wesentliche? Mir scheint, die einzige ›Tatsache‹, die hier wichtig ist, bin ich und mein Verhältnis zur Jugend. Hiervon ist jene Umarmung eine Äußerung, und nur wer mich als erzieherische Persönlichkeit kennt, kann wissen, was bei jener Umarmung das wirklich ›Tatsächliche‹ war. […] Die eigentliche Tat spielt sich stets in der Seele ab, alles äußere Tun ist nur Erscheinung, aus der auf das Wesen der eigentlichen Tat erst geschlossen, Andeutung, die erst ausgedeutet werden muss.« Die Anwendung der »Tatbestandsmerkmale« des Paragrafen des Strafgesetzbuchs, der »unzüchtige Handlungen zwischen Erziehern und den ihnen anvertrauten Kindern und Jugendlichen unter Strafe stellte«, auf sein Handeln lehnte Wyneken empört ab. Dem ermittelnden Staatsanwalt warf er Ahnungslosigkeit und oberflächliche Ermittlungen vor: »Das heißt also: Die scheinbar übliche juristische und die von uns vertretene und anerkannte ethische Beurteilung des Falls bewegen sich auf ganz verschiedenen Ebenen. Die Justiz (wenn dieser Erste Staatsanwalt sie richtig repräsentiert) lehnt im Grunde eine ethische Bewertung, ja, sogar die Anerkennung eines seelischen ›Tatbestands‹, eine psychologische Betrachtung also, einfach ab und beschränkt sich auf eine mechanisch-physische.«

Wer die Freie Schulgemeinde und sein Verhältnis zu den Kindern und Jugendlichen dort kenne, »wird es lächerlich finden, hier an die Ausnutzung eines Autoritäts- und Gehorsamverhältnisses zu denken. Ganz abgesehen davon, dass nach der Verfassung und Praxis der Freien Schulgemeinde Lehrer und Schüler grundsätzlich gleichberechtigt sind und jeder Schüler weiß, dass er gegen die Forderung eines Lehrers, die seinem Gewissen, seinem Ehr- oder Schamgefühl, seiner Überzeugung nicht gemäß wäre, die gesamte Schulgemeinde als Rückhalt und jeden Augenblick die Möglichkeit zu einem Appell an sie hätte – nie brauchte es dazu zu kommen, denn es handelt sich ja um ein völlig freies Freundschaftsverhältnis, in das Erinnerungen an den mit Machtbefugnissen ausgerüsteten Lehrer alten Stils überhaupt nicht mehr hineinspielen.«

Wyneken beruft sich darauf, dass ein »ethisch durchaus einwandfreier Teil unseres Volks« und »ein großer Teil gerade unserer Gebildetsten« seiner Auffassung nahestehen, was die vielen an ihn ergangenen Solidaritätsadressen zeigen können. Es sei doch ein alter

Rechtsgrundsatz, »dass jeder von seinesgleichen beurteilt werden solle, weil er nur von seinesgleichen verstanden werden kann«. In seinem Falle beginne das Verständnis da, »wo einem der nackte Körper keine peinliche Nebenempfindung, kein Gefühl von etwas Außerordentlichem und halb Verbotenem erregt, sondern eine Selbstverständlichkeit ist. Das ist nun in der Freien Schulgemeinde (wie auch anderen ihr äußerlich ähnlichen Anstalten) glücklicherweise der Fall«. Als Beleg für diese Behauptung bringt Wyneken ein Beispiel: »Als einmal eine Gruppe der kleineren Jungen auf den Gedanken kam, vor dem Schlafengehen Ringabende zu veranstalten, war es ihnen selbstverständlich, dass sie nackt rangen, wie auch, aus besonderer Zuneigung, mich als Zuschauer und Schiedsrichter dazu einzuladen. Dies also ist die Gefühlsgrundlage, auf der sich das fragliche Vorkommnis aufbaut.« Nach heutigem Kenntnisstand handelte es sich bei diesem Ringabend um sexualisierte Gewalt. Die Frage muss gestellt werden, wie die »kleinen Jungen auf den Gedanken« kamen und warum es ihnen wichtig war, den Leiter der Internatsschule »als Zuschauer und Schiedsrichter dazu einzuladen«.

Mit welcher Energie Wyneken sich zum Opfer stilisiert, zeigt das folgende Zitat, mit dem ich den Fall Wyneken, den ich in vieler Hinsicht bezogen auf die aktuelle Debatte über sexualisierte und sexuelle Gewalt in pädagogischen Einrichtungen für aufschlussreich halte, verlasse: »Endlich, und das fällt für mich am stärksten ins Gewicht: Soll ich die Freie Schulgemeinde, soll ich meine geliebten Jungen einem solchen Prozess mit all seinen Schamlosigkeiten und seiner brutalen Methode aussetzen? Was ihnen, die mich liebten, höchstes und heiligstes Jugenderlebnis war, soll ihnen das durch eine rohe Ausfragerei unter ›sexuellem‹ Gesichtspunkt durch Fremde und vor einer sensationslüsternen Öffentlichkeit beschmutzt werden?

Die Entscheidung ist mir nicht leicht geworden. Dafür, dass ich sie getroffen habe, wie ich es jetzt getan habe, ist ausschlaggebend das Gefühl ihrer geschichtlichen Notwendigkeit gewesen. Denn mir mag zustoßen, was da will, keine Beschränktheit von Richtern, keine Gehässigkeit der Feinde, keine Herzensträgheit der Zeitgenossen wird verhindern können, dass dieser Fall ein geschichtlicher wird, dass er eingereiht wird in die Reihe jener typischen (und fast mythischen) Prozesse, in denen das letzte Wort die richtende Zeit spricht.«

Wyneken, der von sich glaubt oder behauptet, den Jugendlichen in Wickersdorf und darüber hinaus der Jugend überhaupt und ihrer Zukunft ein großes Opfer zu bringen, fordert im gleichen Atemzug, dass diese Jugend sich für ihn einsetzen und seine Unschuld bezeugen soll: »Und Sache der Jugend ist es, aufzustehen und zu bezeugen: Wir wissen, dass der Liebesbund der Knaben mit seinem Führer das Schönste ist, was der Jugend beschieden sein kann. Wir wissen, dass es Führertum gibt, wir wissen, dass Glauben an einen Menschen möglich ist; wir wissen, dass hier ein Verbrechen geschehen ist – nicht von Seiten dessen, der in Liebe wagte und vertraute, sondern derer, die ihn umschnüffelten und verrieten; wir wissen dies, und wir werden nicht ruhen, bis das Unrecht und Unheil gutgemacht ist. Wer soll der Öffentlichkeit sagen, um was es sich hier handelt, wer will sie zum Nachdenken zwingen, wer das öffentliche Urteil wandeln, wer für mich bürgen, wenn nicht die Jugend?« Und er scheut sich nicht, dieser Aufforderung moralischen Nachdruck zu verleihen: »Möge sie nur Sorge tragen, dass nicht Männer und Frauen der alten Generation sie an Entschiedenheit und Mut weit hinter sich lassen!«[70]

Klaus Mann, ein Schüler der Odenwaldschule

In seiner Autobiografie »Der Wendepunkt – ein Lebensbericht« (in englischer Sprache verfasst und zuerst 1942 in New York veröffentlicht) schreibt Klaus Mann, dass seinen Eltern nach all dem »Unfug«, den er und seine Schwester Erika mit anderen Jugendlichen zusammen angestellt hatten, »eine drastische Lektion« geboten schien: »Die

70 Vgl. Wyneken 1922/1. Aus dieser Schrift sind alle Zitate entnommen, die im Zusammenhang mit dem Strafverfahren gegen Wyneken und seiner Verteidigung in Bezug auf die gegen ihn erhobenen Vorwürfe stehen.

Lektion erwies sich als ziemlich milde. Wir wurden in ein Landerziehungsheim geschickt, nicht gerade eine Besserungsanstalt mit eiserner Disziplin. [...] Die ›Bergschule Hochwaldhausen‹, eine jener ›freien Schulgemeinden‹, die damals in Deutschland Mode waren, bestand aus einem Komplex bescheidener Holzhäuser und Bungalows in herbidyllischer Landschaft«.

Die Lehrer und Lehrerinnen der Schule bezeichnet Klaus Mann als Charakterköpfe »von hohen geistigen Ambitionen«: »Unverstandene Genies, verhinderte Schöpfer, wie der bittere Zug um den Mund verriet.« Die dort untergebrachten Schüler und Schülerinnen im Alter von sieben bis siebzehn Jahren seien »vorwiegend bürgerlich-intellektueller Herkunft« gewesen. Dennoch habe es »innerhalb der Schulgemeinschaft Typen und Gruppen sehr verschiedenartiger sozialer Prägung« gegeben. Alle aber seien miteinander verbunden gewesen durch »ein Grunderlebnis, einem bestimmenden Gefühlskomplex [...] – die *Jugendbewegung*«. Klaus Mann sah in ihr ein »typisch deutsches Phänomen«: »Die prahlerische Selbstverherrlichung der Jugend als idealistisch-revolutionäres Programm, die Etablierung einer bestimmten biologischen Phase als autonome Lebensform: Nur in Deutschland war dergleichen möglich. Wie unverwechselbar, wie *gefährlich* deutsch ist die Mischung aus Systematik und Verschwommenheit, aus revolutionärem Elan und bösartigem Obskurantismus, die wir für die Jugendbewegung charakteristisch finden! [...] Fortschrittsfeindliche, national-rassistische Neigungen, die schon bei den ideologischen Begründern der Jugendbewegung – bei Blüher etwa – spürbar gewesen waren, nahmen bald überhand. Schließlich zerfiel die ›Revolution der Jugend‹ in eine Vielfalt politisch bestimmter Gruppen, von denen die einflussreichsten sich als Wegbereiter des Nationalsozialismus erweisen sollten.«[71]

Klaus Mann fand Gefallen an dem Lebensstil, der in der freien Schulgemeinde herrschte. Als die oberen Klassen des Landerziehungsheims geschlossen wurden und der Leiter den Eltern riet,

---

71 Mann 1952, S. 104ff.

»ihre problematischen Kinder wieder zu sich zu nehmen«, setzte sich Klaus Mann zur Wehr. Er wollte das Leben in einer anderen Internatsschule ausprobieren: »Es war etwas Besonderes um diese Landerziehungsheime, dieses zugleich unschuldig-fröhliche und problematisch-spannungsreiche Zusammenleben junger Menschen in völliger Freiheit, weit weg von den Konventionen der Stadt, des Elternhauses. Wer den Zauber dieser Daseinsform einmal gekostet hat, dem bleibt die Sehnsucht danach im Blute. Ich wollte mehr davon. Mehr von diesen Freundschaften, diesen Diskussionen, diesen Wanderungen und nächtlichen Reigen um romantische Feuer. Während Erika in München blieb, um sich dort aufs Abitur vorzubereiten, bestand ich zur Überraschung meiner Eltern darauf, in eine andere Landschule geschickt zu werden.« Es wurde die Odenwaldschule bei Heppenheim an der Bergstraße, in der Nähe der Städte Darmstadt und Heidelberg. In seinem frühen autobiografischen Versuch »Kind dieser Zeit« (1932) schreibt Klaus Mann über den Gründer und Leiter der OSO, Paul Geheeb, der von den Schülern und Schülerinnen »Paulus« genannt wurde:»Paulus war einer der ersten Pioniere der deutschen Landerziehungsheim-Idee. Er war, mit Wyneken, Mitarbeiter des Dr. Lietz gewesen. Mit Wyneken gemeinsam gründete er Wickersdorf, aber diese beiden bedeutenden Temperamente konnten nicht lange sich vertragen, sie trennten sich, Paulus zog an die Bergstraße.« Folgt man Klaus Mann, so hatte Geheeb in entscheidenden Punkten andere pädagogische Vorstellungen als Wyneken: »Der Menschenbildner – ja, Paul Geheeb war einer, wenn ich je einen kannte! – glaubte nicht an das ›Führerprinzip‹; vielmehr hielt er dafür, dass die demokratische Methode am besten geeignet sei, die notwendige Balance zwischen Freiheit und Disziplin herzustellen und festzuhalten. Die Odenwaldschule war eine Republik, in der die Macht vom Volke, das heißt von den jungen Menschen ausging, während der Leiter sich mit der Rolle des väterlichen Beraters, Vermittlers und Repräsentanten beschied. Die Schüler, ›Kameraden‹ genannt, bildeten ein Parlament, das über alle wichtigen Fragen des Gemeinschaftslebens zu entscheiden hatte.«

In dem Buch »Kind dieser Zeit« wird Geheeb von Klaus Mann als eine Persönlichkeit »von einer großen Toleranz und Weitherzigkeit« beschrieben: »Vieles schien er mit anzusehen und zu dulden, ohne einen Finger zu rühren. Aber irgendwie war doch *er* es immer, der alle Zügel in der Hand behielt [...]. Geheebs erzieherische Persönlichkeit brauchte kaum je in den Tageslauf der Schule einzugreifen; sie wirkte, da das Bewusstsein ihrer Existenz ständig allen – klarer oder unklarer – gegenwärtig blieb.«[72]

Vom »Studierzimmer« Geheebs sei eine »friedfertige und tolerante Grundstimmung des Instituts« ausgegangen, die »alle Arten von Gegenströmungen, die oft auch zueinander im krassesten Gegensatz standen«, duldete. Der allgegenwärtige und dennoch scheinbar »über den Dingen schwebende« Geheeb suchte aber auch den direkten Kontakt mit Schülerinnen und Schülern und hatte offenbar bevorzugte Lieblinge: »An anderen Abenden trafen wir uns in Paulus' Studierzimmer mit einigen anderen großen Kameraden. Auf seinem Schreibtisch stand der Dornauszieher-Knabe, dem merkwürdigerweise das Haar *nicht* ins vorgeneigte Antlitz fällt und den ich damals als das Symbol aller Anmut empfand; in der Ecke des Zimmers hing ein gotischer Christus. Paulus bot uns Äpfel aus einer Tonschale an und kleines Gebäck, das eine Kameradin auf seinen Wink aus dem Schrank holte. Wir debattierten im Kreis, während er auf dem Sofa lag und mit den weiten, tierhaft-hellsichtigen Augen entweder zu uns hin oder zur Decke schaute.«

Die Erfahrungen, die Klaus Mann in der Odenwaldschule machte, bilden den Fokus seiner frühen Erzählungen. Auch in seinen veröffentlichten Briefen bezieht er sich immer wieder auf diese Internatsschule und ihren Leiter Paul Geheeb. Wie kaum einem anderen ist es Klaus Mann gelungen, die Atmosphäre in den Landerziehungsheimen der 1920er-Jahre zu beschreiben. Allerdings beurteilt er seinen Aufenthalt und den seiner Schwester Erika im Landerziehungsheim »Bergschule Hochwaldhausen« von April bis Juni 1922 anders als

72 Mann 1932, S. 211 ff.

seinen gut einjährigen Aufenthalt in der »Odenwaldschule Ober-Hambach«. Die »trüben Quellen« – Esoterik und Sexualisierung –, von denen Wolfgang Edelstein spricht, geben die Grundstimmung in Klaus Manns Texten. Sie haben bei ihm aber nicht in den Auffassungen und der Praxis der Leiter und Pädagogen der von ihnen besuchten Internatsschulen ihren Ausgangspunkt, sondern in den geistigen, emotionalen und sexuellen Verwirrungen der pubertierenden Mädchen und Jungen der »Nachkriegsgeneration«, sofern sie aus dem kulturell und politisch ambitionierten Bürgertum der großen Städte kamen.

In den Erinnerungen Klaus Manns erscheint die Odenwaldschule wie ein hermetisch abgedichteter Kessel, in dessen Inneren sich ein explosives emotionales Gemisch entwickelte, während die Beziehungen zur »Außenwelt«, wie Klaus Mann schreibt, »locker und kühl« blieben: »Man redet dort von den Armen, die da draußen leben, mit derselben mitleidigen Fremdheit, welche, die dem ›Zauberberg‹ verfallen, für die anderen drunten im Flachland haben. Ja, das Draußen ist Flachland. Höhenluft – denkt man – hat einzig und allein die freie Schulgemeinde. Ich erinnere mich, dass ein gewichtiger OSO-Lehrer allen Ernstes einmal sagte, in den großen Städten habe kein Mensch was zu tun. Die ›Staatsschulen‹ waren ohnedies nur ein Gegenstand bösesten Spottes. Dem Elternhaus gegenüber wurde Respekt bewahrt. Aber mancher entfremdete sich ihm, wer zu lange dort oben blieb. Auch ich war ohne Frage innerlich nie wieder so weit entfernt von zu Hause wie damals. Der Grundton meines Münchener Milieus hatte immer einen Beiklang von Ironie und skeptischem Humor behalten; ich aber war um diese Zeit nur auf das radikalste Pathos eingestellt.«

Anders als der junge Klaus Mann sahen offenbar die vielen prominenten Gäste der Odenwaldschule die mit der »pädagogischen Provinz« verbundenen Probleme nicht. Im Gegenteil: Für sie symbolisierte diese Internatsschule die ideale »pädagogische Provinz«, deren »inselartige Abgeschlossenheit« Geheeb als die Umsetzung der »fortgeschrittensten pädagogischen Theorien« in die Praxis seiner

»Musteranstalt« verkündete. Zu den Freunden Paul Geheebs und der Odenwaldschule gehörten Rabindranath Tagore, der in Indien eine reformpädagogische Schule gründete, Romain Rolland, der jüdische Philosoph und Pädagoge Martin Buber (alle drei Nobelpreisträger), expressionistische Künstler wie Karl Schmidt-Rottluff, Ernst Barlach und Käthe Kollwitz, aber auch so prominente Bildungspolitiker wie der preußische Kultusminister Carl Heinrich Becker. Aus dem sozialkulturellen Milieu dieser BesucherInnen kamen auch die Jungen und Mädchen, die in der Internatsschule lebten. Im Innern dieser »pädagogischen Provinz« bildete sich, wie Klaus Mann schreibt, »eine kosmopolitisch bunte Gesellschaft«: »Mit gleicher Gastlichkeit empfing er [Paul Geheeb, M.K.] die Söhne und Töchter von Industriellen und mittellosen Bohemiens. Unter meinen Kameraden gab es die Kinder des französischen Kommunistenführers Marcel Cachin und russische Emigranten, die sich ihrer Verwandtschaft mit dem Hause Romanow rühmten, den Sohn eines berühmten Berliner Schauspielers, eine kleine Griechin von ungewöhnlicher Anmut, mehrere Inder, eine strahlend schöne Italienerin – ich sehe sie noch vor mir; ihr Name war Leticia –, die Sprösslinge holländischer Kaffeemagnaten, österreichischer Dichter, chinesischer Gelehrter und amerikanischer Bankiers«.[73]

In einem Artikel für die »Frankfurter Zeitung« schrieb Klaus Mann als 19-Jähriger über *die Jugend*, die er offenbar in der spezifischen Mischung der Odenwaldschule repräsentiert sah: »Diese Jugend, die sich verzweifelt ernst nimmt und die also – unter der Führung Erwachsener, die um nichts weniger leidenschaftlich sich bemühen – ›das Neue‹ sucht, diese Jugend findet sich bestimmt nirgendwo zu so reiner und heftiger ›Gemeinschaftsarbeit‹ zusammen als eben in den freien – oder nicht freien – *Schulgemeinden*. Das ist der einzigartige Vorteil, das ist die gewaltige und schlimme Gefahr dieser Schulen: Dass hier eine Jugend, die *heilig* davon überzeugt ist, dass von *ihr* allein, dass

73 Mann 1952, S. 109

nur und ganz ausschließlich von ihr aus die Rettung kommen könne, sich am allergrimmigsten, am allereingehendsten und am allerpathetischsten ernst nimmt – und ernst genommen wird von ihren Hütern und Leitern.«[74]

Zur »Grundidee der neuen Heiligung des Körpers«, die Klaus Mann als das Verbindende in allen unterschiedlichen Strömungen der Jugendbewegung und der Landerziehungsheime 1925 zu erkennen glaubte, äußert er sich noch einmal ausführlich 1928 in einer Rezension des Buches »Körpersinn« von Wolfgang Graeser (1906–1928) einem Musiker, Maler und Schriftsteller, der sich 1928 das Leben nahm und (vielleicht nicht zuletzt deswegen) zu einem Idol der Jugendbewegung wurde. Die »neue Körperlichkeit« sei das einzige große Gemeinschaftsphänomen der ansonsten geistig unverbundenen und zersplitterten jungen Generation, schreibt Klaus Mann. Und weiter: »War nicht christliche Jahrhunderte lang unser Körper nur unreine Hülle für die Gott suchende Seele gewesen? Wie tief also verwandelt uns das Erlebte, in dessen Mitte wir stehen, wie entscheidend trifft es unseren innersten Kern. Was sich begibt, ist eine Umschichtung *aller* moralischen Ordnung, und wir spüren schon ihre Konsequenzen bis weit in den Alltag hinein. […] Der Geist des 19. Jahrhunderts endet mit der Katastrophe, dem Weltkrieg. Aus der großen Katastrophe heraus, als Geschenk aus dem Fiasko, kam uns das Erlebnis des Körpers. Dieses Erlebnis ist reinigend, regenerierend. […] Das neue Gefühl greift tiefer, es verändert den Menschen; denn es berührt geheimnisvoll sein religiöses Erleben – das wussten die Propheten der Körperlichkeit, von Nietzsche bis Whitman, von Wedekind bis Stefan George. Vielleicht wird sogar das noch, während wir leben, Ereignis, was heute unsere kühnste Vision, unseren gewagtesten Ausblick bedeutet: die Versöhnung des Christentums mit dem Körper«.[75]

Diese Apotheose Klaus Manns auf die »neue Heiligung des Körpers« kann uns Heutigen eine Ahnung davon vermitteln, welche

---

74 Mann 1992, S. 51ff.

75 Ebenda, S. 187f.

zentrale Bedeutung das »Körpererleben« bzw. die »Körperlichkeit« im gesamten Spektrum der Jugendbewegung, zu dem auch die Landerziehungsheime gehörten, hatte. Für die Jugendlichen in den Internatsschulen und den diversen »Bünden« und Gruppierungen der Jugendbewegung war das eine lebenswichtige Frage, die bei allen möglichen Gelegenheiten und Zusammenkünften diskutiert wurde. Klaus Mann beschreibt in seinen Erinnerungen an eine große Wanderfahrt während seines OSO-Aufenthaltes, wie die sich in den Jugendherbergen zusammenfindenden Wandervögel am Lagerfeuer die Schriften der Hauptprotagonisten der »neuen Körperlichkeit«, Gustav Wyneken und Hans Blüher, diskutierten. Freilich, diese »Heiligung des Körpers« führte nicht zu einer lebenspraktischen Integration von Eros und Sexus, sondern eher zu ideologisch vernebelten Sichtweisen bei PädagogInnen und Jugendlichen, die nicht zuletzt zur Vertuschung und zum Ver-Schweigen sexualisierter und sexueller Gewalt in reformpädagogisch orientierten Erziehungseinrichtungen führte. Die »trüben Quellen«, von denen Wolfgang Edelstein, bezogen auf die aktuelle sexuelle Gewalt in der heutigen Odenwaldschule, spricht, haben in dieser Mischung von Ideen und Gefühlen, zu der auch der aufgeblasene Griechenzauber Wynekens und seiner Anhänger gehört, ihre historischen Wurzeln.

Es liegt nahe, für Klaus Manns von seinen OSO-Erfahrungen ausgehenden Schilderungen in seinen literarischen Erstlingswerken seine von ihm selbst mehrfach bezeugten »überhitzen« pubertären erotischen Fantasien verantwortlich zu machen. Neuere Forschungsergebnisse geben allerdings Hinweise, dass diese Fantasien an reale Ereignisse in der OSO anknüpfen könnten. Die Pädagogin Christel Stark hat in ihrer Dissertation »Idee und Gestalt einer Schule im Urteil des Elternhauses« an der pädagogischen Hochschule Heidelberg (1998) auf der Grundlage von Recherchen im Archiv der OSO, in dem viele Elternbriefe aufbewahrt werden, die seit der Gründung der Schule 1910 geschrieben wurden, sexuelle Gewalt von Lehrern an SchülerInnen und von älteren an jüngeren SchülerInnen belegen können. Im September 1924 schilderte eine Mutter in einem Brief an Edith Geheeb, die mit ihrem Mann die OSO aufgebaut hatte[76], wie ein Erzieher ihrem zwölfjährigen Sohn sexuelle Gewalt angetan hat. Ebenfalls 1924 nahm ein Vater seine Tochter aus der Schule, die »nächtliche Besuche Erwachsener« beobachtet hatte, die sie »sehr beunruhigt« hatten. Unter den von der Doktorandin ausgewerteten Elternbriefen (in einem »Spiegel«-Artikel ist von »Tausenden« die Rede) fanden sich Briefe von Eltern, die von Paul Geheeb »viel häufiger als über homoerotische Aktivitäten seiner Kollegen [...] Rechenschaft über vermutete oder bewiesene sexuelle Beziehungen ihrer Töchter zu Mitarbeitern der Odenwaldschule« verlangten. Geheebs Haltung zu »sexuellen Beziehungen« von Pädagogen mit ihnen anvertrauten Jugendlichen wird durch einen von Christel Stark aus den Archivbeständen rekonstruierten »Fall« deutlich. Geheeb hatte 1931 eine Schülerin zu einem mit ihm bekannten Pädagogen nach London vermittelt, der ihr »Nachhilfe« in Englisch geben sollte. Als dieser sie »sexuell belästigte«, bat die Schülerin Geheeb um Hilfe. Der verteidigte seinen Kollegen in einem Brief und beschimpfte die Schülerin: »Gerade unter Berücksichtigung des sexuellen Gebietes geht er tapfer neue Wege und hat neue, erfolgreiche Methoden gefunden, die freilich der ›guten Gesellschaft‹ mit ihrer verlogenen sexuellen Moral größtes Ärgernis sind.« Im Kontakt mit diesem Pädagogen »werden alle dummen Gänschen natürlich gleich sich sexuell gefährdet fühlen, ihn ein ›Schwein‹ nennen und womöglich nach dem Staatsanwalt schreien«. Statt dem Mädchen zu helfen, verfügt Geheeb, dass sie die OSO verlassen muss. Der Vater der Schülerin beschwert sich zwar bei Geheeb, unternimmt aber nichts, als dieser bei seiner Entscheidung bleibt. Die Resignation des Vaters, eines Rechtsanwaltes, erklärt Christel Stark damit, dass ihm, »der als Jude kaum Klienten hatte, für seine Tochter jahrelang großzügig eine freie Stelle gewährt worden war«.

---

76 Das Gründungskapital für die Odenwaldschule stellte der Vater Edith Geheebs, ein Berliner Unternehmer, zur Verfügung.

In dem »Spiegel«-Artikel »Die Wurzeln des Missbrauchs«[77] finden sich weitere Hinweise auf die persönliche Sexualethik von Paul Geheeb. So habe das zehnjährige Schuljubiläum 1920 ausfallen müssen, weil sich eine Mitarbeiterin der Schule, die eine Liebesbeziehung mit Geheeb hatte, das Leben nahm. Zum zwanzigjährigen Schuljubiläum 1930 bekam Geheeb ein Fotoalbum geschenkt mit Nacktfotos von Schülerinnen, was der Geheeb-Biograf Martin Näf 2006 mit dem Satz kommentiert, dass diese »besonders delikate, halb ironische, halb ernsthafte« Festgabe »in unserer Zeit undenkbar geworden« sei. Weiter berichtet der »Spiegel«, dass im Jahre 1918 eine Schülerin Geheeb geschrieben habe, sie sei »abhängig« von ihm und habe »nach dem allen« ein »Anrecht auf einen Ring« und zwar »um sicher, jedenfalls zu sein«.

Die Forschungsergebnisse von Christel Stark und die von den »Spiegel«-Autoren zusammengetragenen Hinweise legen die Vermutung nahe, dass die Eltern der in der Odenwaldschule von sexueller Gewalt betroffenen Kinder und Jugendlichen eine offene Auseinandersetzung mit der Schulleitung vermieden haben. Im Brief einer Mutter an Geheeb heißt es, dass sie nicht die Absicht habe, »einen Skandal hervorzurufen«, damit die Odenwaldschule nicht in einem »ungünstigen Licht« erscheine. Ein Muster, das sich wie ein roter Faden durch die 100-jährige Geschichte der Odenwaldschule zieht.

Pädagogischer Eros und pädagogisches Ethos

Die ausführliche Darstellung der Geschichte der Landerziehungsheime, fokussiert auf die in ihrer Theorie und Praxis dominierende Auffassung vom Geschlechterverhältnis, von Sexualität und Geschlechtererziehung (den Terminus »Sexualpädagogik« gab es meines Wissens damals noch nicht), war erforderlich, damit die Strategie des Verschweigens im Spektrum der reformpädagogisch orientierten Erziehungswissenschaft und Praxis kritisch nachvollziehbar wird.

---

77 Bartsch/Verbeet 2010

Erinnert sei noch einmal an die Mitteilung des ehemaligen OSO-Schülers und -Lehrers Wolfgang Edelstein, wonach die »trüben Quellen« (Esoterik und Sexualisierung), die die sexualisierte und sexuelle Gewalt in Internatsschulen der Landerziehungsheimbewegung förderten und vor allem legitimierten, in der OSO der 1950er- und 1960er-Jahre nicht nur als historische Phänomene bekannt waren, sondern auch davon ausgegangen wurde, dass sie weiterwirken. Man war sich darüber im Klaren, dass in der sehr großen Nähe im Zusammenleben von Erwachsenen und Heranwachsenden eine potenzielle Gefährdung für die Kinder und Jugendlichen angelegt ist, der nur durch bewusste Reflexion im pädagogischen Team begegnet werden könne.[78]

Dass das Wissen um die aus der Struktur der Landerziehungsheime erwachsenen Gefahren für die sexuelle Selbstbestimmung der Kinder und Jugendlichen in der reformpädagogischen Theorie immer vorhanden war, haben die Ausführungen Herman Nohls zum »pädagogischen Takt« gezeigt. Nohl nimmt in seinen Reflexionen über den »pädagogischen Bezug« dazu ausdrücklich Stellung. Es gäbe gute Gründe dafür, dass die erziehenden Erwachsenen sich »die Beziehungen des pädagogischen Verhältnisses zum sexuellen Leben« immer wieder bewusst machen: »Pathologische Erscheinungen zeigen, dass diese pädagogischen Äußerungsformen leider sehr oft maskierte Sexualerscheinungen sind, nicht bloß die zärtlichen, sondern auch die grausamen, vom Erwachsenen wie vom Kinde her.« Nohl spricht von der gleichgeschlechtlichen »Sexualgrundlage« der »pädagogischen Freundschaft junger Männer zu jüngeren Knaben« und weist darauf hin, dass die in diesem Verhältnis liegenden Gefah-

---

78 Vgl. Schwerdt, Ulrich: Landerziehungsheime – Modelle einer »neuen Erziehung«. In: Hansen-Schaberg/Schonig 2002, S. 70. Bruno Schonig war Professor für historische Pädagogik am Institut für Sozialpädagogik der Technischen Universität Berlin. Er starb 2001. Die von ihm zusammen mit Inge Hansen-Schaberg konzipierte und herausgegebene Buchreihe »Reformpädagogische Schulkonzepte« (6 Bände) bietet meines Erachtens die derzeit umfangreichste kritische Bestandsaufnahme des Einflusses der Reformpädagogik auf die schulische Bildung.

ren »erst recht für den Pädagogen« gelten. Für ihn bestehe immer die Gefahr, dass sich die Sexualität unbewusst in sein Verhältnis zum Zögling mische. Nohl spricht von der »Unwahrheit jener sexuellen Konstruktion« die davon ausgehe, dass »das Kind die Liebe des Lehrers anders auffasst, als sie von ihm gemeint wäre. Die wahre Liebe des Lehrers ist die hebende und nicht die begehrende, und das pädagogische Verhältnis ist eine wirkliche Gemeinschaft, wo dem Gefühl der einen Seite das entsprechende auf der anderen gegenübersteht«.[79] Wenn man Nohls verquere Auffassungen zur Homosexualität (»ein missgeleiteter Trieb«) und seine Idealisierung des pädagogischen Verhältnisses als einer gleichberechtigten »wirklichen Gemeinschaft«, die er in diesem Text vertritt, abzieht, bleibt auf jeden Fall seine klare Erkenntnis der Bedeutung und der Gefahren der Sexualität in der Beziehung zwischen Pädagogen und den ihnen anvertrauten Kindern und Jugendlichen.

Die Forschung zur Geschichte der Odenwaldschule belegt, dass die Bedenken und Hinweise Nohls von Geheeb und seinen Mitarbeitern nicht beachtet und die sexuelle Selbstbestimmung der Kinder und Jugendlichen während der 23 Jahre von der Gründung bis zum Gang in das Exil nicht geachtet wurde. Es gibt auch keinen Grund für die Annahme, dass die folgenden 12 Jahre in dieser Hinsicht eine Änderung brachten.

1946 übernahm die sozialistische Reformpädagogin Minna Specht (1879–1961), aus dem Exil zurückgekehrt, auf Vorschlag von Geheeb die Leitung der Odenwaldschule. Schon ab 1918 hatte sie als Lehrerin im Landerziehungsheim »Haubinda« gearbeitet und auf der Grundlage der dort gemachten Erfahrungen von 1922 bis 1932 das Landerziehungsheim »Walkemühle« in der Nähe von Melsungen geleitet. Minna Specht setzte ihre reformpädagogische Arbeit im Exil in Dänemark und Großbritannien fort und leitete schließlich im Frauen-Internierungslager auf der Isle of Man als Lagerälteste in den Jahren 1940/41 eine

79 Nohl 1949, S. 135

sogenannte Camp School für die Kinder der Frauen, in der »ein fröhlicher, ungezwungener Umgang mit den Kindern« praktiziert wurde.[80]

Der reformpädagogische Lebensweg dieser Frau erlaubt die Vermutung, dass sie mit den »trüben Quellen« von Esoterik und mit »Griechenzauber« oder sonstwie legitimierten Sexualisierungen des »pädagogischen Bezugs« nichts zu tun hatte.

Der erste Direktor des Max-Planck-Instituts für Bildungsforschung, Hellmut Becker, mit dem Adorno in den 1960er-Jahren seine berühmten Rundfunkdiskussionen über »Erziehung nach Auschwitz« führte, war 1960 überzeugt, dass in der Erziehungspraxis der Odenwaldschule die von Minna Specht geforderte »Übereinstimmung von Wort und Tat« durch das »einwandfreie persönliche Verhalten« der PädagogInnen realisiert wird. In der Festschrift zum 50-jährigen Bestehen der OSO schreibt er, dass in den Internatsschulen »der menschliche Intimbereich auf der Grundlage des freien Zusammenfindens von Eltern und Schülern besser geschützt ist«.[81]

Mit den »Eltern« kann Becker nur die ErzieherInnen, die als »Oberhäupter der Familien« bezeichneten LeiterInnen der Wohngruppen des Internats meinen. Aber im Vergleich mit wem oder was ist der »Intimbereich« der Schülerinnen dort besser geschützt? Im Vergleich mit den üblichen staatlichen Halbtagsschulen? Oder mit den Familien, aus denen die Schülerinnen kamen? Das bleibt unklar.

Hellmut Becker, dessen Vater der preußische Kultusminister Carl Heinrich Becker – auch schon ein Freund und Förderer der OSO – war, vermittelte Gerold Becker (nicht verwandt mit ihm), den späteren Leiter und »Hauptübeltäter« (Ulrich Herrmann), 1968 als Lehrer an die OSO. Der Patensohn von Hellmut Becker, Schüler an der OSO, wurde eines der ersten Opfer Gerold Beckers. Dieser Junge informierte seinen Paten über die ihm angetane sexuelle Gewalt und bat ihn um Hilfe. Hellmut Becker stellte Gerold Becker zur Rede, empfahl ihm,

---

80 Vgl. Feidel-Mertz, Hildegard: Die Pädagogik der Landerziehungsheime im Exil. In: Hansen-Schaberg/Schonig 2002, S. 179ff.

81 Vgl. Der Spiegel 29/2010, S. 43

sich psychotherapeutisch behandeln zu lassen und – unternahm weiter nichts, nachdem Gerold Becker den Jungen hinfort in Ruhe ließ, aber, wie wir heute wissen, andere Jungen zu Opfern seiner pädosexuellen Wünsche machte. Hellmut Becker, der prominenteste Bildungsforscher der bundesrepublikanischen Nachkriegsgeschichte, hätte mit Sicherheit die Entfernung Gerold Beckers von der OSO, den er ja an die Schule vermittelt hatte, durchsetzen können. Hätte er in diesem Sinne gehandelt, wäre vielen Schülern und schließlich auch Schülerinnen großes Leid erspart geblieben, und die Odenwaldschule stünde heute nicht vor einem Scherbenhaufen, aus dem sie mühsam einen neuen Anfang finden muss.

Warum unternahm Hellmut Becker nichts? Vielleicht, um Vorwürfen, bezogen auf seine Vermittlung Gerold Beckers an die Schule, aus dem Weg zu gehen – mit Sicherheit aber, um die Institution zu schützen. Dafür nahm er in Kauf, dass weitere Kinder und Jugendliche Opfer sexueller Gewalt seines »Schützlings« wurden. Außerdem bestärkte seine »Duldung« den Täter in der Überzeugung, dass ihm letztlich nichts geschehen werde. Hellmut Becker, Wolfgang Edelstein, der Vorgänger Gerold Beckers im Amt des Schulleiters, der von zwei Opfern informiert wurde – die Reihe der Wissenden, die zu Mit-Wissenden wurden, ist lang; und der Zeitraum des Ver-Schweigens, in dem die sexuelle Gewalt an der Odenwaldschule von weiteren Tätern praktiziert, sich ausbreiten und vertuscht werden konnte, umfasst 40 Jahre, von 1970 bis 2010.

Dass dies geschehen konnte, lag nicht zuletzt an dem enormen Schutz, den Gerold Becker – und mit ihm die anderen Täter – durch Hartmut von Hentig genoss, einfach aufgrund der Tatsache, dass dieser sein Freund und Lebensgefährte war. Wie Bernhard Bueb haben viele, »die etwas wussten«, »die etwas gehört hatten« und wie die verharmlosenden Umschreibungen des Mit-Wissens noch lauten mögen, ihre Verantwortung einfach an den »großen und verehrten« von Hentig abgeschoben. Sie haben sich mit der bequemen Vorstellung beruhigt, er werde schon aufpassen, dass der Kollege und Chef Gerold Becker seine homoerotischen »Neigungen« in seinem privaten

Erwachsenenleben lebt – und das wäre sein gutes Recht gewesen – wie sie ihre heterosexuellen »Neigungen« auch. Für dieses Auf-ihn-Abschieben kann Hartmut von Hentig nicht verantwortlich gemacht werden. Es bleibt die Verantwortung der Abschieber, zu denen sich im Laufe der Jahre auch Abschieberinnen gesellen, über deren Motivationen ebenfalls nachgedacht werden muss.

Deutlich wird aber auch, wenn man von Hentigs Ausführungen und Stellungnahmen sorgfältig und kritisch liest, dass er die Voraussetzungen dafür geschaffen hat, dass dieses Auf-ihn-Abschieben überhaupt möglich wurde und funktionieren konnte.

Hartmut von Hentig, der Gründer der international bekannten Bielefelder Laborschule, ist ein Meister der Sprache. Ihn reden zu hören und zu sehen, war ein ästhetischer Genuss und seine Texte zu lesen ein intellektuelles Vergnügen. Dass die »Rede« eines Menschen, zumal die eines Pädagogen »redlich« sein muss, würde er nie bestreiten. Jeden Kollegen, dem solche Vorwürfe, wie sie ihm im Zusammenhang mit der sexuellen Gewalt an der Odenwaldschule gemacht werden, hätte er als »unredlich« kritisiert, wenn er sich solchen Vorwürfen gegenüber in der Art verhalten hätte, wie er es getan hat. Er hätte ihm den Bruch des von Hentig selbst formulierten »sokratischen Eides« vorgeworfen, mit dem sich ein Lehrer bzw. Erzieher verpflichtet, die »körperliche und seelische Unversehrtheit« des ihm anvertrauten Kindes bzw. Jugendlichen zu achten und zu schützen. Von Hentig forderte die Hinwendung des Lehrers bzw. Erziehers zum einzelnen Kind oder Jugendlichen, um der Individualität eines bzw. einer jeden gerecht werden zu können. Nicht »Fachinformanten, Coaches, Staatsdiener« sollten die Lehrenden und Erziehenden sein, sondern Helfer, Freunde, Vorbilder der Heranwachsenden, »die ihre Sache mit Leidenschaft betreiben«. Von Hentig beruft sich dabei auf Platons »Sokrates«, der diese »Leidenschaft für die Weckung des Guten und das Streben nach Wahrheit« »Eros« genannt habe. Daher der Begriff des »pädagogischen Eros«, wie auch ich ihn verstanden habe und ein sozialpädagogisches Leben lang in meinem Handeln zu verwirklichen bemüht war.

Dieser »Eros« meint die psychische Kraft, die professionelle ErzieherInnen brauchen, wenn sie über lange Zeiten die Offenheit gegenüber der Individualität immer wieder neuer Kinder und Jugendlicher beibehalten wollen. Ohne diese Offenheit ist Erziehung im Sinne von Förderung und Unterstützung der zu Erziehenden meines Erachtens nicht möglich. »Du interessierst mich, so wie du bist und mir anvertraut wirst und nur um deiner selbst willen« – diese Botschaft muss ich dem Kind bzw. dem Jugendlichen durch mein Handeln auch in schwierigen und schwierigsten Situationen vermitteln können.

Als ich die psychische Kraft zu dieser Offenheit und Hinwendung nach 20 Jahren sozialpädagogischer Arbeit in der Heimerziehung, der Bewährungshilfe, der offenen Jugendarbeit und der Drogenarbeit zunehmend weniger aufbringen konnte, habe ich mit dieser Arbeit aufgehört – zu meinem eigenen Schutz und im Interesse der Jugendlichen. Gegenüber den Studentinnen und Studenten an der Universität, mit denen ich die folgenden 20 Jahre durchaus auch als Erzieher der akademischen Jugend arbeitete, konnte ich diese Offenheit des pädagogischen Blicks wiedergewinnen und behalten, weil die für das Verhältnis von Lehrenden und Lernenden im Studium erforderliche Balance zwischen Nähe und Distanz in der Regel weniger seelische Kraft erfordert als in der sozialpädagogischen Arbeit mit Kindern und Jugendlichen, die überwiegend aus prekären Lebensbedingungen und Situationen kommen. Ausnahmen gibt es freilich auch mit einzelnen Studierenden, aber das sind eben Ausnahmen, in denen mir meine sozialpädagogische Praxiserfahrung und meine psychotherapeutische Ausbildung gute Dienste leisteten. Freilich, nicht jeder Pädagoge, nicht jede Erzieherin hat die Chance zu so einem Wechsel. Die meisten müssen weit über die ihnen und den Kindern und Jugendlichen zuträgliche Zeit hinaus mit ihrer pädagogischen Alltagsarbeit ihren Lebensunterhalt verdienen.

Der pädagogische Eros bedarf der Bindung an ein pädagogisches Ethos, das mir ermöglicht, mein situatives erzieherisches Handeln in der Unmittelbarkeit der Begegnung mit den Kindern und Jugendlichen (die oft genug auch notwendige Konfrontation ist), das heißt die in dieser Situation und in mir entstehenden positiven und negativen Affekte wahrnehmen, reflektieren und kontrollieren zu können. Diese Fähigkeit ist dem Erzieher bzw. der Erzieherin nicht als Naturtalent gegeben. Sie muss in der Ausbildung, in der beruflichen Praxis erworben werden und durch methodische Begleitung (Supervision, kollegiale Beratung, Fort- und Weiterbildung) gefördert und aufrechterhalten werden.

Die Verantwortung für die notwendige Legierung von pädagogischem Eros und pädagogischem Ethos liegt zuvorderst beim professionell Erziehenden selbst, dann bei seinem Auftraggeber beziehungsweise Arbeitgeber – nie aber liegt sie bei den Kindern und Jugendlichen. Diese professionelle Haltung und Fähigkeit unterscheidet die beruflichen PädagogInnen von Müttern und Vätern, deren Liebe zu ihren Kindern andere Wurzeln und andere Rahmenbedingungen hat und die auch andere Haltungen und Fähigkeiten verlangt. Meine Auffassung vom pädagogischen Eros und Ethos hat sich am Beispiel und bei der Lektüre der Schriften des großen polnischen Arztes und Pädagogen Janusz Korczak (1878–1942) gebildet. Seine pädagogischen Hauptwerke »Wie man ein Kind lieben soll« und »Das Recht des Kindes auf Achtung« sind für die deutschsprachige pädagogische Welt von dem Kreis der reformpädagogisch orientierten ErziehungswissenschaftlerInnen in Göttingen entdeckt, übersetzt und veröffentlicht worden, zu denen auch Hartmut von Hentig und Gerold Becker gehörten.

Man kann also davon ausgehen, dass die dialektische Einheit von pädagogischem Eros und pädagogischem Ethos Hartmut von Hentig bewusst gewesen ist, als er am 25.03.2010 seinen »Zeit«-Artikel unter der Überschrift »Was habe ich damit zu tun?« veröffentlichte. Dreimal stellt er in dem Artikel rhetorisch die Frage »Was habe ich damit zu tun?«, die, so wie er sie stellt, keine offene, nachdenkliche Frage ist, sondern eine demagogische, die die festgelegte Antwort schon enthält, nämlich: NICHTS. Der ganze Artikel hat den einzigen Zweck, dieses »NICHTS« zu begründen – womit von Hentig die in seinem »sokratischen Eid« geforderte »Wahrhaftigkeit« missachtet und verletzt. Seine sprachlichen Fähigkeiten geraten in diesem Text zu einer sophistischen Meisterschaft, indem er, worauf mich ein Freund und Kollege hingewiesen hat, im »doppelten Konjunktiv« spricht: »[...] meine nach Bekanntwerden der Vorwürfe an Becker gerichteten Fragen ergaben Aussagen, die mich vielleicht hätten beunruhigen können (Wecken der Schüler durch eine freundliche Berührung), aber nicht an meiner Überzeugung zweifeln ließen, dass Becker nichts (also auch solche Gesten nicht) gegen den Willen eines Schülers ausgeübt habe«.

Von Hentig bestreitet in dem Text mehrfach, »etwas von den Becker gemachten Vorwürfen gewusst zu haben«. Mit diesem behaupteten »Nicht-Wissen« legitimiert er sein Nicht-Handeln in den Jahren von 1968 bis 1985, in denen Gerold Becker an der Odenwaldschule arbeitete.

Nur als Mit-Wisser eines Verbrechens trifft jemanden eine Mit-Schuld, weil er, darum wissend, wissentlich dazu beigetragen hat, dass es geschehen bzw. wie im Falle Becker immer weiter geschehen konnte. Die ihm »erkennbaren Umgangsformen« Beckers mit den ihm in seiner OSO-Familie anvertrauten Schülern hätten, so von Hentig, ihm keine Hinweise auf sexuelles Gewalthandeln seines Freundes gegeben. Und dann das sich Herauswinden mit dem »doppelten Konjunktiv«: Beckers Aussagen (nicht Antworten) auf von Hentigs Fragen, »die mich vielleicht hätten beunruhigen können« – »aber nicht an meiner Überzeugung zweifeln ließen, dass [...]« – diese Formulierungen enthalten in einem die Behauptung des Nicht-Wissens, ein halbes Anerkenntnis des Wissens und die Neutralisierung des Wissens durch die Beurteilung der sexuellen Handlungen Beckers als »freundliche Berührungen« und »Gesten«, mit denen Becker als »Familienoberhaupt« die ihm anvertrauten »weckte«, alles Handlungen, davon sei er überzeugt gewesen, die immer mit dem Einverständnis und der Zustimmung des Kindes oder Jugendlichen vorgenommen wurden. Von Hentig spricht nicht von »Einverständnis« bzw. »Zustimmung«, sondern wählt die Wendung »nicht gegen den Willen eines Schülers« – die zwar dessen »Einverständnis« suggeriert, es aber eben nicht behauptet, und ihm, von Hentig, den Rückzug offen lässt. Was hätte er »aufklären« sollen? – fragt er rhetorisch, wo es doch aus seiner Sicht nichts aufzuklären gab. Beruhten doch die Vorwürfe gegen seinen Freund auf »Aussagen, die im Gegensatz zu meinen Wahrnehmungen stehen, die ganz offensichtlich Mutmaßungen oder Verallgemeinerungen« und zum Teil »ganz plump falsch« gewesen seien. Ihm werde vorgeworfen, er hätte »die Becker vorgeworfenen Übergriffe geleugnet«. Das habe er nicht, sondern »ich habe das mir zur Last gelegte Mitwissen geleugnet«. Das schreibt er, nachdem er wenige Zeilen vorher einige Handlungen Beckers beschrieben, sie aber nicht als »Übergriffe« gewertet hatte. Was bedeutet das von Hentig in diesem Rechtfertigungsartikel mehrfach benutzte Wort »leugnen«? Schon Jesus hatte zu Petrus gesagt, »noch ehe der Hahn zweimal kräht, wirst du mich dreimal verleugnen«. In Grimms Wörterbuch, das sicher zu Hentigs Handapparat gehört, gibt es zur Bedeutung von »leugnen« eine eindeutige etymologische Feststellung: Es bedeutet »die Wahrheit bestreiten«. Das von Hentig diese Bedeutung von »leugnen« bewusst ist, bezeugt seine Formulierung, er »könne nichts leugnen«, was er »nicht auch bestätigen könne«. Dass von Hentig seinen Versuch, sein Mit-Wissen zu bestreiten, selbst als »leugnen« bezeichnet, ist eine geradezu klassische Fehlleistung im Freud'schen Sinne. Wenn von Hentig sagt, er habe nicht Beckers »Übergriffe« geleugnet, sondern »das ihm zur Last gelegte Mitwissen«, bestreitet er, das sein Mitwissen Wahrheit ist, bestreitet er die Wahrheit dessen, was ihm zu Recht »zur Last gelegt« wird, also eine wirkliche »Last« ist für sein öffentliches Ansehen und vermutlich auch für sein am »sokratischen Eid« geschultes pädagogisches Gewissen und, nicht zuletzt, für seine Liebe und Wertschätzung Gerold Beckers, seines beruflichen Weggenossen und persönlichen Freundes.

Vielleicht ist der »sokratische Eid« bei den Tätern in der Odenwaldschule, die ihn vermutlich alle zitieren können, bezogen auf ihre pädosexuellen »Neigungen« auch »neutralisiert«, weil von Hentig selbst ihn einbaut in den »Griechenzauber«, mit dem sie ihr Handeln gegenüber sich selbst und ihren Opfern, aber auch gegenüber ihren Kolleginnen und Kollegen zu legitimieren suchen. Von Hentigs Formulierungen, der sokratische Eros repräsentiere in der griechischen Mythologie das »Verlangen« »wie Ares den Streit, Zeus die legitime Macht, Apoll die Sinnhaftigkeit der Verhältnisse, Athene die Klugheit der Menschen«, hätte auch von Wyneken sein können. Den Streit, die legitime Macht, die Sinnhaftigkeit der Verhältnisse und die Klugheit der Menschen setzt von Hentig nicht in »Gänsefüßchen«, wohl aber das Verlangen, womit er, wahrscheinlich unbewusst und ungewollt, die in diesem, aus Platons erotisch aufgeladenem »Gastmahl« abgeleiteten sokratischen Eros angelegte Amivalenz des »Verlangens« andeutet, das, wenn die Bindung an das pädagogische Ethos versagt, in Erotik und schließlich manifestes sexuelles Handeln »umschlagen« kann. In der folgenden, seltsam anmutenden Textpassage führt die Ambivalenz seiner Auffassungen vom pädagogischen Eros dem Autor die Hand: »Ich meine: In keinem Fall sollte es zu sexuellen Handlungen zwischen Erziehern und Zöglingen kommen. Passiert es, fragt sich der Freund verzweifelt, wie es dazu hat kommen können – und denkt sich etwas aus.« Hier, wo von Hentig der Wahrheit über das Handeln seines Freundes am nächsten ist, rettet er sich plötzlich in die dritte Person. Der an seinem Freund »verzweifelte Freund« wird zu einer für die griechische Tragödie exemplarischen Figur, die das Handeln des Geliebten in Verzweiflung stürzt und damit zum Opfer seiner Liebe macht. Vermutlich hat von Hentig genau das mit Gerold Becker erlebt und das ist tatsächlich tragisch, weil es für den 85-Jährigen ein Leben zerstört, das er vor wenigen Jahren in einer außergewöhnlich umfangreichen Autobiografie[82] gekonnt heroisiert hat.

Das alles betrifft von Hentig, Gerold Becker und die Wahrheit in ihrem Innenverhältnis, und es betrifft die pädagogische Glaubwürdigkeit von Hentigs. Aber in dieser Textpassage und in diesem Text überhaupt geht es auch um von Hentigs Wahrnehmung der Opfer sexueller Gewalt und um seine Haltung zu diesen Opfern, deren physische und psychische Integrität zu achten und zu schützen doch der Kern des

82 Hentig 2007

von Hentig formulierten »sokratischen Eides« der PädagogInnen ist. Leider muss man davon ausgehen, dass von Hentig den Schutz der Kinder und Jugendlichen in der Odenwaldschule vor sexueller Gewalt durch Pädagogen dem Schutz seines Freundes und dem Schutz der von diesem geleiteten reformpädagogischen Internatsschule, die zudem noch symbolisch für das Gelingen einer Alternative zur staatlichen Regelschule stand, opferte. Das Wissen um die Folgen für die Opfer wehrt von Hentig ab, indem er die Aussagen der Opfer als Ausdrucksformen erotischer Fehlentwicklungen zu ent-wirklichen versucht. Es kann nicht sein, dass von Hentig nichts von den seit Langem vorliegenden Erkenntnissen der Traumaforschung über die Gründe des langen Schweigens der Opfer sexueller Gewalt wusste. Keiner außer den Opfern wisse, behauptet von Hentig, »warum die Beschuldigungen erst so viele Jahre später ausgesprochen worden sind«. Da sei man auf »professionelle Mutmaßungen« angewiesen, wie sie Sigmund Freud in seiner Wiener psychoanalytischen Praxis auf Grund seiner Erfahrungen mit Frauen gemacht habe, die ihre »Krämpfe, Lähmungen, Bewusstseinsstörungen« zum »großen Meister« getragen hätten, der diese psychischen Phänomene »mit Vorliebe und gutem Grund« auf »unaufgehellte sexuelle Erlebnisse und Wünsche« zurückführte.

Spätestens seit der Veröffentlichung des Briefwechsels von Freud mit seinem Freund Wilhelm Fließ und der Veröffentlichung des Buches »Was hat man dir, du armes Kind, getan«[83] hätte auch von Hentig wissen können, dass Freud aus Gründen des Selbstschutzes und des Schutzes der Institution, der Psychoanalyse, die sexuellen Gewalterfahrungen seiner Patientinnen, ihnen meistens von nahen Familienangehörigen aus der Oberschicht der k.u.k.-österreichischen Gesellschaft der Wende vom 19. zum 20. Jahrhundert angetan, *entwirklichte* und in hysterische Symptomatik umdeutete, wozu ihm sein Freund Fließ dringend geraten hatte. Jeffrey M. Masson, der Autor des Bandes, schreibt: »Die vorherrschende Meinung der Psychotherapeuten lau-

83 Masson, Jeffrey M.: Was hat man dir, du armes Kind, getan? Sigmund Freuds Unterdrückung der Verführungstheorie. Hamburg 1984

tete, das Opfer habe sich seine Qualen ausgedacht. Damit ließen sich insbesondere Sexualverbrechen der Vorstellungskraft der Opfer anlasten, eine Position, die der Freud-Schüler Karl Abraham vertrat und die Freud selbst begeistert annahm. Für die Gesellschaft war dies eine tröstliche Ansicht, denn Freuds Interpretation – derzufolge die sexuelle Gewalt, von der seine Patientinnen in ihrem Leben so betroffen waren, ein reines Fantasieprodukt ist – war keine Bedrohung für die bestehende Gesellschaftsordnung. Die Therapeuten konnten dadurch auf der Seite der Erfolgreichen und Mächtigen bleiben, statt sich auf die Seite der elenden Opfer familiärer Gewalt zu stellen.«[84]

Diese Entwirklichung der Erfahrungen von Opfern sexueller Gewalt hat Methode und eine lange schreckliche Geschichte. Alle ehemaligen Heimkinder, die bei Versorgungsämtern wegen der durch ihre Traumatisierungen erlittenen lebenslangen Beeinträchtigungen einen Antrag auf Opfer-Entschädigung auf der Grundlage des Opfer-Entschädigungs-Gesetzes (OEG) gestellt haben, müssen sich einer Begutachtung ihrer »Glaubwürdigkeit« unterziehen, in der es erstens um die Glaubwürdigkeit der von ihnen vorgetragenen Gewalterfahrungen überhaupt geht, zweitens darum, ob ihre Beeinträchtigungen auf solche Erfahrungen, wenn sie denn nicht bestritten werden können, zurückgeführt werden müssen, und wenn ja, drittens zu welchem Prozentanteil sie für die Schädigungen der Opfer verantwortlich sind. Regelmäßig scheitern diese Anträge schon an der ersten und wenn nicht, dann an der zweiten Frage. Die Strategie dieser Begutachtungen im Auftrag der Behörden, die zahlen müssten, besteht in einer methodischen Entwirklichung der Opfererfahrungen, die, weil »nach so vielen Jahren« nicht mehr durch von Dritten bezeugte Beweise »zu erhärten«, in den Bereich der Fantasie mental früh gestörter Kinder verschoben werden. Ich kenne solche Gutachten und habe zu einigen im Rahmen von Verfahren an Sozialgerichten kritisch – und erfolglos – Stellung genommen. Die den Opfern in diskriminierender psychiatrischer und forensischer Fachterminologie bescheinigte »Unglaubwürdigkeit« führte in

---

84 Masson 1984 (Klappentext)

jedem mir bekannten Fall zu einer Re-Traumatisierung mit schlimmen Folgen für die sich jetzt im vorgeschrittenen Alter befindenden Frauen und Männer, die in ihrer Kindheit und Jugend in pädagogischen Einrichtungen Opfer sexueller Gewalt wurden. Dieser Methode der *Ent-Wirklichung* bedient sich von Hentig, in einer mit seiner angeblichen Unwissenheit kokettierenden Sprache: »Ich bin nur ein Laie in dieser Freud'schen Gegend.« Und nach dieser Opferverhöhnung, die eine ist und bleibt, ob von Hentig sie nun bezweckt hat oder nicht, behauptet er, die Opfer ernst zu nehmen.

Von Hentig beendet seine Ausführungen mit einem Bekenntnis zu Gerold Becker: »Mein Freund bleibt mein Freund«, mit dem er das Ausmaß seiner tragischen Verstrickung mit diesem sexuellen Gewalttäter noch auf den Begriff bringt.[85]

Die Verbindung von Hentigs mit Gerold Becker bewirkte für die Kinder und Jugendlichen, die MitarbeiterInnen und die Odenwaldschule als Institution eine besonders schwierige Situation. Becker wird von seinen KollegInnen als ein charismatischer Pädagoge und faszinierender Mensch beschrieben, der von vielen bewundert und als Freund geschätzt wurde. Das Ansehen der Odenwaldschule im In- und Ausland vermehrte er durch seine umfangreiche publizistische Tätigkeit, seine eloquenten Reden und Auftritte auf Fachtagungen und Kongressen. Offenbar gelang es ihm mühelos, aufkommende Zweifel an seiner Integrität im Keim zu ersticken. Niemand mochte sich vorstellen oder gar eingestehen, dass er ein »Übeltäter« war, sogar der »Hauptübeltäter«, wie Ulrich Herrmann ihn berechtigterweise bezeichnet hat.[86] Die Wertschätzung Beckers seitens seiner KollegInnen in der Odenwaldschule, der Organisation der Landerziehungsheime und darüber hinaus in den Kreisen reformpädagogisch orientierter PädagogInnen wurde durch seine Nähe zu von Hentig, dem führenden Pädagogen

85 Gerold Becker starb wenige Wochen später im Juni 2010.

86 Herrmann, Ulrich: Vor 100 Jahren wurde die Odenwaldschule gegründet – Anfang und Erfolge, Krise und Zukunft eines »pädagogischen Laboratoriums«. In: Jubiläumsschrift der Odenwaldschule 2010

des links-liberalen Spektrums der Erziehungswissenschaft und der Schulpädagogik, noch verstärkt und dauerhaft gestützt, und auch in der Sozialpädagogik stärkte diese Verbindung das Ansehen Beckers, der sich mit seiner stärkeren Öffnung der Odenwaldschule für Kinder und Jugendliche aus der Jugendhilfe selbst als ein Verbindungsmann zwischen Schul- und Sozialpädagogik verstand. Die beiden traten oft zusammen auf, waren ein eingespieltes Pädagogen-Paar, das durch den Altersunterschied an Wirkung noch gewann. Die enge Zusammenarbeit des zur 68er-Generation gehörenden Becker und des zur »Kriegsgeneration« gehörenden von Hentig war ein positives Beispiel für die mögliche pädagogisch-erziehungswissenschaftliche Übereinstimmung und die schul- bzw. erziehungspolitische gemeinsame Aktion, das für die Angehörigen der Kriegs- und der ersten Nachkriegsgeneration eher selten war. Von Hentig war darüber hinaus eine Art »Bindeglied« zu den liberalen Intellektuellen wie Hellmut Becker, Richard von Weizsäcker und anderen, die einige Jahre älter waren als er. Dieser über herausragende Persönlichkeiten hergestellte »intergenerative Zusammenhang« war ein wichtiges Transmissionssystem für die Vermittlung der Kritik der 68er-Bewegung an den Erziehungsverhältnissen in der Bundesrepublik in weite Bereiche der Praxis und der Gesellschaftspolitik.

In dem »Zeit«-Artikel »Das Schweigen der Männer« vom 25. März 2010 wird auch über das Schweigen einer Frau und Kollegin von Becker berichtet. Auf die Frage, wie sie auf die Aufdeckung der sexuellen Gewalt Beckers durch die »Frankfurter Rundschau« 1999 reagiert habe, antwortete sie: »Ich hatte damals keinen direkten Draht zu den Opfern, und der Zeitgeist war nicht missbrauchsentschlüsselnd«, und: »Ich habe kein Wort geglaubt«. Ihren Kollegen G. Becker bezeichnet sie als »Faszinosum«. Wortgewandt und geistreich sei er gewesen und immer umgeben von Freunden und Bewunderern. Die »Gerüchte« und Hinweise auf Beckers verbrecherisches Handeln wurden von den Erwachsenen in seiner engeren Umgebung auch aus einem ganz persönlichen Motiv abgewehrt: Die Vorstellung, einen geschätzten oder gar freundschaftlich verbundenen Kollegen, von dessen

Integrität ich überzeugt bin, mit einer derart vernichtenden Anschuldigung zu konfrontieren und ihn damit zu zwingen, mir seine Unschuld beteuern zu müssen, ist so schrecklich, dass ich eine solche Anschuldigung entweder von vornherein als erotisierte pubertäre Fantasie oder als Verleumdung zu bewerten bereit bin und mich ganz schnell von ihr abwende, um die verstörende Beunruhigung loszuwerden, die sie bei mir selbst ausgelöst hat. Wenn ich, wie Wolfgang Edelstein, die Mitteilungen der Opfer ernst nehme und den Mut aufbringe, den Beschuldigten darauf anzusprechen, wird es in einer Form geschehen, die die Entschuldigung für diese ungeheuerliche Frage schon enthält. Sie wird nicht konfrontativ, sondern zögerlich und mit Skrupeln gestellt, und der Fragende nimmt gerne und erleichtert die Beteuerung des Verdächtigten an, dass er »so etwas« nie getan habe und nie tun werde. Einigermaßen beruhigt geht er zur gemeinsamen pädagogischen Tagesordnung mit dem, wie man es ja schon vorher wusste, zumindest aber sehr gehofft hatte, »zu Unrecht« beschuldigten Kollegen über. Bewusst schreibe ich hier in der ersten Person, weil ich nicht wissen kann, wie ich mich in einer solchen Situation verhalten hätte.

Dieser, aus Angst, einen Menschen, den man gut zu kennen glaubt, mit einem so ungeheuren Vorwurf zu belasten, aus Zweifeln, Scham und antizipierten Schuldgefühlen geborene Abwehrreflex, der schon bezogen auf entferntere Menschen wirkt, die man früher einmal kannte, ist bei den Menschen im direkten Umfeld des Täters vielleicht ein noch stärkeres Motiv für das Nicht-wissen-Wollen und das daraus resultierende Schweigen und Ver-Schweigen als die Angst vor der Beschädigung der Institution, in der man arbeitet, mit der man identifiziert ist und an der die eigene berufliche Existenz hängt.

Als die sexuelle Gewalt am Canisius-Kolleg und in der Folge an anderen katholischen Internatsschulen aufgedeckt wurde, hörte ich von manchen PädagogInnen und erziehungswissenschaftlich bzw. sozialwissenschaftlich gebildeten Menschen, dass sie darüber nicht erstaunt und davon nicht überrascht seien: »Irgendwann mussten diese Folgen der Sexualfeindlichkeit und der Tabuisierung alles Sexuellen in der Kirche ja mal öffentlich werden, und vielleicht liegt ja darin eine Chance, diesen verderblichen Weg endlich einmal zu verlassen.«

Gegenüber der an SchülerInnen der Odenwaldschule verübten sexuellen Gewalt war diese, auch distanzierende Reaktion, mit der man sich schnell auf die Seite der »Besseren« stellen kann, nicht zu hören – jedenfalls zunächst nicht.

Die theoretisch vertretene und vermeintlich auch praktizierte Auffassung von einer demokratischen, die Würde und die Rechte der Kinder und Jugendlichen in jeder Hinsicht achtenden und schützenden Erziehungsarbeit ist doch genau die Alternative zu allen Formen einer wie auch immer die Kinder und Jugendlichen zu fremdbestimmten Objekten machenden Pädagogik. Die Odenwaldschule und andere ähnliche Einrichtungen erscheinen im Vergleich mit den mächtigen Trägern konfessioneller Erziehungseinrichtungen wie David in seinem aussichtslos erscheinenden und doch so erfolgreichen Kampf gegen Goliath. Während bei den konfessionellen Heimen der 1940er- bis 1970er-Jahre und bei den katholischen Internatsschulen die dort an Kindern und Jugendliche verübte sexuelle Gewalt eher »auf der Linie« ihrer Sexualmoral und Sexualethik zu liegen scheint, bedeutet sie in reformpädagogischen Einrichtungen einen eklatanten Bruch mit dem von ihnen engagiert vertretenen Postulat der sexuellen Selbstbestimmung der zu Erziehenden und darüber hinaus der Betonung ihres Subjektstatus. Während der Widerspruch im Handeln von Priestern, Ordensleuten, Pfarrern und ähnlichem »geistlichem Erziehungspersonal« zum christlichen Liebesgebot und der Warnung Jesu: »Was ihr einem dieser meiner geringsten Brüder getan habt, das habt ihr mir getan«, kein analytisches Problem darstellt, berührt der krasse Widerspruch der Handlungen von Pädagogen wie Gerold Becker und das Tolerieren dieses Handelns durch so bekannte Pädagogen wie von Hentig, in deren Schutz auch die weniger bekannten Täter handeln konnten, das Selbstverständnis großer Teile der erziehungswissenschaftlichen, schul- und sozialpädagogischen Zunft und darüber hinaus die pädagogische Öffentlichkeit im weitesten Sinne. Neben allen anderen aufgezeigten Gründen (Angst, Scham, Existenzangst und

Schuldgefühle) hat die Sorge um den Bestand und die Zukunft der durch ökonomische, konservative und modernistische gesellschaftliche Entwicklungen immer bedrohten reformpädagogischen Theorie und Praxis fast 40 Jahre lang, seit den Anfängen des »Systems Becker« in der Odenwaldschule, zum eigenen Schaden den fortgesetzten Bruch des von ihr eingeforderten pädagogischen Ethos durch Stillschweigen ermöglicht und sich damit schuldig gemacht.

Dass nach der Aufdeckung der von Gerold Becker verübten sexualisierten und sexuellen Gewalt durch ehemalige Schüler der Odenwaldschule und dem Bericht der »Frankfurter Rundschau« von 1999 auch die ganze übrige, hauptsächlich von Menschen aus dem sogenannten Bildungsbürgertum gelesene Presse, die zuständige Staatsanwaltschaft und nicht zuletzt die für die Schul- und Heimaufsicht zuständigen staatlichen Stellen die Anschuldigungen nicht konsequent aufgeklärt, sondern mit Zutun von ReformpädagogInnen verdeckt haben, unter anderem mit dem skandalösen Argument, sofern es sich um Straftaten gehandelt habe, seien die ohnehin verjährt gewesen, ist eine Dimension des Ver-Schweigens, die hinter den vergleichbaren Bemühungen der katholischen Hierarchie nicht zurücksteht. Dieser Vorgang zeigt, dass die reformpädagogisch orientierten Landerziehungsheime, und stellvertretend für sie alle besonders die Odenwaldschule, starke weltanschauliche und politische Schutzmächte hatten und haben – nicht zuletzt aufgrund ihres Status als Eliteschulen für den Nachwuchs der großbürgerlichen liberalen und gesellschaftlich einflussreichen Familien. Gegen diesen Schutz wäre nichts einzuwenden, wenn er nicht zur Entstehung dieses von öffentlicher Kontrolle abgeschirmten und also unkontrollierten »Frei-Raums« für sexuelle Gewalttäter wie Becker u.a. beigetragen hätte.

Wolfgang Harder, der Nachfolger Beckers im Amt des Leiters der Odenwaldschule, wurde im Sommer 1998 durch einen Brief von Schülern über die von Becker an ihnen und anderen verübte sexuelle Gewalt informiert, benachrichtigte die Schulaufsichtsbehörde aber erst anderthalb Jahre später, als ein weiterer Schüler Vorwürfe gegen Becker erhob und der Bericht in der »FR« erschien. Als Vorsitzender der »Vereinigung deutscher Landerziehungsheime e. V.« schrieb Harder 2001 für das Buch über Landerziehungsheime von Hansen-Schaberg und Schonig einen programmatischen Artikel: »Landerziehungsheime auf dem Weg in ihr zweites Jahrhundert«. Harder bescheinigt der »Landerziehungsheimbewegung«, dass sie sich »immer neuen pädagogischen und damit auch gesellschaftlichen und bildungspolitischen Herausforderungen gestellt« habe und daran gewachsen sei: »Gewachsen sind dabei auch ihr Gewicht und ihr Einfluss auf das öffentliche Schulwesen. So hat etwa die Reformpädagogik in Deutschland nicht zuletzt durch Idee und gelebte Praxis der Landerziehungsheime Gehalt und Gestalt gewonnen und bestimmt damit seit mehr als drei Jahrzehnten auch in der Bundesrepublik nachhaltig den wissenschaftlichen Diskurs ebenso wie die öffentlichen Debatten zur Reform unseres Bildungswesens.« Er beschreibt die Landerziehungsheime als das Salz in der Suppe aller Schulen in »freier Trägerschaft«. Zwar seien die Internatsschulen mit insgesamt 5700 Schülerinnen und Schülern gegenüber den 330000 an katholischen und 150000 an evangelischen Schulen, den 90000 an den Schulen des »Bundesverbandes deutscher Privatschulen« und den 70000 an den »Freien Waldorfschulen« zahlenmäßig »eine verschwindende Minderheit«, aber ihr Einfluss in der deutschen Schullandschaft und Bildungsdiskussion sei unübersehbar. Engagiert beschreibt Harder die Gemeinschaft von Kindern, Jugendlichen und Erwachsenen in den Landerziehungsheimen, als hätte es die sexualisierte und sexuelle Gewalt an der von ihm geleiteten Odenwaldschule nie gegeben: »Die reformpädagogischen Vorstellungen von einer ›ganzheitlichen Erziehung‹, vom Internat als einer ›Lebensgemeinschaft auf Zeit‹ für Heranwachsende und Erwachsene lassen eine Unterscheidung der Erwachsenen nach möglichen Funktionen – etwa: morgens die Unterrichtenden, nachmittags die Freizeitgestalter, abends und nachts die Aufseher und Wächter – nicht zu. Vielmehr begegnen sich in den Landerziehungsheimen die Erwachsenen, Kinder und Jugendlichen als ›ganze‹ Menschen. Die Gespräche zwischen ihnen bleiben nicht auf schulische Themen beschränkt. Leben und Lernen sind eine Einheit, bei der nicht die Unterschiede, wohl aber das Macht- und Wertgefälle zwischen den Generationen, zwischen erwachsener und kindlicher Existenz, aufgehoben sein sollen. Die Jungen und Mädchen im Internat werden deshalb in ihrer Wohngruppe von einzelnen Erwachsenen beziehungsweise von Ehepaaren betreut, die nicht nur mit ihnen zusammen wohnen und vom morgendlichen Wecken bis zum abendlichen Gutenachtsagen ihre ersten Ansprechpartner, sondern in aller Regel zugleich auch ihre Lehrerinnen und Lehrer sind«.

Mit keinem Wort geht Harder bei den Ausführungen zur Realisierbarkeit der »Leitvorstellungen« auf die exemplarischen Erfahrungen der Odenwaldschule mit der sexuellen Gewalt von Pädagogen und den sie ermöglichenden strukturellen Bedingungen ein. Er demonstriert bezogen auf das pädagogische Konzept und seine Realisierungsmöglichkeiten ungebrochenen Optimismus: »Auf dem Weg in das zweite Jahrhundert ihrer reformpädagogischen Geschichte stellen sich die Landerziehungsheime diesen Herausforderungen selbstbewusst und mit Zuversicht aus einem doppelten Grund: Sie halten erstens ihr pädagogisches Basiskonzept für tragfähig, und sie haben es zweitens gelernt, als eigenständige, autonome Einzelschulen gleichwohl ihren Weg gemeinsam zu gehen.

Das LEH-Konzept einer überschaubaren, menschenfreundlichen Schule ermöglicht Kindern und Jugendlichen, Tag für Tag zentrale Erfahrungen zu machen, die ihnen helfen

- selbstbewusst und ihrer selbst gewiss zu werden;
- sich darin zu üben, Verantwortung für sich und andere wie für unsere natürliche und durch uns Menschen gestaltete Mit- und Umwelt zu übernehmen;
- und mit alledem auch Orientierung und Sinn und Ziel für ihren weiteren Lebensweg zu finden.

Kinder und Jugendliche können hier erstens erfahren, dass sie als unverwechselbare und unauswechselbare Individuen wahrgenommen und geachtet werden. Auch deshalb sind die Landerziehungsheime kleine, überschaubare Gemeinschaften mit oft unter 100 und nirgendwo mehr als 250 internen Schülerinnen und Schülern, mit familienähnlich strukturierten Wohngruppen und mit – im Vergleich zu den staatlichen Schulen – geradezu paradiesisch kleinen Lerngruppen. Auch deshalb gibt es hier – gesichert insbesondere durch den Tagesablauf und die Doppelaufgaben der Erwachsenen als Lehrer und Erzieher – die enge Verzahnung von ›Schule und Leben‹, die fließenden Übergänge von öffentlichen und privaten Bereichen. Auch deshalb gilt hier der Grundsatz, dass die Verlässlichkeit zwischenmenschlicher Beziehungen allemal vorrangiger und wichtiger ist als alle organisatorischen Maßnahmen.« Harder beschließt seinen Beitrag mit einem »reformpädagogischen Plädoyer für das Recht von Kindern und Jugendlichen auf

- Räume, die Möglichkeiten zur Selbstentfaltung und Selbsterprobung eröffnen, Orientierung für den weiteren Lebensweg geben, Schutz vor Abrichtung und Ausgrenzung bieten;
- Zeiten, in denen nicht primär Zielgerichtetheit/Tempo/Entwicklung/Vorankommen im Zentrum stehen, sondern in denen auch Suchen/Langsamkeit/Verharren/verlässliche Wiederholung und Wiederkehr zu ihrem Recht kommen;
- Menschen, die einfühlsame Zuwendung und Betreuung mit distanzierter Beobachtung und Führung verbinden, die belastbare Beziehungen ermöglichen, aber auch loslassen und freigeben können;
- Ideen, die ihnen helfen können, Sinnfragen zu stellen und zu beantworten, ihre Gegenwart als sinnerfüllt zu erleben, sich mit Gestaltungswillen und Zuversicht auf den nächsten Tag und die fernere Zukunft einzulassen«.[87]

So sollte es sein – und wenn es so wäre, hätten wir mit den Landerziehungsheimen das pädagogische Paradies auf Erden. Dass dieses Paradies von dem Täter Becker und von Beckers Kollegen und sei-

---

87 Harder, Wolfgang: Landerziehungsheime auf dem Weg in ihr zweites Jahrhundert. In: Hansen-Schaberg/Schonig 2002, S. 250ff.

nem Nachfolger im Amt, dem Mitwisser Harder, als in den Landerziehungsheimen tendenziell verwirklicht in öffentlichen Reden und Schriften völlig ungebrochen weiter behauptet und propagiert wurde, ist ein Skandal, der im aktuellen Diskurs noch kaum zur Sprache gekommen ist. Als Harder im Frühjahr 2010 von Journalisten der »Zeit« gefragt wurde, warum er nach der Aufdeckung von Beckers Taten den Kontakt mit ihm weiter gepflegt habe, antwortete er: »Damals habe ich gedacht: Eine Untat ist irgendwann nicht nur juristisch, sondern auch zwischenmenschlich verjährt. Und die Konsequenzen waren ja auch gezogen. Unter anderem sollte Becker nie wieder etwas mit Kindern zu tun haben. Doch warum sollte er keine Aufsätze mehr schreiben, keine Vorträge halten dürfen? Diese Form einer gleichsam lebenslänglichen Haft fand ich falsch. Heute dagegen sehe ich ihn mit Vorwürfen konfrontiert, die alles übertreffen, was ich mir je hätte vorstellen können. Jetzt darf er nicht weiter schweigen, jetzt muss neu aufgeklärt und geurteilt werden auch von mir.«[88]

Wie vielen anderen scheint Harder nicht bewusst gewesen zu sein, dass Beckers uneingeschränkte Tätigkeit als Theoretiker und Propagandist der reformpädagogischen Landerziehungsheimbewegung ein Teil des Ver-Schweigens und Ver-Deckens gewesen ist, mit dem die Öffentlichkeit über das Ausmaß der sexuellen Gewalt an reformpädagogischen Internatsschulen systematisch getäuscht, die Gründe für diese Gewalt verborgen und ihre Opfer mundtot gemacht wurden. Diese Strategie funktioniert umso besser, je mehr die in jeder pädagogischen Praxis bestehenden Widersprüche zwischen Anspruch und Wirklichkeit negiert werden, mit dem Ziel, eine wirkungsvolle Propaganda zum Besten der Institution betreiben zu können, die natürlich immer mit dem »Interesse der Kinder und Jugendlichen« legitimiert wird.

Diese Tendenz hat die Pädagogin, Schriftstellerin und Lyrikerin Tami Oelfken schon 1928 erkannt. Sie schrieb in der »Zeitschrift für

---

88 Vgl. Kerstan/Spiewak 2010. Nach der Aufdeckung der von ihm an Kindern und Jugendlichen in der Odenwaldschule verübten sexuellen Gewalt war G. Becker noch lange als Berater von Reformschulen und als Vorstandsmitglied der Stiftung deutscher Landerziehungsheime tätig.

individualpsychologische Pädagogik und Psychohygiene« im Jahre 1928: »Die Prospekte der Landerziehungsheime, so vielversprechend sie erscheinen, sind als Lockschild für die Eltern geplant, von dem Leben der Jugend spüren wir in ihnen nichts! Das einzigste, was für uns wichtig wäre, wären Briefe der Kinder, und die besagen zum größten Teil genau das Gegenteil von dem, was die Prospekte lobsingen! Immer wieder vergessen die Schulmeister, dass die Kinder in diesem Fall die Hauptpersonen sind! Ihre Briefe, so verlogen sie auch sein können, sind wahrhaftige Dokumente. Eine Schulgemeinde, die der Nährboden von Unglück, Streit, Verlogenheit sein kann, nach jahrelangem Bemühen, richtet sich selbst.

Wenn die Landerziehungsschulheime diese Aufgabe, Vorstufe der zukünftigen Schule zu sein, nicht erkennen, sind sie nichts anderes als fruchtlose Versuche einiger wohlhabenden Eltern, sich ihrer Kinder zu entledigen.« Tami Oelfken forderte von den Lehrern und Lehrerinnen der Landerziehungsheime, dass sie »gemeinsam mit den Kindern alle neuen Ereignisse, die erfreulichen, positiven und die negativen, alle Kämpfe und Entwicklungsstufen« öffentlich darlegen sollen: »Die Landerziehungsschulheime haben nur dann eine Existenzberechtigung, wenn eine eindeutig pädagogisch fortschrittlich eingestellte Regierung von ihnen mit aller ihr doch sonst eigenen Macht verlangt, halbjährlich eine ganz genaue Rechenschaft abzugeben über alle Versuche, die sie zur Förderung moderner pädagogischer Ideen unternommen haben! Es müsste für die breiteste Öffentlichkeit zugänglich sein und müsste außer den Berichten der Lehrer besondere Kinderdokumente enthalten.«[89]

Ein Grund für die offenkundige Bereitschaft im reformpädagogischen Spektrum, Tätern wie G. Becker ihre Beteuerungen zu glauben und sich damit zu beruhigen, liegt vielleicht in der durch die Studentenbewegung in der zweiten Hälfte der 1960er-Jahre entfachten Kritik an der tradierten Sexualmoral und den unter dem Schlagwort

---

89 Oelfken, Tami: Landerziehungsheime als Vorstufe der zukünftigen Schule. In: Hansen-Schaberg/Schonig 2002, S. 43ff.

»Sexuelle Revolution« zusammengefassten Versuchen, die vielfältigen Formen der Unterdrückung der Sexualität in Theorie und Praxis zu überwinden.

Ulrich Herrmann verwies in seinem Jubiläums-Vortrag auf diesen Kontext der in den 1970er-Jahren »vermehrt« an Kindern und Jugendlichen verübten sexuellen Gewalt in der Odenwaldschule: »Junge Erwachsene, die in den späten 1960er- und frühen 1970er- Jahren Lehrerinnen und Lehrer wurden, kamen in der Regel aus konventionellen Kulturen mit rigiden Sexual- und Moralvorstellungen in eine Zeit des Umbruchs, der Tabubrüche, des Experimentierens, der Entgrenzungen. Die ›sexuelle Revolution‹ musste bei vielen von ihnen zu Orientierungs- und Identitätsproblemen führen: sowohl zu einem persönlichen Kontrollverlust hinsichtlich des erlaubten bzw. unerlaubten Verhaltens als auch zum Verschwinden von Unrechtsbewusstsein bei Grenzverletzungen und Grenzüberschreitungen«.[90] In der aktuellen Debatte wird immer wieder auf die von den 68ern propagierte und praktizierte »sexuelle Libertinage« hingewiesen, in der eine wesentliche Ursache für die jetzt aufgedeckte sexualisierte und sexuelle Gewalt in pädagogischen Einrichtungen vermutet wird. Der manchmal pauschal erhobene Vorwurf ist meines Erachtens nicht berechtigt. Besonders, wenn er von jemandem wie Bischof Mixa und anderen katholischen Hierarchen als Erklärung für die »sexuellen Verirrungen« von Ordensleuten und Priestern vorgetragen wird. Die sexualisierte und sexuelle Gewalt in katholischen Heimen, Internatsschulen, Knabenchören, Sakristeien und Beichtstühlen hat ihre eigene jahrhundertealte Geschichte, von der mit der Behauptung, die 68er mit ihrer radikalen Kritik an den traditionellen Werten hätten Schuld, abgelenkt werden soll. Bezogen auf die sexualisierte und sexuelle Gewalt in reformpädagogischen Internatsschulen wie der Odenwaldschule ist der Vorwurf aber ernst zu nehmen und zu prüfen. Die Täter in diesen pädagogischen Einrichtungen – Täterinnen sind dort bisher nicht bekannt geworden – zählten sich in ihren Gymnasiasten- und Studentenjahren mehrheitlich zu den

90 Jubiläumsschrift der Odenwaldschule 2010, S. 12

Jugendlichen und jungen Männern, die sich, zumindest was ihre gesellschaftspolitischen und pädagogischen Orientierungen betrifft, zu den antiautoritären »68ern« zählten. Diese hatten, wie oben angedeutet, die Unterdrückung der Sexualität von Kindern und Jugendlichen als eine bedeutende Ursache für die Herausbildung des »autoritären Charakters« (Horkheimer/Adorno) erkannt, der für die Herrschaftssicherung und die immer notwendige Systemstabilisierung der spätkapitalistischen bürgerlichen Gesellschaft unverzichtbar sei. Mit dieser Sichtweise des Zusammenhanges von Sexualität, Macht und Herrschaft (die von Foucault in den 1980er-, 1990er-Jahren wesentlich differenziert und in mancher Hinsicht auch grundlegend verändert wurde) war die Aufforderung verbunden, diesen Zusammenhang mit der eigenen Lebenspraxis zu durchbrechen und ihn durch eine Sexualität bejahende, lustfreundliche Erziehung der Kinder und Jugendlichen für die Zukunft unwirksam zu machen.

Welche Probleme die jungen Erwachsenen, die dieser Aufforderung folgten, damit hatten, ist inzwischen durch autobiografische Berichte und einzelne kulturwissenschaftliche und sexualwissenschaftliche Studien transparenter geworden. Besonders die Kritik der feministischen Frauenbewegung hat das »Macho-Gehabe« der die »freie Liebe« propagierenden Männer der 68er-Bewegung (ein Hauptort dieser Auseinandersetzungen war der Sozialistische Deutsche Studentenbund – SDS) kritisiert. 2008, zum 60. Jahr der 68er-Bewegung, wurde einiges dazu veröffentlicht.

In der Jugendarbeit linksorientierter Jugendverbände wie den »Falken«, dem »Bund demokratischer Jugend« (BDJ) – der linken Abspaltung vom Bund deutscher Pfadfinder (BDP) –, der »Schreberjugend« und der nicht verbandlich organisierten »Jugendzentrumsbewegung« wurde auf Ferienfahrten, in Zeltlagern und in Jugendhäusern Koedukation mit der Anerkennung und Ermöglichung sexueller Beziehungen unter Gleichaltrigen praktiziert, wozu »Unterricht« in Empfängnisverhütung ebenso gehörte wie Gespräche der PädagogInnen mit Kindern und Jugendlichen über Sexualität im Allgemeinen und im Besonderen, also bezogen auf die jeweils individuelle konkrete Situation eines Mädchen oder Jungen, sofern es/er das Bedürfnis hatte, darüber mit einem »Betreuer« zu sprechen. In der Regel wurde mit den Eltern der TeilnehmerInnen vorher über die sexualpädagogische Konzeption gesprochen und ihr Einverständnis eingeholt. Ein anderer pädagogischer »Ort« waren die selbst organisierten Kinderläden, in denen die Kinder ohne Tabuisierungen das eigene und das andere Geschlecht kennenlernen sollten und konnten. Wieder andere Orte waren die Aus-, Fort- und Weiterbildung, vor allem der Sozialpädagoginnen/Erzieherinnen sowie die Publikationen von Verlagen, die, wie der »Merz-Verlag«, neue und in Text und Bild für konservative Menschen durchaus schockierende Aufklärungsschriften publizierten. Da die Träger und Trägerinnen all dieser Initiativen aber selbst noch mit sexual- und überhaupt körperfeindlichen Erziehungsmethoden in den 1940er- und 1950er-Jahren erzogen worden waren, mussten sie sich selbst in diesem Prozess »revolutionieren«, und das ging nicht ohne manche Zuspitzungen, Versagenserlebnisse (der berühmte »Sex-Frust«) und Auseinandersetzungen zwischen Frauen und Männern vonstatten. Eine der Zuspitzungen bestand darin, dass Männer mit pädophilen sexuellen Wünschen, die es unabhängig von 68er-Auffassungen über Sexualität immer gegeben hat, die antiautoritäre Theorie und Praxis in pädagogischen Einrichtungen für eine Anerkennung und Legalisierung sexueller Beziehungen mit Kindern und jüngeren Jugendlichen für sich zu nutzen versuchten. Damit hatten sie, von wenigen spektakulären Ausnahmen wie der »Nürnberger Indianer-Kommune« abgesehen, wenig Erfolg. Es waren gerade diese »bekennenden Pädophilen«, die bei sich zur 68er-Bewegung zählenden jungen PädagogInnen das Bewusstsein entstehen ließen, dass es sich bei dieser angeblichen Liebe zwischen Erwachsenen und Kindern um sexuelle Gewalt gegen Kinder handelte und um die Ausnutzung von Abhängigkeit im Zeichen von Freiheit und Gleichheit.

Ich beriet Anfang der 1970er-Jahre als Supervisor die Teams eines Jugendhilfeheimes für jugendliche Mädchen, eines großen gemischtgeschlechtlichen Kinderheimes und der ersten sozialpädagogischen Jugendwohngemeinschaften (Jugendwohnkollektive) in Berlin. In diesen Beratungsprozessen war ein immer wiederkehrendes Thema, dass die ErzieherInnen (die meisten im Alter zwischen 25 und 35 Jahren) ihre offenen Umgangsformen mit deutlich erotischem Einschlag untereinander pflegten. Konkret: Umarmungen und Küsse bei Begrüßung und Verabschiedung, kleine Flirts mit verhaltenen, aber erkennbaren Ausdrucksformen sexuellen Begehrens – kurz, eine gewollte und kontrollierte Erotisierung der kollegialen Beziehungen am Arbeitsplatz, die dem beruflichen Alltag eine angenehm prickelnde Atmosphäre gab. Dieser Arbeitsplatz war aber zum Beispiel ein Heim mit pubertierenden Mädchen, von denen einige belastende, aber auch aufregende sexuelle Erfahrungen gemacht hatten, fast alle aber einen starken »sinnlich-emotionalen Hunger« verspürten, wie wir die Bedürftigkeit dieser Jugendlichen nannten, aber kaum Möglichkeiten hatten, diesen »Hunger« zu stillen, schon gar nicht in sie achtenden liebevollen und zärtlichen Beziehungen, die die Mädchen aber hinter dem erotischen Geplänkel der Erzieher und Erzieherinnen miteinander vermuteten. Daran wollten nicht wenige Mädchen gerne teilhaben. Das obligate »Du« zwischen Erzieherinnen und Mädchen, das Verhältnis von Nähe und Distanz, auf dessen situationsspezifische Ausbalancierungen es in dieser Konstellation noch mehr ankam als in anderen pädagogischen Settings, verschob sich dann schnell zugunsten der Nähe. Das war sicher zeittypisch und spiegelte die Veränderungen in den »bürgerlichen Verkehrsformen« jener Jahre wieder, die ja ein Fokus der kulturrevolutionären Bestrebungen der sich zur 68er-Bewegung zählenden jungen Leute waren. Die unreflektierte, oft geradezu sorglose Übertragung dieser neuen Umgangsformen auf die pädagogische Arbeit wurde von den Mädchen – in diesem Fall – als Einladung, Aufforderung und Versprechen auf Teilhabe gewertet und führte bei einigen zu heftigem Verliebt-Sein in Erzieherinnen und/oder Erzieher, die die Annäherungsversuche der Mädchen erschrocken und zumeist brüsk zurückwiesen, also aus einer zu großen Nähe plötzlich in eine große, zu große Distanz gingen, um sich aus einer Situation zu retten, die sie sich selbst durch ihre sorglose »Spontaneität« bereitet hatten. Die Reaktionen der Mädchen auf diese Zurückweisungen waren manchmal dramatisch, und es kostete große Mühe, die Situation auf eine für alle Beteiligten annehmbare Weise zu klären und das »Heim«, das meistens als »Ganzes« von so einem Konflikt betroffen war, wieder zu beruhigen. Es war meine Aufgabe als Supervisor, das Verhältnis von Nähe und Distanz mit allen darin enthaltenen Fragen von Achtsamkeit, Wertschätzung, Unterscheidungsvermögen etc. in wöchentlich zweistündigen Sitzungen, oft auf der Grundlage schriftlicher Konfliktprotokolle zum jeweiligen Thema, zu reflektieren.

Ich habe bis Mitte der 1990er-Jahre Teams sozialpädagogischer Institutionen (Heime, Wohngemeinschaften, Jugendzentren, Drogenberatungsstellen) als Supervisor beraten und die Erfahrung gemacht, dass die Problemkonstellationen in den jeweiligen sozialpädagogischen Settings durchaus eine zeittypische Akzentuierung hatten. Das am Beispiel des Mädchenheims geschilderte Problem von Nähe und Distanz als ein allgemeines und nicht nur eines von einzelnen oder wenigen ErzieherInnen, verlor in den 1980er- und mehr noch in den 1990er-Jahren seine aus zu großer Nähe entstehende Brisanz, und andere, zum Teil gegenteilige Akzentuierungen, zum Beispiel die mangelnde Fähigkeit und Bereitschaft von ErzieherInnen, sich überhaupt auf die pädagogische Beziehung mit Kindern und Jugendlichen einzulassen, oder die fehlende Fähigkeit, mit einem offenen, möglichst vorurteilslosen pädagogischen Blick auch »schwierigen« Jugendlichen zu begegnen, traten an seine Stelle. Deutlich ist, und in der Rückschau noch mehr als in den Turbulenzen der antiautoritären Revolte, dass junge PädagogInnen, die zu dieser Revolte gehörten oder sich an ihren Theorien und Praxen zu orientieren suchten, in mancher Hinsicht, auch in sexueller, stärker gefährdet waren als die, die ihnen in den späteren Jahrzehnten bis heute folgten, die sich aber auch, wie jene, für die Bedürfnisse, Interessen und Rechte der ihnen anvertrauten Kinder und Jugendlichen aus einem liberalen bis linken Verständnis von Erziehung heraus engagieren.

Die Vermutung ist naheliegend, dass diese Phänomene des »Zeit-Geistes« es dessen Protagonisten, wie G. Becker einer war, leichter machte, in einer pädagogischen Einrichtung, die sich der gesellschaftlichen Bewegung, die diesen »Zeit-Geist« prägte, verbunden fühlte, auf spezifische Weise »geschützt« zu werden. Auch dieser Kontext – die »sexuelle Revolution« der 68er – gehört zu den Bedingungen des Ver-Schweigens der sexualisierten und sexuellen Gewalt in pädagogischen Einrichtungen, um deren Darstellung und Analyse es in diesem großen Kapitel geht, besonders um die Herausarbeitung der institutionsspezifischen Unterschiede der Bedingungen und Strategien dieses Ver-Schweigens.

Noch einmal: Sprechen über sexuelle Gewalt

Ich will dieses Kapitel abschließen mit weiteren Überlegungen zur Funktion der Sprache – hier der Sprache des »Ver-Schweigens«. Gibt es ein angemessenes Vokabular für das Sprechen/Reden über sexuelle Gewalt? Die Versuche, die sexuelle Gewalt zur Sprache zu bringen, werden übertönt von einer Rhetorik der Beschwichtigung. Die Bezeichnung der sexuellen Gewalttaten als »Übergriffe«, »sich vergreifen«, »sich vergehen«, »Grenzüberschreitung«, »Ausrutscher«, »einmalige Untat«, »das, was hier geschehen ist«, oder einfach nur »das« oder »so etwas« – die Reihe ließe sich fortsetzen – gehören zum Vokabular der Beschwichtigung, Verharmlosung und Neutralisierung.

Segmentierungen des Sprechens, die Vereinseitigung bestimmter Aspekte der sexuellen Gewalt, die Ausblendung anderer, ermöglichen eine beschwichtigende Sortierbarkeit des Themas. Die Tendenz, das Bedrohliche einer Situation, das Schreckliche einer Tat sprachlich zu verharmlosen, ist, bezogen auf sexualisierte und sexuelle Gewalt, besonders ausgeprägt. Diese Tendenz wird sichtbar in diversen Figurationen sprachlichen Ausweichens und Beschwichtigens. Für die von der konkreten sexuellen Gewalt, den Praktiken, mit denen sie ausgeübt wird, ausgehende individuelle und gesellschaftliche Beunruhigung werden mildernde sprachliche Ausdrucksformen gefunden. Das Sprechen über sexuelle Gewalt ist oft von Ignoranz oder Gleichgültigkeit gegenüber dem Leiden und dem Weiter-Leiden der Opfer bestimmt.

Es kann ritualisierte Formen (formelhafte Sprachregelungen des Bedauerns und Entschuldigens zum Beispiel) annehmen oder auch einfach nur von sprachlicher Hilflosigkeit geprägt sein: Es handelt sich um eingefahrene Diskurse der Gewalt, die den Blick auf das Opfer verstellen. Eine Sprache, die dem tatsächlichen Geschehen und dem Erleben sexueller Gewalt gerecht werden soll, muss eine Sprache ohne jede Beschwichtigung, Verharmlosung, Neutralisierung und Legitimationsabsichten sein.

Sie zu versuchen und über lange Strecken (zum Beispiel auf den vielen Seiten dieses Buches) durchzuhalten, ist mühsam, auch ermüdend und für HörerInnen und LeserInnen sicherlich eine Zumutung. Die spüre ich während des Schreibens dieses Textes immer wieder selbst, wenn mir statt der nicht verharmlosenden Worte *sexualisierte und sexuelle Gewalt* in einem oft verwendeten Satz wie: »Die von Pädagogen in pädagogischen Einrichtungen an Kindern und Jugendlichen verübte sexuelle Gewalt« die bequeme, aber verharmlosende Wendung: »der sexuelle Missbrauch in pädagogischen Einrichtungen« in die »Feder« rutschen will. Das Bestehen auf der »angemessenen« Sprache führt zu einem Verlust sprachlicher Lockerheit und kann einen verbissenen, geradezu fundamentalistischen Zug annehmen. Der sprachliche Zwang, den ich mir im Schreiben über *sexuelle Gewalt* antun muss, ist ein Hinweis auf diese Gefahr. Aber gibt es einen Ausweg?

Ich glaube nicht, dass das Sprechen/Reden über sexualisierte und sexuelle Gewalt ohne sprachliche Zu-Mutungen möglich ist, weil sie selbst, über die gesprochen wird und gesprochen werden muss, eine ungeheuerliche Zu-Mutung ist.

Dennoch – ich bitte die LeserInnen, die mir bis hierher gefolgt sind, für diese Zu-Mutung um Verzeihung. Die drei Frauen, die diesen Text von Tonbandkassetten, auf die ich ihn gesprochen habe, abgeschrieben haben, mussten diese sprachlichen Zumutungen, die über den Kopfhörer unmittelbar auf sie eindrangen, aushalten und ertragen. Ich will ihnen an dieser Stelle – und nicht, wie sonst üblich in einem Vor- oder Nachwort mit einer Floskel – dafür danken.

Was tun? – Nachdenken über den Schutz von Kindern und Jugendlichen vor sexualisierter und sexueller Gewalt in pädagogischen Einrichtungen

Die in den vorangegangenen Kapiteln durchgeführte Analyse hat schon viele Hinweise zur Beantwortung dieser Frage gegeben. Es geht in diesem Schlusskapitel nicht um alle Orte, an denen Kinder und Jugendliche der Gefahr ausgesetzt sein können, Opfer sexueller Gewalt, vor allem durch erwachsene Täter und Täterinnen zu werden, sondern um pädagogische Einrichtungen, in denen sie längere Zeit über Tag und Nacht leben. Das sind Heime der Jugendhilfe und Internatsschulen in unterschiedlicher Trägerschaft, aber auch Institutionen, die, wie das Canisius-Kolleg in Berlin, neben dem Unterricht in der Schule aktiv außerschulische Kinder- und Jugendarbeit betreiben und zu diesem Zweck besondere Räume (Clubräume, Freizeitheime etc.) und Häuser (Jugend- und Ferienhäuser) unterhalten und in denen die LehrerInnen gleichzeitig schul- und sozialpädagogische Aufgaben in dieser spezifischen Verbindung von Schule und Jugendarbeit haben.

In der aktuellen Diskussion wird immer wieder darauf hingewiesen, dass der »eigentliche« Ort der sexuellen Gewalt gegen Kinder und Jugendliche die Familie sei und die Erfahrung mit der Prävention dieser »häuslichen Gewalt« für den Schutz der Mädchen und Jungen in pädagogischen Einrichtungen genutzt werden könnte. Abgesehen davon, dass ich diesen schon stereotypen Verweis auf die sexuelle Gewalt in Familien für ein Entlastungsargument halte, bin ich der Auffassung, dass die auf diesen »Ort« konzentrierte Prävention nur bedingt auf pädagogische Einrichtungen übertragen werden kann. Zu verschieden sind die »Gelegenheitsstrukturen« für potenzielle TäterInnen, die Situationen, in denen die sexuelle Gewalt verübt wird, und die Täterinnen und Täter selbst. Die Familie ist der grundrechtlich – zu Recht – höchst geschützte private Raum der allermeisten BürgerInnen dieser Gesellschaft, unabhängig von ihrem Alter.

Die nach einem öffentlich-rechtlichen Genehmigungsverfahren errichteten Internatsschulen und die stationären Einrichtungen der Kinder- und Jugendhilfe unterliegen der Kontrolle durch staatliche Aufsichtsorgane und haben eine fortwährende Rechenschaftspflicht bezogen auf ihr pädagogisches, wirtschaftliches und politisches Handeln. Zum Beispiel dürfen sie mit ihrer Ausrichtung und ihrer Praxis nicht gegen die Prinzipien der »freiheitlich demokratischen Grundordnung« verstoßen. Väter, Mütter und andere Personen des sozialen Nah-Raums der Kinder und Jugendlichen sind keine ausgebildeten professionellen ErzieherInnen oder LehrerInnen, und wenn, sind sie es erst in zweiter Linie, denn natürlich wirken sich die Ausbildung und die Berufsarbeit professioneller PädagogInnen auch auf die Erziehung ihrer eigenen Kinder in der einen oder anderen Weise aus. Eltern werden für die Versorgung, die Pflege und Erziehung »ihrer Kinder« zwar aus Steuergeldern unterstützt, aber nicht dafür bezahlt. Sie bilden mit ihren Kindern eine quasi »natürliche Gemeinschaft« (die »natürlich« auch eine gesellschaftlich geprägte ist) und handeln nicht im Auftrag eines staatlichen, kirchlichen oder sonstigen Arbeit- und Auftraggebers. Sie unterstehen auch nicht, wie alle professionell Erziehenden, einer gesetzlich geregelten Fach- und Dienstaufsicht. Die familiäre Arbeitsteilung zwischen Müttern und Vätern oder anderen privat für die Kinder Verantwortlichen ist deren eigene Angelegenheit. Die spielt bezogen auf ihre dominanten Formen in den öffentlichen Geschlechterdiskursen zwar eine bedeutende Rolle, und es kann in sie hinein-geredet, aber nicht hinein-regiert werden.

Einschränkungen dieser Freiheit zur Gestaltung des familiären Zusammenlebens von Erwachsenen und Heranwachsenden, vor allem bezogen auf das »Erziehungsrecht« der Eltern, können sich allerdings aus demselben Artikel des Grundgesetzes ergeben, der den Eltern dieses Recht garantiert. Artikel 6, Absatz 2 des Grundgesetzes verbindet nämlich das Erziehungsrecht der Eltern mit »der zuvorderst ihnen obliegenden Pflicht«, ihre Kinder zu erziehen. Nach Artikel 6, Absatz 2, Satz 1 des Grundgesetzes haben sie eine Erziehungsverantwortung, über deren Verwirklichung die »staatliche Gemeinschaft«

mit dem sogenannten »staatlichen Wächteramt« (Artikel 6, Absatz 2, Satz 2) zu wachen hat. Für die Kinder und Jugendlichen ergibt sich daraus ein Anspruch auf staatlichen Schutz, wenn ihr Wohl in der Familie ernsthaft gefährdet ist. Durch den tragischen Tod des kleinen Kevin in Bremen und ähnliche »Fälle« von Kindesvernachlässigung und -misshandlung, zum Teil mit tödlichem Ausgang, ist der »Schutz des Kindes«, der zu den genuinen Aufgaben der Jugendämter gehört, die das »staatliche Wächteramt« konkret ausführen müssen, wieder verstärkt in die öffentliche Berichterstattung und Diskussion gekommen. Elternrecht, Rechte des Kindes und die staatliche Verantwortung für das Wohlergehen des Kindes, die sich alle aus Artikel 6 des Grundgesetzes ergeben, befinden sich in einem Spannungsverhältnis, das in jedem einzelnen Fall von Kindeswohlgefährdung sorgsam und sensibel austariert werden muss.

Sexuelle Gewalt gegen Kinder ist, darüber gibt es vielleicht den breitesten gesellschaftlichen Konsens überhaupt, die stärkste Bedrohung und Verletzung des Wohls, die Kindern und Jugendlichen einerseits in Familien und andererseits in pädagogischen Einrichtungen wie in Heimen und Internaten zugefügt werden kann.

Die kurze Gegenüberstellung der unterschiedlichen Strukturen und Rahmenbedingungen des Aufwachsens von Kindern und Jugendlichen in Familien und in pädagogischen Einrichtungen hat gezeigt, dass sich daraus weitreichende Konsequenzen für den Schutz der Kinder und Jugendlichen ergeben. Nach dieser grundsätzlichen Unterscheidung zwischen Gefährdungen und Gefahren in Familien und solchen in pädagogischen Einrichtungen müssen weitere Unterscheidungen zwischen den in der Regel stark divergierenden Erziehungskonzeptionen pädagogischer Einrichtungen in unterschiedlicher Trägerschaft vorgenommen werden. Das haben die Vergleiche zwischen Internatsschulen katholischer Orden und reformpädagogischen Landerziehungsheimen in diesem Buch gezeigt. Verlassen wir also die Familie und wenden uns den verschiedenen »Typen« pädagogischer Einrichtungen zu, um die es in diesem Buch geht.

Bevor wir aber die für eine wirksame Prävention in pädagogischen Einrichtungen wichtigen unterschiedlichen Bedingungen betrachten (natürlich gibt es auch einige gemeinsame), will ich kurz auf die Gefahren hinweisen, die mit dem »Präventionsdenken« auch verbunden sind. Wer Prävention sagt, muss Gefahr denken. Bezogen auf sexualisierte und sexuelle Gewalt ist dieser Zusammenhang nicht nur der Ausgangspunkt, er ist auch unauflöslich. Aber immer, wenn PädagogInnen, Kinder und Jugendliche und die Orte, an denen sie sich aufhalten, primär unter dem Gesichtspunkt der ihnen drohenden Gefährdungen und Gefahren betrachten, droht die Gefahr, dass sie die ihnen im weitesten Sinne zur Bildung und Förderung Anvertrauten primär als »Gefährdete« sehen und die pädagogische Praxis sich immer mehr auf den Schutz der Kinder und Jugendlichen vor allen möglichen Gefahren reduziert. Dabei kann den Erziehenden der »offene Blick« auf die zu Erziehenden leicht verloren gehen. Angst vor Gefahren, die den Kindern und Jugendlichen drohen könnten, ist aber ein sehr problematisches Motiv für erzieherisches Handeln. Die einschränkenden und bei manchen Menschen ein Leben lang ihre Teilhabe reduzierenden Wirkungen einer präventiven Angst-Pädagogik sind wahrscheinlich jedem Aufmerksamen aus seinem sozialen Umfeld bekannt. In der Literatur ist die »Über-Besorgtheit« von Eltern ein altes Motiv. In der Fachliteratur, vor allem in den letzten zehn Jahren, in denen die »gefährdete Jugend« zu einem Hauptgegenstand der Sozialberichterstattung geworden ist, sind die negativen Wirkungen der Dominanz des Präventionsdenkens zu einem Dauerthema geworden. Denken wir nur an die immerwährenden Reiz-Themen wie: »Jugend und Gewalt«, »Jugend und Medien«, »Jugend und Drogen«, »Jugend und Kriminalität«, »Jugend und Arbeitslosigkeit«, »Jugend und Bildungsdefizite«, »Jugendliche mit Migrationshintergrund« und an die populären Dramatisierungen des Neuköllner Bürgermeisters Buschkowsky, der seinen Berliner Stadtbezirk zu einem Ort allgegenwärtiger Gefahren und Gefährdungen für und durch Kinder und Jugendliche stilisiert. Und zu dem allen nun auch noch Kinder und Jugendliche als potenzielle Opfer sexueller Gewalt in pädagogischen Einrichtungen. Dem aufmerksamen Beobachter fällt auf, dass die ständige Betonung existenzieller Gefahren und der Ruf nach Präventionsprojekten, die den Schutz und die Beseitigung dieser Gefahren leisten sollen – und ihn auch bereitwillig versprechen –, ein ökonomisch scheinbar rationales Motiv haben: Je dramatischer die drohende Gefahr geschildert, besser: beschworen wird, desto größer die Chance, politischen Handlungsdruck zu erzeugen und auf diesem Wege öffentliche Gelder »locker zu machen«, um damit – ganz normale und eigentlich selbstverständliche schulische und außerschulische Bildung von Kindern und Jugendlichen finanzieren zu können, denen in den »regulären« Etats immer weniger Geld zur Verfügung gestellt wird, weil die öffentlichen Kassen angeblich leer sind. (Angeblich – weil aller möglicher Unfug immerzu finanziert werden kann).

Ein Beispiel für dramatisierende Präventionsargumentationen: Als in Berlin-Neukölln vor einiger Zeit ein Jugendfreizeitheim mit vorwiegend arabischstämmigen jugendlichen BesucherInnen aus finanziellen Gründen geschlossen werden sollte, argumentierte der diese Einrichtung leitende Sozialpädagoge in Zeitungsinterviews, dass seine der Prävention des islamistischen Terrorismus dienende Einrichtung ausgerechnet in Zeiten allgegenwärtiger Bedrohungen durch solchen Terrorismus geschlossen werden soll. Die Gesellschaft werde das noch bedauern. Dieser Jugendarbeiter glaubte, ein wichtiges Argument zur Rettung seines Jugendfreizeitheimes gefunden zu haben, indem er eine ganz normale und wahrscheinlich auch engagierte Jugendarbeit machte und aus guten Gründen weiter machen wollte. Er merkte nicht, dass er mit seiner Argumentation die Jungen und Mädchen, die sich dort trafen, in Bausch und Bogen zu potenziellen TerroristInnen erklärte und sie, die ohnehin unter Diskriminierung zu leiden haben, weiter stigmatisierte. »Dramatisierungsgewinner« nennen kritische KriminologInnen und SozialpädagogInnen solche »Präventionsexperten«.

Ein großer Teil der jetzt diskutierten Vorschläge zur Prävention sexueller Gewalt fordert »Maßnahmen«, die eigentlich ganz unabhängig von den aktuell aufgedeckten »Fällen« zu den professionellen Selbstverständlichkeiten zeitgemäßer Schul- und Sozialpädagogik gehören sollten. Zum Beispiel die Berücksichtigung seit langem erkannter Erkenntnisse und Methoden der Sexualpädagogik im Studium und der Berufsausbildung zukünftiger LehrererInnen, SozialpädagogInnen und SozialarbeiterInnen und in der pädagogischen Praxis der Einrichtungen, in denen Kinder und Jugendliche leben, erzogen und ausgebildet werden. Wenn diese längst überfälligen »Verbesserungen« jetzt primär unter dem Gesichtspunkt der Gefahrenabwehr, also des Schutzes vor sexueller Gewalt eingeführt werden, kann es leicht geschehen, dass Sexualität, ohne das zu wollen, als etwas Gefährliches, Bedrohliches, Unheimliches und Unbeherrschbares erscheint und nicht, was sie doch vor allem sein sollte, als eine Quelle von Lebensfreude, Lust, starken sinnlichen Erfahrungen – kurz der Lebensqualität, die in Selbstbestimmung und Achtung vor dem anderen gelebt werden sollte.

Die aus Angst geborene Prävention sexueller Gewalt könnte gerade in dem pädagogischen Verhältnis von Erziehenden und zu Erziehenden, darauf wurde oben schon hingewiesen, verheerende Folgen haben, wenn die in diesem Verhältnis notwendige körperliche Nähe – die je nach Alter, Geschlecht, Situation, um nur einige Stichworte für die Gestaltung der Nähe zu nennen, variieren muss – zugunsten einer Sicherheitsdistanz diskreditiert und aufgegeben würde. Und dies nicht etwa zum Schutz der Kinder und Jugendlichen, sondern zum Selbstschutz der PädagogInnen vor heimlichen oder öffentlichen Verdächtigungen auf pädosexuelle Neigungen. Eine Prävention sexueller Gewalt in den Einrichtungen, die den »pädagogischen Bezug«, wie ihn die Reformpädagogik in theoretischer und praktischer Kritik an der Wilhelminischen Kasernenhof-Pädagogik und an der Schule als reiner Stoffvermittlungsanstalt entwickelt hat, zerstören würde, wäre im höchsten Maße kontraproduktiv und würde den mit ihr angestrebten Schutz der Kinder und Jugendlichen vor sexualisierter und sexueller Gewalt eher schwächen als verbessern.[1] Ein aktuelles Beispiel für

---

1 Vgl. zur Präventionsdebatte: Kappeler, Manfred: Vom Sozialstaat zum Präventionsstaat. In: Widersprüche – Zeitschrift für sozialistische Politik im Bildungs-, Gesundheits- und Sozialbereich. Heft 96, 2006

solche kontraproduktiven Wirkungen ist der durch die spektakulären »Fälle« von Kindesvernachlässigung und -misshandlung bewirkte zunehmende öffentliche und politische Druck, der die Tätigkeit der Jugendämter mehr und mehr auf den Kinderschutz fokussiert. Dem werden personelle und finanzielle Ressourcen für andere wichtige, nicht eingriffsorientierte Aufgaben geopfert, wie zum Beispiel die Kinder- und Jugendarbeit und die Familienbildung, die in einem ganz anderen, integrierten Sinne präventive Wirkungen entfalten können.[2]

Durch die Konzentration auf das »Wächteramt« in Form eines sogenannten »Frühwarnsystems« und durch schnelle »Herausnahmen« aus Familien und »In-Obhut-Nahmen« in Kinderschutzstellen und Einrichtungen der Kinder-Nothilfe bekommen die Jugendämter wieder das längst überwunden geglaubte Image des »Kinderklaus« und der »kontrollierenden Fürsorge«, zulasten des Ansehens einer partnerschaftlichen und partizipativen Institution der sozialen Infrastruktur, die unterstützende Angebote für die unterschiedlichsten Lebenslagen und Konfliktsituationen für Familien und deren minderjährige Kinder anbietet, wie es eigentlich dem »Geist« des jetzt geltenden Kinder- und Jugendhilferechts entspricht. Auf einem langen Weg der Reformen mühsam erworbenes Vertrauen droht unter dem durch dramatisierende Verallgemeinerungen entstandenen jugendpolitischen Handlungsdruck wieder verloren zu gehen.

Aus diesen warnenden Vorbemerkungen folgt, dass es sich bei der eigentlichen Prävention um konkrete, auf die Verhinderung bzw. die Vorbeugung sexualisierter und sexueller Gewalt bezogene Initiativen handeln muss und die sowieso zu einem positiven Aufwachsen von Kindern und Jugendlichen in dieser Gesellschaft gehörenden Initiativen davon getrennt werden, um nicht mit dem ausschließlich an Gefahren und Gefährdungen gebundenen Präventionsbegriff belastet zu werden.

---

2 Vgl. dazu: Widersprüche – Zeitschrift für sozialistische Politik im Bildungs-, Gesundheits- und Sozialbereich. Heft 109, 2008: »Euch werden wir helfen!« – Kinderschutz zwischen Hilfe und Kontrolle

Diese Differenzierung sollte beim Nachdenken über Möglichkeiten der Prävention sexualisierter und sexueller Gewalt, auch wenn sie im Einzelfall nicht methodisch rein durchgeführt werden kann, immer mitschwingen. Und noch etwas sollte nie vergessen werden: Das Versprechen, dass Prävention immer gelingen wird, das leider viel zu oft von den Präventeuren abgegeben wird, ist unseriös und fahrlässig. Das fällt bei jedem einzelnen »Scheitern« auf die Präventeure zurück und verstärkt die ohnehin latent immer vorhandene Bereitschaft, mit drakonischen »Maßnahmen« dort einzugreifen, wo nur der »lange Atem« mittelfristig mentale und institutionelle Veränderungen bringen kann.

Der Schwerpunkt der Prävention sollte meines Erachtens auf Veränderungen bzw. Verbesserungen der Strukturen pädagogischer Einrichtungen gelegt werden. In den Präventionskonzepten der 1980er- und 1990er-Jahre, mit denen auf die sexuelle Gewalt in Familien und im sozialen Nah-Raum reagiert wurde, stand das »Stark-Machen« der Kinder und Jugendlichen im Mittelpunkt. Sie sollten mit sensiblen, ihre Schamgrenzen und altersgemäßen Verstehensmöglichkeiten achtenden Methoden bewegt werden, sexuell motivierte Annäherungsversuche von Erwachsenen zu erkennen und deutlich zurückzuweisen, darüber mit anderen Personen ihres Vertrauens zu sprechen und in akuten Notsituationen, sofern überhaupt möglich, um Hilfe zu schreien. Es liegt auf der Hand, wie begrenzt die Möglichkeiten der Kinder und Jugendlichen sind, sich in ihren Verstrickungen und Abhängigkeiten mit bzw. von ihnen Nahestehenden oder gar vertrauten Personen aus der Familie oder deren Freundeskreis selbst vor sexueller Gewalt durch solche Personen zu schützen. Dieses Stark-Machen und Sensibilisieren ist wichtig, aber es würde als primärer Ansatz die Hauptlast und die Verantwortung letztlich dem Schwächsten aufbürden, den potenziellen Opfern, und bei ihnen möglicherweise sogar Versagens- und Schuldgefühle erzeugen, wenn ihnen die Selbst-Befreiung aus der Gewalt des Täters oder der Täterin nicht gelingt.

Die Leiterin und Gründerin der Beratungsstelle »Zartbitter« in Köln, Ursula Enders, sagt nach jahrelangen Erfahrungen mit diesem Präventionsansatz: »Wir können von Kindern nicht nur verlangen, nein zu sagen, oder ihnen zeigen, wie sie sich wehren können. Denn damit überlassen wir den Kindern die Verantwortung für ihren Schutz.«[3] In Erkenntnis dieser Problematik wird seit Langem versucht, ErzieherInnen in Kindertagesstätten und ähnlichen Einrichtungen, LehrerInnen und ÄrztInnen für Anzeichen sexueller Gewalt bei Kindern zu sensibilisieren, um bei begründetem Verdacht das Jugendamt einzuschalten. » Jedes betroffene Kind gibt Hinweise«, so Ursula Enders. » Das Entscheidende ist, dass wir Erwachsene lernen zuzuhören.« Das ist ein notwendiges, aber auch immer prekäres Vorgehen, weil die Beurteilungen solcher vom Kind ausgehenden oder an ihm festgestellten Hinweise ein großes Unsicherheitsrisiko enthalten, das zu unbegründetem Verdacht und Eingreifen führen kann. Die Aufregung über den »Missbrauch des Missbrauchs« wird manchen LeserInnen noch in Erinnerung sein. Erst vor kurzem entschied das Oberlandesgericht Frankfurt, dass eine Psychotherapeutin einem Sozialpädagogen Entschädigung leisten muss, weil sie ihn, nach Meinung des Gerichts, zu Unrecht verdächtig hatte, ein Kind, das bei ihr in Behandlung war, sexuell »missbraucht« zu haben. Sie hatte ihren Verdacht dem Arbeitgeber des Pädagogen mitgeteilt, der daraufhin sofort gekündigt wurde. Die Meldung des Verdachtes an die für die Aufklärung sexueller Gewalt zuständigen Behörden wie Jugendamt, Polizei und Staatsanwaltschaft hält das OLG Frankfurt für zulässig. Die Meldung des Verdachtes an den Arbeitgeber vor dem Abschluss des gegen den Sozialpädagogen eingeleiteten Ermittlungsverfahrens sei aber eine Verletzung des allgemeinen Persönlichkeitsrechtes des Beschuldigten gewesen. Die Psychotherapeutin habe »einen unnötig großen Personenkreis über ihren Verdacht unterrichtet«. Dieser Verdacht habe als unberechtigt zu gelten, weil das Ermittlungsverfahren gegen den Pädagogen eingestellt worden sei.[4]

---

3 Spiewak/Otto 2010

4 OLG Frankfurt a.M. vom 19.05.2010 – 1 U49/09 und Pressemitteilung des OLG Frankfurt vom 20.05.2010

Zu den im aktuellen Diskurs geforderten Meldungen bei Verdacht auf sexuelle Gewalt äußern sich erfahrene BeraterInnen eher skeptisch. Christine Raupp von »Wildwasser Wiesbaden« sagte zu dieser Forderung: »Wenn Betroffene fürchten müssten, dass jeder, an den sie sich hilfesuchend wenden, sofort anzeigen würde, ob sie das wollen oder nicht, dann würden noch weniger Betroffene sich trauen, Hilfe und Unterstützung zu suchen – die Kinder und Jugendlichen blieben erst recht in ihrer Verzweiflung und Isolation allein. Außerdem zeigen meine Erfahrungen: Vor Gericht wird den Kindern häufig kaum geglaubt. Je kleiner sie sind, desto weniger. Und Müttern von betroffenen Kindern, wenn sich die Kinder denn zuvor anvertraut haben, glaubt man häufig noch weniger. So lange Gerichte nicht wertschätzend, achtsam und schützend mit Betroffenen umgehen und diese befürchten müssen, dass man ihnen nicht glaubt, dass sie wieder gedemütigt werden, dass ihnen die Schuld gegeben wird, wird sich das Anzeigeverhalten nicht verändern.« Die Strafverfolgung habe nichts mit dem Schutz von Kindern zu tun, so Raupp, sondern diene der Aufklärung einer Straftat. Eine Anzeige sei nur sinnvoll, »wenn ein Kind geschützt, gut seelisch unterstützt und in Sicherheit [vor dem möglichen Täter, M.K.] lebt […] und das Kind willens und in der Lage ist, einen Prozess durchzustehen«. Raupp kritisierte den hessischen Justizminister, der Betroffene aufgefordert hatte, sich an die Staatsanwaltschaft zu wenden »ohne dazuzusagen, dass dies eine Anzeige bedeutet und dort keine psychosoziale Beratung stattfinden kann«. Auch den Richtern und Richterinnen fehle es an »Hintergrundwissen, um richtige und sachlich begründete Entscheidungen zu treffen.« Die Gutachten, auf die sich die Gerichte bei ihrer Entscheidungsfindung stützen müssten, seien in der Regel nicht hinreichend qualifiziert, weil die Gutachter keine entsprechende Ausbildung hätten. Diese Strafverfahren seien für die Opfer sexueller Gewalt oft sehr verletzend, und mit den daraus resultierenden Folgen müssten sich dann wieder die Beratungsstellen befassen. Raupp fordert eine qualifizierte Ausbildung von FamilienrichterInnen, StrafrichterInnen und GutachterInnen, von denen man erwarten müsse, dass sie die Folgen von Traumatisierungen kennen und auch entwicklungspsychologisch einschätzen können. Diese Erfahrungen legen nahe, das mit der Aufklärung von Straftaten gegen die sexuelle Selbstbestimmung betraute polizeiliche und juristische Personal in die Präventionsbemühungen einzubeziehen.[5]

Zurück zu den Kindertagesstätten und anderen Einrichtungen der Kinder- und Jugendhilfe. Am 1. Oktober 2005 trat der in das Kinder- und Jugendhilfegesetz (SGB VIII) eingefügte Paragraf 8a »Schutzauftrag bei Kindeswohlgefährdung« in Kraft, der den öffentlichen Träger der Jugendhilfe verpflichtet, »mit den Trägern von Einrichtungen und Diensten«, die mit Leistungen der Kinder- und Jugendhilfe beauftragt werden, Vereinbarungen abzuschließen, die sicherstellen sollen, »dass deren Fachkräfte den Schutzauftrag«, den die Jugendhilfe aufgrund ihres »staatlichen Wächteramtes« hat, wahrnehmen zu können. Dieser Schutzauftrag wird in Absatz 1 des Paragrafen 8a definiert: »Werden dem Jugendamt gewichtige Anhaltspunkte für die Gefährdung des Wohles eines Kindes oder Jugendlichen bekannt, so hat es das Gefährdungsrisiko im Zusammenwirken mehrerer Fachkräfte abzuschätzen.« Mit der Unterzeichnung der »Vereinbarung« verpflichten sich die Träger von Jugendhilfe-Einrichtungen, dafür zu sorgen, dass »bei der Abschätzung des Gefährdungsrisikos« erfahrene Fachkräfte beteiligt werden. In diesem Paragrafen geht es darum, die Träger von Jugendhilfeeinrichtungen zu zwingen, ihre MitarbeiterInnen für die Erkennung eines »Gefährdungsrisikos« zu qualifizieren, das den Kindern und Jugendlichen nicht in der Einrichtung selbst, sondern von außenstehenden Dritten droht. Hier geht es aber um die Prävention sexueller Gewalt in pädagogischen Einrichtungen, also um die Mitarbeiter und Mitarbeiterinnen dieser Einrichtungen selbst. Kindertagesstätten, Heime, Internate und andere pädagogische Einrichtungen sind »Orte«, an die es Menschen mit pädosexuellen »Neigungen« zieht, weil sie sich dort gezielt das Zutrauen von Kindern »erschleichen« können, das sie brauchen, um ihre Opfer gefügig und stumm zu

---

5 Interview von HR-online mit Christine Raupp am 08.04.2010. In: http://www.HR-online.de

machen. Die Kinder und die pädagogischen Einrichtungen selbst vor solchen potenziellen Tätern zu schützen, ist eine genuine Aufgabe von Prävention. Aber wie kann das geschehen? Das in der aktuellen Diskussion vorgeschlagene »erweiterte polizeiliche Führungszeugnis« ist bereits durch den Paragrafen 72a »Persönliche Eignung« des Kinder- und Jugendhilfegesetzes für alle Träger der öffentlichen Jugendhilfe obligatorisch gemacht worden.[6]

Dieser Paragraf und auch seine mögliche Erweiterung bieten aber nur einen begrenzten Schutz vor der Einstellung bzw. Beschäftigung pädosexueller TäterInnen, weil er nur Hinweise auf rechtskräftig wegen sexueller Gewalt – auch »geringfügiger« Art – Verurteilte geben kann. Keiner der in den Aufdeckungen sexueller Gewalt in Internaten in jüngster Zeit namhaft gemachten Täter ist je verurteilt worden und die wenigen Ermittlungsverfahren, die es gegeben hat, wurden mit dem Hinweis auf die Verjährung der ihnen zur Last gelegten Straftaten schon eingestellt, bevor sie wirklich eröffnet wurden. Das Gleiche gilt für die zahlenmäßig weitaus umfangreicheren Straftaten an Kindern und Jugendlichen in Heimen der Jugendhilfe, die, als sie noch strafrechtlich hätten geahndet werden können, vertuscht und verschwiegen oder gar nicht als Straftaten bewertet wurden, vor allem wenn es sich um Täterinnen handelte.

Vorschläge für einen Schutz der Kinder und Jugendlichen vor sexueller Gewalt

Die pädagogischen Einrichtungen müssen also eigene Schutzmechanismen entwickeln. Die Verpflichtung dazu kann man aus den Paragrafen 8a und 72a des KJHG (Kinder- und Jugendhilfegesetz) durchaus

---

6 Paragraf 72a »Persönliche Eignung«: Die Träger der öffentlichen Jugendhilfe dürfen für die Wahrnehmung der Aufgaben in der Kinder- und Jugendhilfe keine Person beschäftigen oder vermitteln, die rechtskräftig wegen einer Straftat nach den Paragrafen 171, 174-174c, 176-180a, 181a, 182-184f., 225, 232-233a, 234, 235 oder 236 des Strafgesetzbuches verurteilt worden ist.

ableiten. Wenn die Träger pädagogischer Einrichtungen verpflichtet sind, dafür zu sorgen, dass die MitarbeiterInnen den Schutzauftrag wahrnehmen können, müssen sie auch dafür Sorge tragen, dass das »Gefährdungsrisiko« von keinem ihrer Mitarbeiter und keiner ihrer MitarbeiterInnen selbst ausgeht. Im Kontext der Kinderschutz-Debatte der letzten Jahre sind dazu, lange vor der aktuellen Diskussion über sexuelle Gewalt in pädagogischen Einrichtungen, Vorschläge und Verfahrensweisen entwickelt worden, die sich zwar auf alle Aspekte der Kindeswohlgefährdung beziehen, die sexuelle Gewalt gegen Kinder und Jugendliche aber immer mit einschließen. Sie könnten noch präzisiert werden, indem in ihnen die einzelnen Tatbestände der Vernachlässigung und Gewalt gegen Kinder und Jugendliche aufgeführt würden. Damit könnte auch die sexualisierte und sexuelle Gewalt deutlich hervorgehoben werden: z. B. in den »Leistungs-, Qualitätsentwicklungs- und Entgeltvereinbarungen« gem. Paragraf 78 des KJHG. Dabei handelt es sich um Rahmenverträge, die der öffentliche Träger mit den freien Trägern, Initiativen und Projekten der Jugendhilfe abschließt, zu deren Voraussetzungen unter anderem die Einhaltung der Verpflichtungen aus den Paragrafen 8a und 72a des Gesetzes gehören. Im Einzelnen handelt es sich um folgende Vorschläge, die als Verpflichtungen in die »Vereinbarungen« aufgenommen werden können. Dabei muss aber auch sichergestellt werden, dass der öffentliche Träger der Kinder-und Jugendhilfe sich selbst in den von ihm betriebenen pädagogischen Einrichtungen an diese Standards der Prävention sexueller Gewalt hält:

- Die Leitungen müssen zusammen mit den Fachkräften ihrer Einrichtung einen Verhaltenskodex für alle PädagogInnen und TherapeutInnen, aber auch für das Wirtschafts- und Verwaltungspersonal, mit dem die Kinder und Jugendlichen in Berührung kommen, entwickeln. Je nach der Art der Einrichtung können in einem solchen Verhaltenskodex spezielle Fragen geregelt werden, denn es ist nicht möglich, für alle Einrichtungen die gleichen Regeln aufzustellen. MitarbeiterInnen des Kinderschutzbundes Münster schlugen z. B. vor, für Kindertagesstätten in Zusammenarbeit mit den Eltern Regeln dafür zu entwickeln, wie kleine Kinder bei der Körperhygiene und beim Wickeln »angefasst werden dürfen«. Ein anderes Beispiel für einen solchen Verhaltenskodex könnte das Verbot privater Treffen in den Wohnungen von MitarbeiterInnen oder an anderen Orten und bei Initiativen sein, die mit der pädagogischen Arbeit nichts zu tun haben (kulturelle Veranstaltungen, kleine Ausflüge in der freien Zeit des Mitarbeiters bzw. der Mitarbeiterin etc.). Das bedeutet nicht, dass PädagogInnen den ihnen anvertrauten Kindern und Jugendlichen mit einer »professionellen Maske« begegnen sollen. Im Gegenteil: Sie müssen als individuelle Persönlichkeiten erkennbar werden. Sie müssen aber darauf achten, dass es zwischen dem »Dienstlichen« und dem »Privaten« keine unklaren Vermischungen gibt, und Grenzüberschreitungen von beiden Seiten vermeiden.

- Ursula Enders von »Zartbitter« schlägt vor, dass Kinder und Jugendliche bei ihrer Aufnahme in eine pädagogische Einrichtung über ihre Rechte informiert werden sollen. In den Hausordnungen, in denen traditionellerweise meistens nur von den Pflichten die Rede ist, sollte der Passus stehen, »dass niemand ihre Gefühle verletzen und ihnen Angst machen darf«.
- Eine der strukturellen Ursachen für sexualisierte und sexuelle Gewalt in pädagogischen Einrichtungen ist ihre »Geschlossenheit«. Das gilt ganz besonders für Internatsschulen und Heime, die als »pädagogische Provinz« konzipiert sind und bewusst abseits der sozial-kulturellen und wirtschaftlichen Zentren – in der »freien Natur« – angesiedelt worden sind. Alle pädagogischen Einrichtungen, in denen Kinder und Jugendliche längere Zeiten des Tages oder über Tag und Nacht leben, müssen verpflichtet werden, ein »unabhängiges Beschwerdemanagement« zu installieren. Dabei ist es nicht einfach damit getan, dass am »schwarzen Brett« der Name und die Telefonnummer eines »Ansprechpartners von außen« hängt, versehen mit der Aufforderung an die Kinder und Jugendlichen, sich »bei Bedarf« an diesen Menschen zu wenden. Vielmehr müssen solche von der Institution in jeder Hinsicht unabhängigen

Frauen und Männer – und es sollten immer beide Geschlechter für diese Aufgabe zur Verfügung stehen – in regelmäßigen Abständen die Einrichtung besuchen, um sich den Kindern und Jugendlichen bekannt zu machen, ihnen den Sinn ihrer Funktion zu vermitteln und vor allen Dingen ihr Vertrauen erwerben zu können. Eine gute Voraussetzung dafür ist die Übernahme solcher »Ombudschaften« durch Erwachsene, die als Kinder oder Jugendliche selbst in einer solchen Einrichtung gelebt haben, besonders, wenn es sich, wie in der Heimerziehung noch relativ häufig, um dieselbe Einrichtung handelt. Diese Personen müssten von der Institution, der sie sich als »unabhängige Beschwerdestelle« zu Verfügung stellen, mit allen erforderlichen Mitteln für ihre Arbeit ausgestattet werden: Dazu gehören ein Raum in der Einrichtung, ein Telefon bzw. Handy, das als »Hotline« programmiert ist, die Sicherstellung, dass dieses Telefon von den Kindern und Jugendlichen jederzeit angewählt werden kann. Wichtig ist auch die Möglichkeit für solche, meist ehrenamtlich arbeitende Personen, an Supervision, Fortbildung und Erfahrungsaustausch mit anderen Menschen in ähnlichen Funktionen teilnehmen zu können.

In den stationären Jugendhilfeeinrichtungen auf dem Gelände der ehemaligen Bethel'schen Fürsorgeerziehungsanstalten in Freistatt bei Bremen und im Hannover'schen Stephansstift läuft seit zwei Jahren eine Initiative, die von den in diesen Einrichtung lebenden Kindern und Jugendlichen gut angenommen worden ist.[7]

Diese Form der Prävention ist darauf angewiesen, dass dem Vertrauensmann bzw. der Vertrauensfrau von der Leitung der Einrichtung mit Offenheit begegnet wird, dass ihm bzw. ihr vorbehaltlos zugehört wird und dass er bzw. sie sicher sein kann, dass die von den Kindern und Jugendlichen mitgeteilten Informationen, sofern sie deren Weitergabe an die Leitung der Einrichtung

---

7 Vgl. dazu: »Nie wieder darf Gewalt in Heimen passieren!«– In der Diakonie Freistadt ist das ehemalige Heimkind Wolfgang Rosenkötter Vertrauensmann für Jugendliche. Ein Interview von Bernd Frigge. In: Heimerziehung in den 50er- und 60er-Jahren 2010

zugestimmt haben, keine negativen Folgen haben werden, wie das in der Vergangenheit bei Versuchen von Kindern und Jugendlichen, sich bei Personen und Institutionen außerhalb der Einrichtung über erlittenes Unrecht zu beschweren, regelmäßig der Fall war. Ohne diese Sicherheit werden auch die Kinder und Jugendlichen von der Möglichkeit, sich an eine unabhängige Person ihres Vertrauens zu wenden, keinen Gebrauch machen.

- Darüber hinaus sollten Kinder und Jugendliche die Möglichkeit haben, sich mit ihren Beschwerden und Nöten auch an einen für sie zuständigen Mitarbeiter bzw. eine Mitarbeiterin des Jugendamtes zu wenden, das sie in die Einrichtung vermittelt hat. Sie sollten auch über die Aufgaben der Staatlichen Heimaufsicht und im Falle der Schule auch der Schulaufsicht informiert sein, um mit Fachkräften dieser Institutionen, die für die Beratung und Kontrolle dieses bestimmten Heimes oder dieser bestimmten Schule zuständig sind, Kontakt aufnehmen zu können. Das Gleiche gilt auch für die Personen (RichterInnen und VormünderInnen), die für sie zuständig sind, wenn diese an der Entscheidung über die Unterbringung in einer Jugendhilfeeinrichtung beteiligt waren.
- Seit einigen Jahren gibt es in Berlin den »Rechtshilfefonds Jugendhilfe e.V.«, eine unabhängige Beratungsstelle für Kinder, Jugendliche und Familien, die sich durch Entscheidungen und Maßnahmen von Jugendämtern in ihren Rechten beschnitten fühlen. Nach diesem Beispiel haben sich in der Bundesrepublik inzwischen mehrere ähnliche Initiativen gegründet, die miteinander vernetzt sind und zur Thematik des »unabhängigen Beschwerdemanagements« einen regelmäßigen Erfahrungsaustausch durchführen, ihre Erfahrungen publizieren und Fachveranstaltungen zum Thema organisieren. An diese Beratungsstellen können sich auch pädagogische Einrichtungen wenden, die Hilfe bei der Entwicklung unabhängiger Beschwerdemöglichkeiten für die ihnen anvertrauten Kinder und Jugendlichen benötigen.[8]

8 Siehe dazu: Fröde/Urban-Stahl 2010

- Von nicht zu überschätzender Bedeutung ist die regelmäßige Supervision der Fachkräfte in pädagogischen Einrichtungen, die vorzugsweise in der Form der Team- beziehungsweise Gruppensupervision von einem nicht zur Institution bzw. dem Träger der Einrichtung gehörenden Supervisor bzw. der Supervisorin durchgeführt wird. Die Teilnahme daran muss für die MitarbeiterInnen verpflichtend sein. Der Supervisor oder die Supervisorin sollte nach Möglichkeit eigene Erfahrungen in der pädagogischen Arbeit mit Kindern und Jugendlichen haben. Es gehört zu den Standards der Supervision sozialpädagogischer Fachkräfte, alle mit der Balance von Nähe und Distanz zusammenhängenden Fragen zu reflektieren, die, nach meiner Erfahrung, auch immer ein Hauptthema im Supervisionsprozess sind. In der Einrichtung muss mit allen Beteiligten geklärt werden, ob Vorgesetzte mit disziplinarischen Funktionen (HeimleiterInnen, FachdienstleiterInnen etc.) an der Supervision teilnehmen dürfen. Es muss auf jeden Fall sichergestellt sein, dass die in den Sitzungen mitgeteilten und erörterten Probleme einzelner MitarbeiterInnen keine Auswirkungen auf die Personalbeurteilung haben und der Supervisor von seinem Auftraggeber nicht gezwungen werden kann, Informationen aus der Supervision an Vorgesetzte und das Personalmanagement des Trägers weiterzugeben. Um diese Unabhängigkeit der Supervision hat es zwischen den verschiedenen »Schulen« einen langen Streit gegeben, der meines Erachtens aber inzwischen zugunsten der »Unabhängigkeit« der Supervision entschieden worden ist. Als der Berliner Jugendsenat, der meine Tätigkeit als Supervisor in verschiedenen staatlichen Jugendhilfeeinrichtungen Anfang der 1970er-Jahre bezahlte, mich zwingen wollte, der den Heimen vorgesetzten Behörde über die Inhalte der Supervision Bericht zu erstatten, haben sich die MitarbeiterInnen der von mir beratenen pädagogischen Einrichtungen mit der Androhung eines Streiks erfolgreich dagegen wehren können.

Als ich 1969 in einer Studienzentrale der evangelischen Kirche einen der ersten Supervisionslehrgänge in der Bundesrepublik konzipierte und durchführte, war ich fest davon überzeugt, dass diese professionelle Methode der Selbstreflexion sich in den kommenden Jahren in pädagogischen Einrichtungen und anderen Institutionen der Jugendhilfe und der sozialen Arbeit flächendeckend durchsetzen würde. Heute, 40 Jahre später, muss ich feststellen, dass wir von diesem Ziel sehr weit entfernt sind, ja sogar der in den 1980er- und 1990er-Jahren schon erreichte Stand nicht gehalten werden konnte. Das liegt vor allem daran, dass die Jugendhilfeträger unter dem enormen Einsparungsdruck durch die Haushaltspolitik der Länder und Kommunen alle Mittel, die nicht zum sogenannten Regelhaushalt gehören – und dazu zählen die Honorare für die Teilnahme an Supervision, Fort- und Weiterbildung –, als Einsparungsmöglichkeit betrachten und die Fachkräfte gezwungen sind, Supervision selbst zu bezahlen, wenn sie sie in Anspruch nehmen wollen. Eine verbindliche Teilnahme an Supervision ist aber nur möglich, wenn sie vom Arbeitgeber finanziert wird; und die Verpflichtung der Träger, in ihren pädagogischen Einrichtungen Supervision durchzuführen, die in die »Vereinbarungen« hineingeschrieben werden sollte, lässt sich nur realisieren, wenn die dafür erforderlichen Mittel aus dem Jugendhilfeetat der Länder und der Kommunen auch zur Verfügung gestellt werden. An diesem Punkt bewahrheitet sich vielleicht wie an keinem anderen die Binsenweisheit, dass Prävention ohne Geld nicht möglich ist.

Ich will an dieser Stelle aber auch deutlich darauf hinweisen, dass Supervision in pädagogischen Einrichtungen auch unabhängig von der Möglichkeit sexualisierter und sexueller Gewalt zu den Standards pädagogischer Arbeit gehören muss, weil es daneben und darüber hinaus noch viele andere Probleme im pädagogischen Alltag gibt, die regelmäßig einer angeleiteten Reflexion bedürfen.

– Eine andere Form der Selbstreflexion in pädagogischen Einrichtungen kann die »kollegiale Beratung« sein. Darunter ist eine von den Fachkräften und der Leitung selbst organisierte Team- und Einzelberatung zu verstehen, bei der es sich vorwiegend um sogenannte Fall-Besprechungen handelt, auf die sich zu jeder Sitzung einzelne MitarbeiterInnen gezielt vorbereiten. Diese Form der Beratung kostet kein Geld, aber Zeit und Ruhe und ist nur möglich auf der Grundlage einer Atmosphäre von Offenheit und Vertrauen zwischen Leitung und MitarbeiterInnen und unter den MitarbeiterInnen selbst. Sie ist keine Alternative zur Supervision, kann aber eine wichtige Ergänzung sein.

– Schließlich gehört zur Prävention sexualisierter und sexueller Gewalt auch die berufsbegleitende Fort- und Weiterbildung der MitarbeiterInnen, in der sie sich mit neuen Entwicklungen in Wissenschaft und Praxis vertraut machen können. Bezogen auf unser Thema sollten sie die Möglichkeit haben, sich mit modernen Erkenntnissen der Sexualwissenschaft und der Theorie und Praxis der Sexualpädagogik vertraut zu machen. Ursula Enders empfiehlt zum Beispiel als Teil von Prävention »einen fröhlichen, lebensnahen Sexualkundeunterricht« für die Schulen, »der es Kindern ermöglicht, offen über Sexualität und sexuelle Grenzverletzungen zu reden«, eine Empfehlung, die für stationäre Einrichtungen der Jugendhilfe noch stärkere Beachtung finden sollte als für die Schulen. Diese Empfehlung ist übrigens ein Beispiel dafür, wie Inhalte, die für die erzieherische Begleitung und Unterstützung des Aufwachsens von Kindern und Jugendlichen selbstverständlich sein sollten, mit Präventionsbegründungen eingefordert werden müssen, weil sie sonst nicht finanziert werden. Dass es für eine »fröhliche« und »lebensnahe« Sexualpädagogik nicht gut sein kann, wenn sie sich auf die Prävention sexualisierter und sexueller Gewalt fokussiert, bedarf sicher keiner weiteren Erklärung.

Für die Fort- und Weiterbildung der Fachkräfte in der Jugendhilfe und sicherlich auch in der Schule gilt das über die Supervision Gesagte gleichermaßen: Die Kürzung von Personalstellen in vielen Bereichen der Jugendhilfe hat dazu geführt, dass immer weniger Fachkräfte die Chance erhalten, an einer finanzierten und als »Bildungsurlaub« nicht auf den regulären Urlaub angerechneten Fort- oder Weiterbildung teilnehmen zu können. Das hat in den letzten zehn Jahren zu einem deutlichen Rückgang der Nachfrage an solchen Fort- und Weiterbildungsangeboten geführt. Die Teilnahme daran hat aber nicht nur die Funktion der Vermittlung von Wissen und methodischem Know-how, sondern ist immer auch eine Gelegenheit, »über den eigenen Tellerrand« zu gucken, Kollegen und Kolleginnen aus anderen Einrichtungen kennenzulernen, einmal ein paar Tage aus dem anstrengenden Erziehungsalltag aussteigen und sich geistig, seelisch und körperlich regenerieren zu können. Die pädagogische Arbeit mit Kindern und Jugendlichen in stationären Einrichtungen ist anstrengend, und es muss immer wieder versucht werden, dass sie nicht zum Stress wird, damit die MitarbeiterInnen den offenen Blick und die notwendige Empathie für die Kinder und Jugendlichen, mit denen sie jeden Tag arbeiten, erhalten bzw. erneuern können.

Mit dem Abbau der Einrichtungen zur Fort- und Weiterbildung sozialpädagogischer Fachkräfte sind in den vergangenen Jahren viele dieser Orte der Rekreation und Regeneration verschwunden. So hat zum Beispiel das Land Berlin seine drei Ende der 1960er-, Anfang der 1970er-Jahre gegründeten sozialpädagogischen Fortbildungsstätten – von denen eine für die Kinder- und Jugendarbeit und für die Kindertagesstätten, eine für den allgemeinen sozialpädagogischen Dienst und eine für die Heimerziehung schwerpunktmäßig Fort- und Weiterbildung anbot – geschlossen. Damit sind nicht nur die inhaltlichen Angebote weggefallen, sondern auch wichtige kulturelle Orte, in deren Veranstaltungen und Diskussionen der politische und allgemeine gesellschaftliche Kontext der Kinder-, Jugend- und Sozialarbeit immer mit reflektiert wurde, weggefallen. Nach der »Vereinigung« der Stadt in den frühen 1990er-Jahren trafen sich in diesen wunderbaren Häuser der Begegnung, große alte Bürgervillen in landschaftlich schöner Umgebung, SozialpädagogInnen und SozialarbeiterInnen aus West und Ost zu einem intensiven offenen Erfahrungsaustausch, der wesentlich zum »Zusammenwachsen« beigetragen hat. Heute gibt es noch eine einzige sozialpädagogische Fortbildungsstätte für die sehr viel größer gewordene Stadt, die zudem mit der Fortbildungsstätte des Landes Brandenburg zusammengelegt wurde, die mit einem Bruchteil des Personals und der finanziellen Mittel die Aufgaben wahrnehmen soll, die früher drei bundesweit bekannte und gut ausgestattete Institutionen geleistet haben. Die Reduzierung der Möglichkeiten zur Supervision, zur Fort- und Weiterbildung bedeutet für die MitarbeiterInnen in pädagogischen Einrichtungen eine schwerwiegende Verschlechterung der ohnehin schon in vielen Einrichtungen der Kinder- und Jugendhilfe unzulänglichen Arbeitsbedingungen, zu denen auch die schlechte Bezahlung und ein niedriger gesellschaftlicher Status der Erzieherinnen und Erzieher gehört. Alles zusammen wird den gesellschaftlich wichtigen Aufgaben der öffentlichen Erziehung und der außerschulischen und schulischen Bildung nicht annähernd gerecht und ist ein Ausdruck der mangelnden Wertschätzung, den dieser Bereich gesellschaftlicher Arbeit trotz aller politischen Sonntagsreden über »Bildung und Erziehung als Zukunftsinvestition« erfährt. Wenn jetzt drei Ministerinnen der Bundesregierung an einem Runden Tisch mit vielen Expertinnen und Experten aus allen Bereichen der Erziehung und der einschlägigen Wissenschaften über die »Prävention des sexuellen Missbrauchs« beraten, dann müssten alle diese von mir hier skizzierten institutionellen Rahmenbedingungen für eine erfolgreiche Prävention auf den Tisch kommen und konkrete Abhilfe für die aufgezeigten Mängel nicht nur zugesagt, sondern auch praktisch in Angriff genommen werden.

Alle im Vorangegangenen referierten Vorschläge für die Prävention sexualisierter und sexueller Gewalt sind nicht von mir erfunden worden. Ich war lediglich an der Entwicklung einiger beteiligt. Die Theorien und Methoden sind seit Jahren, zum Teil seit Jahrzehnten bekannt und auch praktisch erprobt worden. Es fehlte aber immer der politische Wille, egal welche Regierungen jeweils im Amt waren, flächendeckend die Voraussetzungen für eine sozialpädagogische Arbeit mit Kindern und Jugendlichen zu schaffen, die gemäß dem Auftrag des Paragrafen 1 des Kinder- und Jugendhilfegesetzes das Recht eines jeden Kindes auf eine Erziehung, die seine individuellen Möglichkeiten optimal fördert und es ihm ermöglicht, sich aktiv in eine freiheitliche demokratische Gesellschaft zu integrieren, zu verwirklichen. Ohne diese allgemeinen Grundvoraussetzungen für eine gedeihliche erzieherische Arbeit in pädagogischen Einrichtungen können gezielte Präventionsbemühungen, so sie denn finanziert würden, nur eine begrenzte Wirkung entfalten. Immerhin haben die Aufdeckungen sexualisierter und sexueller Gewalt in pädagogischen Einrichtungen im Laufe des Jahres 2010 dazu geführt, dass eine hohe gesellschaftliche Sensibilisierung einen politischen Handlungsdruck erzeugt hat, der zu einer Verbesserung der Voraussetzungen der erzieherischen Arbeit in pädagogischen Einrichtungen führen könnte und berechtigte Hoffnung auf eine Verbesserung des Schutzes von Kindern und Jugendlichen aufkommen lässt. Aber auch, wenn solche Verbesserungen zum Schluss nicht dabei herauskommen sollten, müssen sich pädagogische Einrichtungen mit den Mitteln, die ihnen zur Verfügung stehen, im Interesse des Schutzes der Kinder und Jugendlichen, die sie aufgenommen haben, darum sorgen, dass aus den ihnen Anvertrauten keine Ausgelieferten werden.

Ein Beispiel dafür gibt der deutsche Caritasverband in seinen »Empfehlungen zur Prävention von sexuellem Missbrauch«. Potenzielle Täter und Täterinnen könnten durch die Umsetzung dieser Empfehlungen in die Praxis schon im Bewerbungsverfahren dazu bewogen werden, sich zurückzuziehen.

Der Caritasverband verlangt, »die Strukturen der Einrichtungen daraufhin zu prüfen, ob diese unterstützen, dass ein Erwachsener seine Autoritätsposition und das bestehende Vertrauensverhältnis zu Kindern, Jugendlichen oder anderen Schutzbefohlenen missbrauchen kann«. Die beste Prävention bestehe darin, »dass in den Einrichtungen ein Klima herrscht, in dem über Sexualität und die Gefahr des sexuellen Missbrauchs offen gesprochen werden kann. Diese Grundanforderung muss konzeptionell gesichert sein«.

In den katholischen Erziehungseinrichtungen, deren Dachorganisation der Caritasverband ist, dominiert aber, wie wir gesehen haben, eine konservative, sexualfeindliche Moral und Ethik, die von Männern und Frauen repräsentiert wird, die, wie die Täter in den Jesuiten-Kollegs, eine kirchliche Sozialisation von der Schule bis zur Priesterweihe oder zur endgültigen Aufnahme in eine Ordensgemeinschaft gehabt haben. Wenn die Forderung des Caritasverbandes, dass in den Einrichtungen »über Sexualität und die Gefahr des sexuellen Missbrauchs« offen gesprochen werden muss, nicht nur ein formales Prinzip ist, sondern den Bruch mit den mächtigen Sexualtabus der katholischen Kirche anstrebt, sollten Priester sowie männliche und weibliche Ordensleute nicht mehr im Erziehungsdienst beschäftigt werden. Auf keinen Fall sollten sie sozialpädagogische Aufgaben übernehmen dürfen, die eine größere Nähe verlangen als das auf den Unterricht in Schulen beschränkte Lehren. In den kirchlichen Internatsschulen und Heimen sollte eine Trennung von Erziehung und Unterricht vorgenommen werden. Für die ganze außerschulische Erziehung, von der Kinder- und Jugendarbeit bis zur Führung eines Internats, sollten nur »weltliche« sozialpädagogische Fachkräfte eingestellt und das »geistige« Personal sollte auf den Unterricht in der Schule beschränkt werden. Keine Priester, Nonnen, Ordensbrüder und Diakonissen, keine zwangsweise zölibatär lebenden und dem Keuschheitsgebot verpflichteten ErzieherInnen mehr! Der Staat sollte, wenn dies nicht im Wege der Selbstverpflichtung zu erreichen ist, die Betriebserlaubnis und die Subventionierung davon abhängig machen. Darüber hinaus müssen von der katholischen Kirche überzeugende Vorkehrungen gegen die von Priestern im Beichtstuhl, in ihrem Umgang mit MessdienerInnen und im Umgang mit Kindern und Jugendlichen im Rahmen der Kirchenmusikpflege mögliche sexualisierte und sexuelle Gewalt getroffen werden. Auch wenn sich diese Forderungen radikal anhören: Sie ziehen lediglich die Konsequenzen aus den jetzt und früher bekannt gewordenen »Fällen« sexueller Gewalt, die an all diesen Orten und in all diesen »Gelegenheitsstrukturen« immer wieder an Kindern und Jugendlichen verübt wurde. Es handelt sich um das »Gefährdungsrisiko«, von dem in den zitierten Paragrafen des Kinder- und Jugendhilfegesetzes die Rede ist und um deren Erkennen mit dem Ziel der

Vorbeugung es hier geht. Die von Benedikt XVI. in seinem Hirtenbrief geforderte Verbesserung der Ausbildung der Geistlichen in Sachen Sexualität und ihre bessere seelsorgerische Begleitung – die ja auch wieder nur von Männern und Frauen durchgeführt werden könnte, die unter ähnlichen oder identischen Bedingungen sozialisiert worden sind und immer in den Strukturen, die sie geprägt haben, gelebt haben – reicht nicht aus, um die Forderungen des Kinder- und Jugendhilfegesetzes zu erfüllen.

Auch die Curricula der kirchlichen Ausbildungsstätten für soziale Berufe, vor allem der Fachschulen für ErzieherInnen und der Fachhochschulen für SozialarbeiterInnen und SozialpädagogInnen müssten auf die in der Ausbildung vertretenen sexualethischen und sexualmoralischen Positionen hin kritisch untersucht und notfalls revidiert werden. Leider finden sich in den »Empfehlungen« des Caritasverbandes dazu keine Ausführungen. Möglicherweise ist dieser Dachverband der katholischen sozialen Arbeit in Deutschland zu abhängig von der nationalen Bischofskonferenz und vom Vatikan, um solche naheliegenden Konsequenzen offen auszusprechen. Ich halte es aber für möglich, die »Empfehlungen« auch als eine starke Kritik an in der katholischen Erziehungsarbeit bislang dominanten Auffassungen von Sexualität zu interpretieren. Unter der Überschrift »Personalakquise, Personalentwicklung, Personalführung« werden Träger und Leitung einer pädagogischen Einrichtung aufgefordert »dafür Sorge zu tragen, dass ein Klima der Offenheit besteht und die Mitarbeiter sicher sein können, dass sie Fragen des sexuellen Missbrauchs freimütig aussprechen und als Gesprächsthema anmelden können«. Alle Mitarbeitenden sollen »verpflichtet werden, einschlägige Wahrnehmungen und Beobachtungen einem hierzu beauftragten Verantwortlichen in der Einrichtung mitzuteilen«. Der »Umgang mit sexuellem Missbrauch« und die dafür vorgesehenen Sanktionen sollen gegenüber Bewerbern konkret angesprochen werden und auch in den Dienstverträgen formuliert werden: Dies wirkt der Tabuisierung entgegen und kann zudem möglicherweise dazu beitragen, dass sich Bewerber mit pädophiler sexueller Orientierung abschrecken lassen. Die Einarbeitung neuer

MitarbeiterInnen soll so erfolgen, dass »die Standards der Einrichtung und der Verhaltenskodex zum professionellen Handeln in der Einrichtung« vermittelt werden.

Dienstanweisungen und hausinterne Regelungen sollen festlegen, wie in Situationen gehandelt werden muss, »in denen die körperliche und seelische Unversehrtheit von Kindern und anderen Schutzbefohlenen gefährdet sein könnte«. Alle MitarbeiterInnen in pädagogischen Einrichtungen müssen zur Teilnahme »an Fortbildungen und Qualifizierungsmaßnahmen zum Thema sexueller Missbrauch in Einrichtungen« teilnehmen und der Träger muss die Voraussetzungen dafür schaffen.

Unter der Überschrift »Organisation und Struktur« werden »schützende Strukturen« empfohlen wie Beschwerdemanagement, Beteiligungsformen für Kinder und Jugendliche (Partizipation) und der »Schutz der Intimsphäre«, der leider nicht genauer ausgeführt wird.

Es sollen Verhaltensregeln definiert werden, »die eine fachlich adäquate Distanz und einen respektvollen Umgang zwischen den Mitarbeitenden und den Betreuten sicherstellen«. Diese Regeln sollen einer regelmäßigen Überprüfung unterzogen werden.

Als Vertrauensperson soll eine »geschulte AnsprechpartnerIn« in jeder Einrichtung zur Verfügung stehen. Diese Person soll »nicht in die Linienstrukturen eingebunden« und »zweifelsfrei den Interessen der Betreuten verpflichtet« sein. Sie soll alle Fragen »des sexuellen Missbrauchs und Gefährdungspunkte« kontinuierlich in die Einrichtung bringen und so die Aufmerksamkeit des Teams für diese Fragen wach halten.

Zur kollegialen Beratung heißt es: »Bei Teamgesprächen ist die Thematisierung von Grenzüberschreitungen, von Nähe und Distanz, erotischer Anziehung, aber auch die Besprechung von Beobachtungen im Kollegenkreis möglich und ausdrücklich erwünscht.«

Konzeptionell soll festgelegt werden, dass alle Einrichtungen und Dienste, die mit Kindern und Jugendlichen arbeiten »ein an der Prävention und aktivem Kinder- und Jugendschutz orientiertes Konzept der Sexualpädagogik praktizieren. Kinder und Jugendliche sind so zu fördern und zu stärken, dass sie körperliche Übergriffe und Grenzverletzungen als Unrecht erkennen und thematisieren«. Leider werden in den »Empfehlungen« die der geforderten Sexualpädagogik zugrunde liegenden Auffassungen über Sexualität nicht angesprochen, sodass unklar bleibt, ob damit eine kritische Absetzung von der offiziellen katholischen Sexualmoral gemeint ist.

Die pädagogische Arbeit mit den Kindern und Jugendlichen soll durch eine »offene Eltern- und Angehörigenarbeit« ergänzt werden, in der »das Thema des sexuellen Missbrauchs« aufgegriffen werden soll.[9]

In den Empfehlungen des Caritasverbandes wird außer im Begriff der Sexualpädagogik und der Forderung nach »Schutz der Intimsphäre« die aus Sexualangst und Sexualfeindlichkeit resultierende sexualisierte Gewalt nicht angesprochen. Die Eignung der Erzieherinnen und Erzieher für die Arbeit mit Kindern und Jugendlichen in pädagogischen Einrichtungen müsste aber auch in dieser Hinsicht überprüft werden. Das würde in letzter Konsequenz bedeuten, dass die Kirchen, obwohl sie nach dem Arbeitsrecht Tendenzbetriebe mit dem weitgehenden Recht zur weltanschaulichen und religiösen Selbstbestimmung ihrer Binnenorganisation sind, ihr pädagogisches Personal nicht mehr nach Kriterien ihrer sexualfeindlichen Moral und Ethik auswählen dürfte. Menschen, die zum Beispiel auf die Selbstbefriedigung von Kindern und Jugendlichen aufgrund eigener Sexualängste aggressiv-unterdrückend reagieren, dürfen meines Erachtens in staatlich genehmigten und geförderten pädagogischen Einrichtungen nicht arbeiten.

---

9 Die »Empfehlungen des deutschen Caritasverbandes zur Prävention von sexuellem Missbrauch sowie zum Verhalten bei Missbrauchsfällen in den Diensten und Einrichtungen der Caritas, insbesondere in der Kinder-, Jugend- und Behindertenhilfe« enthalten weitere Ausführungen zum Verhalten bei »Hinweisen auf sexuellen Missbrauch«, Handlungsempfehlungen bei »begründetem Verdacht auf sexuellen Missbrauch« und für den »Umgang mit länger zurückliegenden Fällen« und schließlich »Empfehlungen zum Umgang mit Opfern sexuellen Missbrauchs«, die viele wichtige Anregungen enthalten, hier aber nicht weiter ausgeführt werden können.

Die Achtung der sexuellen Selbstbestimmung der ihnen anvertrauten Kinder und Jugendlichen muss von jedem Erzieher und jeder Erzieherin in der von der staatlichen Aufsichtsbehörde zu genehmigenden Konzeption verlangt werden. Da die sexuelle Selbstbestimmung Verfassungsrang hat und damit zu den unveräußerlichen Persönlichkeitsrechten gehört und außerdem den ausdrücklichen Schutz des Strafrechtes genießt, kann der Staat meines Erachtens ihre Respektierung und genauere Konkretisierung für die erzieherische Praxis im Genehmigungsverfahren verlangen.

In Paragraf 45 des Kinder- und Jugendhilfegesetzes wird die »Erlaubnis für den Betrieb einer Einrichtung« geregelt. Es geht um Einrichtungen, in denen »Kinder oder Jugendliche ganztägig oder einen Teil des Tages betreut werden oder Unterkunft erhalten«. In dieser Erlaubnis können Auflagen gemacht werden und sie kann verwehrt werden, »wenn die Betreuung der Kinder oder der Jugendlichen durch geeignetes Personal nicht gesichert oder in sonstiger Weise das Wohl der Kinder oder der Jugendlichen in der Einrichtung nicht gewährleistet ist«. Die einmal erteilte Erlaubnis kann auch wieder zurückgenommen bzw. widerrufen werden, wenn Hinweise auf Umstände bekannt werden, die das Wohl der Kinder oder Jugendlichen in der Einrichtung gefährden, und der Träger nicht bereit oder in der Lage ist, diese Gefährdung abzuwenden. Auch nach der einmal erteilten Genehmigung können Auflagen gemacht werden. Gegen solche Auflagen oder die Rücknahme bzw. den Widerruf der Erlaubnis kann der Träger Widerspruch einlegen, der aber keine aufschiebende Wirkung hat. Wenn durch die Aufsichtsbehörde »in einer Einrichtung Mängel festgestellt worden« sind, soll sie den Träger der Einrichtung zunächst über die Möglichkeiten zur Abstellung dieser Mängel beraten.

Alle im Kinder- und Jugendhilfegesetz enthaltenen Bestimmungen zur Genehmigung und Kontrolle pädagogischer Einrichtungen sind in Ausführungsgesetzen der Länder den jeweiligen länderspezifischen Bedingungen angepasst worden. Die Länder haben mit diesen Ausführungsgesetzen einen beträchtlichen Handlungsspielraum für die konkrete Ausgestaltung der Kinder- und Jugendhilfe, den sie nutzen könnten, um die allgemeinen Regelungen für die Betriebserlaubnis und die laufende Aufsicht im Hinblick auf sexualisierte und sexuelle Gewalt in pädagogischen Einrichtungen zu konkretisieren. Da das Recht auf sexuelle Selbstbestimmung ein unveräußerliches Persönlichkeitsrecht ist, darf es durch die in den pädagogischen Konzeptionen enthaltenen Prinzipien und Auffassungen des jeweiligen Trägers zur Sexualität und zur Sexualerziehung der ihm anvertrauten Kinder und Jugendlichen nicht beeinträchtigt oder eingeschränkt werden. Die Fachkräfte der Genehmigungs- und Aufsichtsbehörden müssten so qualifiziert werden, dass sie in der Lage sind, die zur Genehmigung eingereichten Konzeptionen zu beurteilen, und bei den regelmäßig durchzuführenden Kontrollbesuchen in den Einrichtungen erkennen können, ob diese auch realisiert wurden, um darauf mit den ihnen zur Verfügung stehenden Möglichkeiten der Beratung und des Eingriffs, wie sie in Paragraf 45 festgelegt sind, reagieren zu können.

Die Heim- und Kindertagesstättenaufsicht obliegt nach dem Sozialgesetzbuch VIII (KJHG) der jeweiligen Landesregierung. Die für die Genehmigung und die Aufsicht pädagogischer Einrichtungen zuständigen Referate müssen nicht nur qualitativ, sondern auch quantitativ in der Lage sein, ihrer großen Verantwortung für den Schutz der Kinder und Jugendlichen gerecht zu werden. Gegenwärtig sind in den Bundesländern diese Behörden personell stark unterbesetzt, sodass die im Jugendhilferecht formulierten Aufgaben der Genehmigung, Beratung und Kontrolle pädagogischer Einrichtungen nur mit formalisierter Routine wahrgenommen werden können. Die Ausstattung der Heim- und Kindertagesstättenaufsicht mit ausreichendem und qualifiziertem Personal wird ein Prüfstein sein für die Ernsthaftigkeit der Versprechen von PolitikerInnen und Jugendhilfeverbänden, für eine Verbesserung des Schutzes von Kindern und Jugendlichen vor sexueller und sexualisierter Gewalt zu sorgen. Der öffentliche Träger muss auch überprüfbar sicherstellen, dass die von ihm selbst betriebenen pädagogischen Einrichtungen nach denselben Standards und Methoden beraten und kontrolliert werden wie die Freien Träger der Kinder- und Jugendhilfe.

Zurzeit häufen sich allerdings die Hinweise auf eine weitere Verschlechterung der Heim- und Kindertagesstättenaufsicht. Mehrere Bundesländer, allen voran Niedersachsen, erwägen die Kommunalisierung der Genehmigung und der Aufsicht. Das würde bedeuten, dass die Kommunen, die die finanzielle Hauptlast der stationären Erziehungshilfen und der Kindertagesstätten tragen müssen, der Versuchung ausgesetzt werden, die pädagogischen Standards in den Einrichtungen (z. B. das Fachkräfteangebot in der Kinder- und Jugendhilfe) abzusenken, um Kosten zu sparen. Außerdem muss davon ausgegangen werden, dass die kommunalen Jugendämter kein zusätzliches Personal durch die Kämmerer der Städte und Landkreise, die ohnehin schon eine kommunale Mangelverwaltung managen müssen, zugestanden bekämen.

Wenden wir uns zuletzt reformpädagogisch orientierten Internatsschulen, den Landerziehungsheimen, zu. Für sie gilt alles, was allgemein zur Prävention sexualisierter und sexueller Gewalt schon ausgeführt worden ist. Über einige Besonderheiten, die in verschiedenen Kapiteln dieses Buches schon angesprochen wurden, muss im Hinblick auf Prävention aber noch nachgedacht werden. Ulrich Herrmann sieht in der reformpädagogischen Orientierung selbst keine Probleme. Im Gegenteil: Indem er diese Orientierung auf die Schulreform und damit auf die Schulpädagogik konzentriert und die diesen Schulen angeschlossenen Internate als sozialpädagogische Einrichtungen davon abtrennt, hofft er einen Weg aus dem Dilemma gefunden zu haben, für das er die Doppelstruktur von Schule und Internat verantwortlich macht: »Auf Grund der schrecklichen Vorkommnisse steht mit der Odenwaldschule also nicht die Reformpädagogik auf dem Prüfstand, die Odenwaldschule als *Schule*, sondern ihre Organisation des Zusammenlebens und -wohnens im *Landheim*«.[10]

10 Herrmann, Ulrich: Das Ende der Reformpädagogik? – Die Odenwaldschule auf dem Prüfstand. Eine Sendung des Südwest-Rundfunks vom 06. Juni 2010, 8:30 Uhr, SWR 2

Bei diesem interessanten Ansatz darf aber zweierlei nicht übersehen werden: Erstens, dass die Doppelstruktur konzeptionell durch die gewollte Doppelfunktion der PädagogInnen als LehrerInnen *und* ErzieherInnen in einem, zu einer für die SchülerInnen durch lebendige Personen verschmolzenen Einheit wurde, die, in voller Absicht, die sonst übliche Trennung zwischen Leben in der Schule und Leben vor und nach der Schule an entfernten, räumlich und personell absolut getrennten Orten aufhob. Damit wurde die alte reformpädagogische Forderung, dass die Schule Lebensraum für die sie besuchenden Kinder und Jugendlichen sein soll, umfassend erfüllt. Um dies zu erreichen, mussten diese Internatsschulen in jeder Hinsicht als »pädagogische Provinzen« organisiert werden, damit die SchülerInnen sich ohne wirkliche Alternativen darauf einlassen mussten. Dieser strukturelle Zwang wurde und wird von den meisten SchülerInnen der Landerziehungsheime aber kaum als persönlicher Zwang empfunden. In ihren Erinnerungen und Berichten wird diese Einheit von Schule und Leben ganz überwiegend als das positive Besondere der Landerziehungsheime dargestellt. Für die Lehrer/Erzieher oder Erzieher/Lehrer bedeutete das nicht nur eine das ganze Leben und Wohlergehen der ihnen anvertrauten Kinder Jugendlichen umfassende, ungeteilte Verantwortung, sondern auch, dass sie bereit sein mussten, in ihrem eigenen Leben die sonst übliche weitgehende Trennung von Berufs- und Privatleben fast ganz aufzugeben. Das war gewollt und fand in den sogenannten Familien seine Umsetzung, in denen LehrerInnen mit und ohne Partner, mit und ohne eigene Familie, aber mit jeweils acht bis zehn Mädchen und Jungen wie in einer Wohngemeinschaft mit gemeinsamen Funktionsräumen und gemeinsamer Hauswirtschaft zusammenleben.

Ich habe während meiner Jahre als Sozialpädagoge in der Heimerziehung mit meiner Familie in den Heimen, in denen ich arbeitete, gewohnt, aber nicht in Wohngemeinschaft mit den Jugendlichen, sondern in deutlich von den Wohnräumen und den Funktionsräumen der Jugendlichen abgetrennten und für die Jugendlichen auch nicht zugänglichen Wohnungen. Schon das war anstrengend, obwohl ich jung war und mit großem Engagement dort gearbeitet habe. Und selbst diese kontrollierte Nähe beinhaltete Gefahren für die Austarierung von Nähe und Distanz, nicht zuletzt für unsere kleinen Kinder und meine Ehefrau, die in einem der Heime als Wirtschaftsleiterin mitarbeitete. Diese Gefahren wurden mir zum Teil erst viele Jahre später, in Gesprächen mit meinen längst erwachsenen Kindern, richtig bewusst. In abgeschwächter Intensität habe ich die mit der großen Nähe im sozialpädagogischen Erziehungsalltag verbundenen Probleme später auch in der offenen Jugendarbeit erlebt. Zum Beispiel auf den Reisen bzw. Fahrten mit den jugendlichen Mädchen und Jungen, denen gegenüber ich, auch im Zeltlager, auf meinem eigenen, für die Jugendlichen nicht zugänglichen Raum bestand. Dafür wurde ich von jüngeren KollegInnen kritisiert, die darin einen emotionalen Rückzug von den Jugendlichen sahen. Sie mussten ihre zu große Nähe zu und mit den Jugendlichen, die sie bewusst hergestellt hatten, mit schweren Konflikten und Überforderungen bezahlen, die uns in unseren Teamsitzungen lange beschäftigten.

Die in der Odenwaldschule und ähnlichen Internatsschulen praktizierte Einheit von Schule und Privatleben und von Berufs- und Privatleben ist geeignet, Erwachsene und Heranwachsende in ein emotionales »Kuddelmuddel« zu verstricken, das zur Falle werden musste, als einige Lehrer/Erzieher diese hypertrophe »Struktur« als Gelegenheit für die Befriedigung ihrer pädosexuellen Wünsche benutzen konnten – was ihnen, wie wir jetzt wissen, unter diesen Bedingungen sehr leicht gemacht wurde. Das kritische Unterscheidungsvermögen im Kollegium ging in dieser allgemeinen Verstrickung dabei so weit verloren, dass diesen Tätern offenbar ohne Bedenken exklusiv, also als Einzelperson, die Funktion als »Familienoberhaupt« einer solchen Familie zugebilligt wurde. Dieses Zusammenleben von Kindern, Jugendlichen und Erwachsenen in sogenannten Familien hat eine inzwischen 100-jährige Praxis, in deren Verlauf es immer wieder, wie die zitierten Forschungsergebnisse zeigen, zu schweren Schädigungen von Kindern und Jugendlichen durch Erwachsene kam; aber auch von Jugendlichen untereinander, was in diesem Kontext nicht ausbleiben kann.

Um die in der Odenwaldschule und ähnlichen Internatsschulen jetzt aufgedeckte sexualisierte und sexuelle Gewalt zu verstehen, darf nicht vergessen werden, dass sich die in der Geschichte der Reformpädagogik von Wolfgang Edelstein als »trübe Quellen« bezeichneten Einstellungen, die aus dem Gemeinschaftskult, den männerbündischen Orientierungen, der Führer- und Kameradschaftsideologie und den esoterischen Mystifizierungen des Verhältnisses von Mensch und Natur in der Überhöhung des lebensreformerischen »Ganzheitsideals« herrühren, als Unterströmungen dieser Geschichte bis in die Gegenwart fortsetzen konnten. In den aufgezeigten Strukturen war es möglich, dass diese Haltungen durch einzelne aktive und, wie es immer wieder heißt, mit persönlichem Charisma ausgestattete Pädagogen wie Gerold Becker mit alten Inhalten und neuen Erscheinungsformen wieder dominant wurden. Offenbar waren es immer Männer, zu denen sich Frauen in ein Verhältnis von Mit-Wisserinnen und in diesem Sinne auch von Mit-Täterinnen brachten.

Diese Struktur muss entflochten und geklärt werden, wenn die Landerziehungsheime weiter bestehen wollen und ihnen anvertraute Schüler und Schülerinnen nicht wieder zu Opfern sexualisierter und sexueller Gewalt werden sollen. Ulrich Herrmann schreibt: »Wir haben gesehen, dass das Familienprinzip eine Schutzfunktion *und* ein Gefährdungspotenzial enthält. Deshalb wird es eine der wichtigsten Aufgaben sein, zu klären, in welchen Lebens- und Wohnformen das Landerziehungsheim künftig so organisiert sein muss, damit dort nach menschlichem Ermessen künftig niemand mehr in eine Falle gerät. Dazu gehören dann auch Vorkehrungen, an denen es früher (und heute?) offenbar gemangelt hat. Wo war/ist in der OSO der Heimleiter? Wie kann es ›Familien‹ geben, deren ›Oberhäupter‹ gar keine ›Eltern‹ sind? Wo waren/sind die Supervisions- und Balintgruppen für die kollegiumsinternen Fortbildungen und Selbstkontrollen? Wo sind die externen Anlaufstellen für alle ›Gerüchte‹ und deren Verfolgung beziehungsweise Aufklärung? Gab/gibt es (erst einmal verdeckt) zugängliche wirksame Frühwarnsysteme und sogleich effektive Sanktionen bei ›begründetem Verdacht‹?«[11]

11 Herrmann 2010

Die »Pseudo-Familien« müssen zu Wohngruppen werden, mit für diese Aufgabe sozialpädagogisch qualifizierten ErzieherInnen, deren privates Leben von dem Lebensraum der SchülerInnen strikt getrennt werden muss. Diese Fachkräfte brauchen geregelte Arbeitszeit, gute Bezahlung, Supervision und sozialpädagogische Fort- und Weiterbildung, also einen Status, der dem der LehrerInnen entspricht, damit nicht in einer pädagogischen Einrichtung unterschiedliche pädagogische Statusgruppen in ein hierarchisches Verhältnis zueinander geraten, in dem dann die Jugendlichen auf der untersten Stufe angesiedelt sein werden.

Mit anderen Worten, die egalitäre Sozialstruktur der Landerziehungsheime sollte erhalten bleiben, bei gleichzeitiger deutlicher Unterscheidung der Funktionen und Lebensbereiche. Dass die Statusunterschiede in der Bezahlung, Ausbildung, Kranken- und Altersversorgung, den Arbeitsbedingungen und aus alledem notwendig folgend im sozialen Ansehen zwischen den SozialpädagogInnen und LehrerInnen in den Regelschulen und Ganztagsschulen bis heute bestehen, ist einer der wichtigsten Gründe für die Probleme der Zusammenarbeit von Jugendhilfe und Schule, neben den historisch gewachsenen unterschiedlichen Auffassungen von Bildung und Erziehung und damit verbunden einem oft sehr unterschiedlichen »pädagogischen Blick« auf die Kinder und Jugendlichen. Eine Leistung der Reformpädagogik bestand gerade in der Annäherung von Schul- und Sozialpädagogik. In der Odenwaldschule und in den anderen Landerziehungsheimen schien diese folgenschwere Trennung, deren Wurzeln im letzten Drittel des 19. Jahrhunderts, vielleicht noch weiter zurück zu suchen sind, praktisch und theoretisch überwunden zu sein. Nicht zuletzt darin bestand ihre Faszination für viele PädagogInnen, aber auch für viele Eltern. Jetzt zeigt sich, dass die Balancierung von Nähe und Distanz in pädagogischen Settings nicht ein abstraktes Prinzip ist – über das natürlich immer geredet und geschrieben wurde –, sondern eine Herausforderung für das pädagogische Handeln im alltäglichen Erziehungsprozess.

Wie in den katholischen Internatsschulen ihre spezifischen »trüben Quellen« und ihre spezifischen institutionell bedingten Gelegenheitsstrukturen aufgedeckt und wirkungslos gemacht werden müssen, so auch in den Internatsschulen der Landerziehungsheime. Bei aller Unterschiedlichkeit, was den Inhalt der »Quellen« und die Erscheinungsformen der »Gelegenheitsstrukturen« anbetrifft, ist das eine vergleichbare Aufgabe, die in anderen Formen und Intensitäten in allen Einrichtungen bewältigt werden muss, in denen Kinder und Jugendliche Erwachsenen zur Erziehung und Bildung, zur Förderung und Unterstützung und nicht zuletzt zum Schutz vor Ausbeutung und jeder Art von Gewalt anvertraut sind.

Die Aufdeckung der sexualisierten und sexuellen Gewalt, die Kindern und Jugendlichen von Pädagogen und Pädagoginnen angetan wurde, hat einen gesellschaftlichen Diskurs bewirkt, der nicht ohne Konsequenzen für die Verbesserung des Schutzes von Kindern und Jugendlichen »versickern« darf, damit jetzt und in Zukunft aus Anvertrauten nicht wieder Ausgelieferte werden müssen.

Alle hier vorgetragenen Anregungen für eine Verbesserung des Schutzes für Kinder und Jugendliche beziehen sich auf die Strukturen und das Personal, richten sich an die Träger und Leitungen von Heimen, Internaten und Schulen. Einige Vorschläge könnten auch in der offenen Kinder- und Jugendarbeit, in Sportvereinen und anderen pädagogischen Praxisfeldern den Schutz der Heranwachsenden verbessern. Diese Schwerpunktsetzung entspricht meiner Auffassung, dass die Hauptverantwortung für den Schutz der ihnen anvertrauten Kinder und Jugendlichen bei den Leitungen und beim Personal pädagogischer Einrichtungen liegt.

Aber auch die Eltern tragen für das Wohlergehen ihrer Kinder, die sie zur Bildung und Erziehung in Internatsschulen geben, eine große Verantwortung. Wie sehr Kinder und Jugendliche darunter leiden, wenn ihre Mütter und Väter dieser Verantwortung nicht gerecht werden, das heißt sie nicht vor sexueller und anderer Gewalt schützen, haben wir aus den Berichten von Ehemaligen der Odenwaldschule erfahren, aus denen sich die Pflichten und Möglichkeiten der Eltern unmittelbar ableiten lassen.

Zuallererst müssen sich Eltern sehr genau selbstkritisch prüfen, aus welchen Motiven und in welcher Situation sie den Wunsch oder den Gedanken entwickeln, ihre Tochter oder ihren Sohn in einem Internat unterzubringen. Wem soll diese räumliche und zeitliche Trennung nützen? Den Eltern? Dem Kind? Beiden Teilen? Um welche Interessen geht es dabei? Auf jeden Fall müssen die Kinder in diesen Entscheidungsprozess von Anfang an offen und umfassend einbezogen werden. Ihre Ängste und Wünsche können zwar nicht in jedem Fall ausschlaggebend sein, müssen aber die primäre Richtschnur für die Beratungen bilden. Das gilt mit Akzentuierungen auch dann, wenn der Wunsch nach dem Wechsel vom Elternhaus in eine Internatsschule vom Kind bzw. Jugendlichen selbst ausgeht.

Auch über Alternativen muss nachgedacht werden, z. B. wenn die Gründe für den Wechsel an eine Internatsschule in sogenannten Leistungs- und/oder Disziplinschwierigkeiten in der Schule bzw. in häuslichen und familiären Konflikten liegen. Welche ambulanten Formen der Hilfe und Unterstützung bieten Schule und Jugendhilfe in der Region an? Könnte psychotherapeutische Unterstützung oder Erziehungsberatung die Situation aller Beteiligten verbessern und entlasten? Noch immer scheuen sich Eltern, solche Unterstützungsmöglichkeiten anzunehmen. Aus Scham gegenüber Verwandten und Bekannten, die die Inanspruchnahme professioneller Hilfe als Versagen in der Erziehung und als Eingeständnis familiärer Probleme bewerten könnten, und aus Angst, sich auf einen Prozess einzulassen, in dem sie ihr Selbstbild, eingefahrene Gewohnheiten und vielleicht schützende Lebenslügen kritisch reflektieren müssten und eventuell zu existenziellen Konsequenzen gedrängt werden könnten. Auch die nachvollziehbare und im Kern berechtigte Sorge vieler Eltern um die berufliche Zukunft ihres Kindes, von der seine soziale Stellung weitgehend abhängig sein wird, darf nicht dazu führen, dass das subjektive Wohlergehen des Kindes im Entscheidungsprozess übergangen wird.

Wenn die Entscheidung für die Internatsschule gefallen ist, sollten sich die Eltern und das Kind gemeinsam mehrere Institute anschauen – vielleicht sogar ein paar Tage dort jeweils hospitieren –, und das Kind sollte an der Entscheidung, wo es in Zukunft für lange Zeit leben wird, beteiligt werden.

Es ist Aufgabe der Eltern, vor der Entscheidung die Leitung der Einrichtung nach all den Punkten zu befragen, die in diesem Kapitel zur Verbesserung des Schutzes der Kinder und Jugendlichen vorgeschlagen werden.

Und schließlich: Die Verantwortung der Eltern kulminiert im Vertrauen des Kindes, dass es nicht abgeschoben und nicht ausgeliefert worden ist, sondern die liebende Sorge der Eltern es auch in der Entfernung begleitet. Das Kind muss wissen, dass Vater und Mutter jederzeit nicht nur für seine schulischen und sozialen Erfolge und Leistungen erreichbar sind, sondern ebenso für seine Nöte, Ängste und Verzweiflungen. Die Möglichkeit, die Schule oder das Internat im Ernstfall auch verlassen zu können, muss für das Kind eine Gewissheit sein vom ersten Tag seines Einzugs in seine neue Lebenswelt an.

Diese Überlegungen gelten nicht nur für Eltern, die ihr Kind in eine Internatsschule geben wollen, sondern ebenso für andere Erziehungsberechtigte und an Entscheidungen über den Lebensort von Kindern und Jugendlichen Beteiligte wie Vormünder, Jugendämter oder Familiengerichte. Sie alle müssen ihrer Verantwortung für das Kindeswohl ohne Abstriche gerecht werden, z. B. wenn es sich um die Unterbringung in einer Einrichtung der stationären Erziehungshilfe (Heim, Wohngemeinschaft, Pflegefamilie etc.) handelt.

Manche LeserInnen werden jetzt sagen, dass sind doch alles Selbstverständlichkeiten, die jeder und jede weiß. Sie haben recht, sofern es den moralischen Konsens, also die Anspruchsebene betrifft. Aber wir haben gelernt, dass es in der Erziehung – und zwar überall, wo Kinder und Jugendliche erzogen werden – keine automatische und selbstverständliche Übereinstimmung von Theorie und Praxis bzw. Anspruch und Wirklichkeit gibt.

Wenn dieses Buch dazu beiträgt, diese Differenz im Bewusstsein zu halten, sie immer wieder kritisch zu befragen und auf ihre Verringerung hinzuarbeiten, hat es seinen Zweck erfüllt.

Literaturverzeichnis

Adorno, Theodor W.: Sexualtabus und Recht heute. In: F. Bauer (Hg.): Sexualität und Verbrechen. Frankfurt am Main 1963

Ahlheim, Rose/Hülsemann, Wilfried/Kapczynski, Helmut/Kappeler, Manfred/Marzahn, Cristian/Werkentin, Falco: Gefesselte Jugend – Fürsorgeerziehung im Kapitalismus. Frankfurt am Main 1971

Anhorn, Roland: Sozialstruktur und Disziplinarindividuum. Zu Johann Hinrich Wicherns Fürsorge- und Erziehungskonzeption des Rauhen Hauses. Engelsbach/Köln/New York 1992

Bartsch, Matthias und Verbeet, Markus: Die Wurzeln des Missbrauchs. In: Der Spiegel 29/2010

Benad, Matthias/Schmuhl, Hans-Walter/Stockhecke, Kerstin (Hg.): Endstation Freistatt – Fürsorgeerziehung in den v. Bodelschwinghschen Anstalten Bethel bis in die 1970er Jahre. Bielefeld 2009

Benner, Dietrich und Oelkers, Jürgen (Hg.): Historisches Wörterbuch der Pädagogik. Weinheim/Basel 2004

Blüher, Hans: Die Deutsche Wandervogelbewegung als erotisches Phänomen – Ein Beitrag zur Erkenntnis der sexuellen Inversion. Prien OBB 1920

Bonhoeffer, Martin: Personale Organisation im Heim – emotionale Desorientierung für Kinder. In: Neue Sammlung, 13. Jahrgang, Heft 4. Göttingen 1973

Damberg, Wilhelm/Frings, Bernhard/Jähnichen, Traugott/Kaminsky, Uwe (Hg.): Mutter Kirche/Vater Staat? – Geschichte, Praxis und Debatten der konfessionellen Heimerziehung seit 1945. Münster 2010

Deutscher Caritasverband. Empfehlungen zur Prävention von sexuellem Missbrauch sowie zum Verhalten bei Missbrauchsfällen in den Diensten und Einrichtungen der Caritas, insbesondere der Kinder-, Jugend- und Behindertenhilfe. 2010. Zu beziehen vom Deutschen Caritasverband e.V., Freiburg/Br. und über das Internet.

Dohnanyi, Johannes von: Die Kälte der Eltern. In: Die Zeit vom 15.4.2010

Ebermayer, Erich: Gustav Wyneken – Chronik einer großen Freundschaft. Mainz 1969

Evangelischer Erziehungsverband e.V. (Hg.): Heimerziehung in den 50er- und 60er-Jahren. Hannover 2010

Freud, Sigmund: Kulturtheoretische Schriften. Frankfurt am Main 1986

Fried, Amelie: Die rettende Hölle. In: Frankfurter Allgemeine Zeitung vom 13.3.2010

Fröde, Nadine und Urban-Stahl, Ulrike: Acht Jahre Ombudschaft in der Jugendhilfe: Erfahrungen und Entwicklungen. In: Dialog Erziehungshilfe 3/2010. Hannover 2010

Füller, Christian: Brüllen, um Gehör zu finden. In: taz vom 12.7.2010

Handbuch der Sexualwissenschaften. Hg. von Albert Moll, Leipzig 1912
Hansen-Schaberg, Inge und Schonig, Bruno (Hg.): Basiswissen Pädagogik: Reformpädagogische Schulkonzepte. 6 Bände, Baltmannsweiler 2002
Hentig, Hartmut von: Mein Leben – bedacht und bejaht. München 2007
Hentig, Hartmut von: Was habe ich damit zu tun? In: Die Zeit vom 25.3.2010
Herrmann, Ulrich: Vor 100 Jahren wurde die Odenwaldschule gegründet – Anfang und Erfolge, Krise und Zukunft eines »Pädagogischen Laboratoriums«. Ansprache am 17. April 2010 anlässlich der 100. Wiederkehr des Eröffnungstages der Odenwaldschule. In: Jubiläumsschrift der Odenwaldschule 2010
Honecker, Martin: Grundriss der Sozialethik. Berlin/New York 1995
Irle, Katja: Das Schweigen der anderen. In: Frankfurter Rundschau vom 14.3.2010
Jone, Heribert: Katholische Moraltheologie. Unter besonderer Berücksichtigung des Codex Juris Canonici sowie des deutschen, österreichischen und schweizerischen Rechts. Paderborn 1930 (3. Auflage)
Kant, Immanuel: Über Pädagogik. Werke, Band 8. Leipzig 1886
Kappeler, Manfred: Ideologie und Praxis in der Heimerziehung. In: Autorenkollektiv. Gefesselte Jugend – Fürsorgeerziehung im Kapitalismus. Frankfurt am Main 1971
Kappeler, Manfred: Rückblicke auf ein sozialpädagogisches Jahrhundert. Frankfurt am Main 1999
Kappeler, Manfred: Der schreckliche Traum vom vollkommenen Menschen – Rassenhygiene und Eugenik in der Sozialen Arbeit. Marburg 2000
Kappeler, Manfred: Vom Sozialstaat zum Präventionsstaat. In: Widersprüche – Zeitschrift für sozialistische Politik im Bildungs-, Gesundheits- und Sozialbereich. Heft 96. 2006
Kappeler, Manfred [2008/1]: Den Menschenrechtsdiskurs in der Sozialen Arbeit vom Kopf auf die Füße stellen. In: Widersprüche, Heft 107. Bielefeld 2008
Kappeler, Manfred [2008/2]: Der Umgang mit den Opfern spiegelt die Haltung zu den Verbrechen der Täter – Die Exklusion der im NS-Staat zwangssterilisierten Menschen in der Bundesrepublik. In: Sessar, Klaus (Hg.). Herrschaft und Verbrechen. Münster 2008
Kappeler, Manfred [2008/3]: Heimerziehung in der Bundesrepublik Deutschland (1950-1980) und der Deutschen Demokratischen Republik. In: Forum Erziehungshilfen, 14. Jahrgang, Heft 2. Frankfurt am Main 2008
Kappeler, Manfred [2008/4]: Ich konnte nicht länger schweigen – aber wer wird mir glauben? Über die Traumatisierung ehemaliger Heimkinder. Vortrag auf dem Diakonie-Tag der Diakonischen Anstalt Karlshöhe, Ludwigsburg am 14.2.2008. Dieser Vortrag ist im Internet verfügbar.
Kappeler, Manfred [2008/5]: Kein üblicher Vorgang – Bundesfamilienministerium missachtet Beschluss des Bundestages zur Einrichtung eines Runden Tisches über die Aufarbeitung der Heimerziehung in der Nachkriegszeit. In: neue praxis, 38. Jahrgang, Heft 6. 2008
Kappeler, Manfred [2008/6]: Von der Heimkampagne zur Initiative des Vereins ehemaliger Heimkinder. Über den Umgang mit Vergangenheitsschuld in der Kinder- und Jugendhilfe. In: neue praxis, 38. Jahrgang, Heft 4. 2008

Kappeler, Manfred: Der Kampf ehemaliger Heimkinder um die Anerkennung des an ihnen begangenen Unrechts. In: Widersprüche, Heft 111. Bielefeld 2009
Kappeler, Manfred: Zwischen den Zeilen gelesen – Kritik des »Zwischenberichts« des Runden Tisches Heimerziehung. In: neue praxis, 40. Jahrgang, Heft 2. 2010
Kerstan, Thomas und Spiewak, Martin: Schweigen, Stottern, Aufklären – Die Anhänger der Reformpädagogik suchen einen Weg aus der Krise. In: Die Zeit vom 18.3.2010
Kirchenkanzlei der Evangelischen Kirche in Deutschland (Hg.): Denkschrift zu Fragen der Sexualethik. Gütersloh 1971
Korczak, Janusz: Das Recht des Kindes auf Achtung. Göttingen 1972
Korczak, Janusz: Wie man ein Kind lieben soll. Göttingen 1972
Krauß, Thomas Ferdinand: Liebe über alles – alles über Liebe. Ein aktueller Versuch über die Kunst des Liebens. Gießen 2009
Kruse, Kuno: Der Mann ohne Erinnerung. Hamburg 2010
Lache, Anette und Stoessinger, Michael: Protokolle des Schreckens. In: Stern vom 18.3.2010
Mann, Klaus: Der Wendepunkt – ein Lebensbericht. 1952
Mann, Klaus: Kind dieser Zeit. Berlin 1932 (Neuveröffentlichung München 1965)
Marcuse, Herbert: Triebstruktur und Gesellschaft. Frankfurt am Main 1979
Masson, Jeffrey M.: Was hat man dir, du armes Kind, getan? Sigmund Freuds Unterdrückung der Verführungstheorie. Hamburg 1984
Mostar, Gerhart Herrmann: Im Namen des Gesetzes. Hamburg 1950
Mostar, Gerhart Herrmann: Verlassen – Verloren – Verdammt. München 1952
Müller, Martina: Handbuch Kinder- und Jugendhilfe. Weinheim/München 2002
Müller, Wunibald: Verschwiegene Wunden – Sexuellen Missbrauch in der Katholischen Kirche erkennen und verhindern. München 2010
Münch, Ingo von und Kunig, Philip (Hg.): Grundgesetz-Kommentar, Band I. München 1981
Nohl, Herman: Die pädagogische Bewegung in Deutschland und ihre Theorie. Frankfurt am Main 1949
Nohl, Herman und Pallat, Ludwig (Hg.): Handbuch der Pädagogik. 5 Bände. Berlin/Leipzig 1933
Oelkers, Jürgen: Reformpädagogik – Epochenbehauptungen, Modernisierungen, Dauerprobleme. In: Historische Kommission der DgfE (Hg.): Jahrbuch für historische Bildungsforschung, Band 1. Weinheim/München 1993
Otto, Hans Uwe und Thiersch, Hans (Hg.): Handbuch Sozialarbeit, Sozialpädagogik. Neuwied 2001
Pfürtner, Stephan H.: Kirche und Sexualität. Reinbek bei Hamburg 1972
Ranke-Heinemann, Uta: Eunuchen für das Himmelreich – Katholische Kirche und Sexualität. Hamburg 1989
Raue, Ursula: Bericht über Fälle sexuellen Missbrauchs an Schulen und anderen Einrichtungen des Jesuiten-Ordens. 2010. www.jesuiten.org
Reich, Wilhelm. Die sexuelle Revolution. Frankfurt am Main 1971
Ritter, Joachim und Gründer, Karlfried (Hg.): Historisches Wörterbuch der Philosophie, Band 9. Basel 1995

Runder Tisch Heimerziehung. Heimerziehung in den 50er und 60er Jahren. Zwischenbericht. Hg. von der Arbeitsgemeinschaft für Kinder- und Jugendhilfe – AGJ, Redaktion: Holger Wendelin. Berlin 2010
Rutschky, Katharina: Schwarze Pädagogik. Quellen zur Naturgeschichte der bürgerlichen Erziehung. Frankfurt am Main 1977
Sack, Martin: Unverarbeitete Erinnerungen sind erstaunlich lebendig. Interview in: zeit-online am 9.4.2010
Schmuhl, Hans-Walter und Winkler, Ulrike: Gewalt in der Körperbehindertenhilfe. Bielefeld 2010
Schröer, Wolfgang/Struck, Norbert/Wolff, Mechthild: Handbuch Kinder- und Jugendhilfe. Weinheim/München 2002
Simon, Jana und Willeke, Stefan: Das Schweigen der Männer. In: Die Zeit vom 25.3.2010
Spiewak, Martin und Otto, Jeanette: Hilfe holen ist kein Verrat. Interview mit Ursula Enders. In: Die Zeit vom 18.3.2010
Theologische Realenzyklopädie (TRE), hg. von Gerhard Müller und Gerhard Krause. Band 9, Berlin 1991
Wensierski, Peter: Schläge im Namen des Herrn. Die verdrängte Geschichte der Heimkinder in der Bundesrepublik. München 2006
Wichern, Johann Hinrich: Der Kommunismus und die Hülfe gegen ihn. In: Ders.: Sämtliche Werke, Band 1. Berlin/Hamburg 1962
Widersprüche – Zeitschrift für sozialistische Politik im Bildungs-, Gesundheits- und Sozialbereich. Heft 109. 2008: »Euch werden wir helfen!« – Kinderschutz zwischen Hilfe und Kontrolle
Wilhelm, Theodor: Pädagogik der Gegenwart. Stuttgart 1960
Winkler, Ulrike: Sarepta-Diakonissen in der Fürsorgeerziehung. In: Benad, Matthias/Schmuhl, Hans-Walter/Stockhecke, Kerstin (Hg.): Endstation Freistatt – Fürsorgeerziehung in den v. Bodelschwinghschen Anstalten Bethel bis in die 1970er Jahre. Bielefeld 2009
Wyneken, Gustav: Schule und Jugendkultur. Jena 1914
Wyneken, Gustav: Die deutschen Landerziehungsheime. In: Ders.: Der Kampf für die Jugend – Gesammelte Aufsätze. Jena 1920
Wyneken, Gustav [1922/1]: Eros. Lauenburg 1922
Wyneken, Gustav [1922/2]: Wickersdorf. Lauenburg 1922